内科医のための

漢方製剤の使い方

118 症状別 選択と処方のポイント

篠原　誠　監修
趙　基恩　編著
中村雅生

医歯薬出版株式会社

This book was originally published in Japanese
under the title of :

Nᴀɪᴋᴀɪ ɴᴏ ᴛᴀᴍᴇɴᴏ Kᴀɴᴘᴏᴜ Sᴇɪᴢᴀɪ ɴᴏ Tsᴜᴋᴀɪᴋᴀᴛᴀ
(How to use Traditional Chinese medicine for physicians — Easy prescription)

Editors :
Zʜᴀᴏ, Jien et al.
Zʜᴀᴏ, Jien
   Director, Japan Institute of Traditional Chinese Medicine
   Adviser, Kumamoto Traditional Chinese Medicine Clinic
   Honorary Professor, Harbin Medical University
   Visitiny Professor, Ocean University of China

© 2017   1st ed.

ISHIYAKU PUBLISHERS, INC.
   7-10, Honkomagome 1 chome, Bunkyo-ku,
   Tokyo 113-8612, Japan

序

　「光陰似箭，日月如梭」の言葉のように「今日から使える漢方製剤——58症状別　選択と処方のポイント」の上梓から早くも4年が経ちました．幸いにも多くの方々に読んでいただき，厚くお礼を申し上げます．

　近年，漢方の治療効果が注目され，メディアでもたびたび取り上げられ，漢方薬に興味をもつ方が増えています．また，それに伴い，漢方治療を希望する患者さんの数も年々多くなっているため，臨床の場でも漢方エキス剤を使う頻度が高くなっています．

　元来，漢方製剤の処方は，中国古代の「傷寒論」，「金匱要略」，「万病回春」などの漢方名著から引用された処方で，その組立は漢方医学の理論によるものであり，現代医学の理論で作られたものではありません．ですから，現代医学の病名によって使うのではなく，漢方の証候によって使い分けをしなければならないものです．そうでなければ効果を十分に発揮できないばかりか，副作用の心配さえあります．

　しかし，漢方医学は馴染みのない用語や，初心者には理解困難な漢方理論などが，理解の大きな壁となっていることも事実です．本書は難しい用語を用いなくても，ポイントになる症状をきちんと捉えることで適応する「証」に近づけ，有効な漢方製剤を選択することができるようにしています．

　「今日から使える漢方製剤」の刊行から，多くの先生方に取り扱う内容や処方の種類を増やしてほしいとの要望をいただくとともに，読者の皆様からありがたいご意見をいただきました．そこで，このたび続刊ともいう

べき，本書「内科医のための漢方製剤の使い方」を上梓する運びとなりました．

　本書の刊行にあたっては，第一編「症状による漢方製剤の選択と処方」において，前著の58症状に新たに60症状を加えることにいたしました．ここでは，患者の症状や訴えに治療法が見出すことができないときや，西洋医学に漢方治療を取り入れたいときに，症状別に漢方製剤を選べるようにしました．またそれと同時に，適応する症状のポイントを明らかにしました．

　また，第二編の「常用漢方製剤の臨床応用」では，13製剤を加え臨床でより使いやすいように編集しました．

　本書が臨床医や薬剤師の臨床実践の参考になれば幸いです．また，医学や薬学を学んでおられる方々に，漢方医学学習のお役に立てればと希望いたします．

　本書の執筆に際し，豊富な漢方治療の経験を基に貴重なアドバイスをいただきました，くまもと芦北療育医療センターやくまもと中医クリニックの先生方に心より感謝を申し上げます．

　また医歯薬出版からお励ましとご協力をいただいたこと，さらに編集にご尽力いただきました同社の遠山邦男様と関係各位にこの場をお借りして厚く御礼申し上げます．

2017年7月

ハルビン医科大学名誉教授　　篠原　誠

目　次

序 iii

第一編　症状による漢方製剤の選択と処方

上気道・胸部の症状
　　かぜ症状 2
　　咳 4
　　喀　痰 6
　　喘　鳴 7
　　過呼吸症候群 8
　　胸　痛 9
　　呼吸困難 10

消化器の症状
　　口内炎 12
　　口内乾燥 13
　　舌痛症 14
　　味覚障害 15
　　しゃっくり 16
　　食欲不振 17
　　過食症 18
　　上腹部痛 19
　　下腹部痛 20
　　腹部膨満感 22
　　便　秘 23
　　下　痢 25
　　痔と痔核 27

泌尿器の症状
　　排尿困難・残尿感 28
　　排尿痛・頻尿 30
　　尿管結石 32
　　陰部の痛み・かゆみ 33
　　男性不妊 34
　　インポテンツ 36

関節・筋肉の症状
　　肩こり 38
　　むち打ち損傷 39

肩　痛 40
　　　背部痛 41
　　　腰　痛 42
　　　膝関節痛 43
　　　足関節痛 44
　　　筋肉けいれん 46

神経の症状
　　　顔面の痛み 47
　　　後頭部の痛み 48
　　　上肢のしびれ 49
　　　下肢のしびれ 50
　　　上肢の神経痛 51
　　　下肢の神経痛 52
　　　肋間神経痛 53
　　　帯状疱疹後の神経痛 54
　　　振戦（振顫・ふるえ） 55
　　　けいれん 56

皮膚の症状
　　　湿　疹 58
　　　アトピー性皮膚炎 60
　　　じん麻疹 62
　　　皮膚掻痒症 63
　　　ニキビ 64
　　　肝斑（シミ） 65
　　　イ　ボ 66
　　　手足のあれ 67
　　　脱　毛 68
　　　皮下出血 69

眼の症状
　　　眼精疲労 70
　　　眼のかゆみ・充血 71
　　　眼の結膜下出血 72
　　　眼底出血 73
　　　網膜症 74
　　　白内障 75
　　　緑内障 76
　　　飛蚊症 78

耳鼻咽喉の症状
　　　めまい 79
　　　耳鳴り 80

難　聴 ･･ 81
　滲出性中耳炎 ････････････････････････････････････ 82
　外耳道湿疹 ･･････････････････････････････････････ 83
　鼻　汁 ･･ 84
　鼻　閉 ･･ 85
　鼻出血 ･･ 86
　嗅覚障害 ･･ 87
　咽喉痛 ･･ 88
　咽喉閉塞感 ･･････････････････････････････････････ 89
　嗄　声 ･･ 90

自律神経の症状
　頭　痛 ･･ 91
　頭重感 ･･ 93
　のぼせ ･･ 94
　ほてり ･･ 95
　ふらつき ･･ 96
　イライラ感 ･･････････････････････････････････････ 98
　顔面紅潮 ･･ 99
　発汗の異常 ････････････････････････････････････ 100
　動　悸 ･･ 102
　冷え症 ･･ 103

精神の症状
　抑うつ ･･ 105
　精神不安 ･･････････････････････････････････････ 106
　パニック障害 ･･････････････････････････････････ 107
　不　眠 ･･ 108
　傾　眠 ･･ 110
　多　夢 ･･ 111
　もの忘れ ･･････････････････････････････････････ 112

婦人科の症状
　更年期障害 ････････････････････････････････････ 114
　生理不順 ･･････････････････････････････････････ 116
　月経困難症 ････････････････････････････････････ 117
　不正性器出血 ･･････････････････････････････････ 118
　無月経 ･･ 119
　不　妊 ･･ 120
　帯下の異常 ････････････････････････････････････ 121
　陰部湿疹 ･･････････････････････････････････････ 123
　陰部の搔痒 ････････････････････････････････････ 124
　習慣性流産 ････････････････････････････････････ 125

産褥精神障害⋯⋯⋯⋯⋯⋯⋯⋯⋯⋯⋯⋯⋯⋯⋯⋯⋯⋯⋯⋯⋯⋯⋯ 126
　　子宮筋腫⋯⋯⋯⋯⋯⋯⋯⋯⋯⋯⋯⋯⋯⋯⋯⋯⋯⋯⋯⋯⋯⋯⋯⋯ 127

小児疾患の症状
　　小児の喘息⋯⋯⋯⋯⋯⋯⋯⋯⋯⋯⋯⋯⋯⋯⋯⋯⋯⋯⋯⋯⋯⋯⋯ 128
　　小児心身症⋯⋯⋯⋯⋯⋯⋯⋯⋯⋯⋯⋯⋯⋯⋯⋯⋯⋯⋯⋯⋯⋯⋯ 129
　　起立性調節障害⋯⋯⋯⋯⋯⋯⋯⋯⋯⋯⋯⋯⋯⋯⋯⋯⋯⋯⋯⋯⋯ 131
　　夜尿症⋯⋯⋯⋯⋯⋯⋯⋯⋯⋯⋯⋯⋯⋯⋯⋯⋯⋯⋯⋯⋯⋯⋯⋯⋯ 132
　　慢性頭痛⋯⋯⋯⋯⋯⋯⋯⋯⋯⋯⋯⋯⋯⋯⋯⋯⋯⋯⋯⋯⋯⋯⋯⋯ 133
　　小児湿疹⋯⋯⋯⋯⋯⋯⋯⋯⋯⋯⋯⋯⋯⋯⋯⋯⋯⋯⋯⋯⋯⋯⋯⋯ 134
　　慢性下痢⋯⋯⋯⋯⋯⋯⋯⋯⋯⋯⋯⋯⋯⋯⋯⋯⋯⋯⋯⋯⋯⋯⋯⋯ 135
　　虚弱児⋯⋯⋯⋯⋯⋯⋯⋯⋯⋯⋯⋯⋯⋯⋯⋯⋯⋯⋯⋯⋯⋯⋯⋯⋯ 136

その他
　　肥満症⋯⋯⋯⋯⋯⋯⋯⋯⋯⋯⋯⋯⋯⋯⋯⋯⋯⋯⋯⋯⋯⋯⋯⋯⋯ 137
　　原因不明の発熱⋯⋯⋯⋯⋯⋯⋯⋯⋯⋯⋯⋯⋯⋯⋯⋯⋯⋯⋯⋯⋯ 138
　　内臓下垂⋯⋯⋯⋯⋯⋯⋯⋯⋯⋯⋯⋯⋯⋯⋯⋯⋯⋯⋯⋯⋯⋯⋯⋯ 139
　　抗癌剤治療の副作用⋯⋯⋯⋯⋯⋯⋯⋯⋯⋯⋯⋯⋯⋯⋯⋯⋯⋯⋯ 140
　　放射線治療の副作用⋯⋯⋯⋯⋯⋯⋯⋯⋯⋯⋯⋯⋯⋯⋯⋯⋯⋯⋯ 141
　　末期癌の対応⋯⋯⋯⋯⋯⋯⋯⋯⋯⋯⋯⋯⋯⋯⋯⋯⋯⋯⋯⋯⋯⋯ 142
　　フレイル⋯⋯⋯⋯⋯⋯⋯⋯⋯⋯⋯⋯⋯⋯⋯⋯⋯⋯⋯⋯⋯⋯⋯⋯ 144

第二編　常用漢方製剤の臨床応用

　1　葛根湯【傷寒論】⋯⋯⋯⋯⋯⋯⋯⋯⋯⋯⋯⋯⋯⋯⋯⋯⋯⋯⋯ 148
　2　葛根湯加川芎辛夷【本朝経験方】⋯⋯⋯⋯⋯⋯⋯⋯⋯⋯⋯⋯ 150
　3　乙字湯【原南陽経験方】⋯⋯⋯⋯⋯⋯⋯⋯⋯⋯⋯⋯⋯⋯⋯⋯ 151
　5　安中散【和剤局方】⋯⋯⋯⋯⋯⋯⋯⋯⋯⋯⋯⋯⋯⋯⋯⋯⋯⋯ 152
　6　十味敗毒湯【華岡青洲経験方】⋯⋯⋯⋯⋯⋯⋯⋯⋯⋯⋯⋯⋯ 153
　7　八味地黄丸【金匱要略】⋯⋯⋯⋯⋯⋯⋯⋯⋯⋯⋯⋯⋯⋯⋯⋯ 154
　8　大柴胡湯【傷寒論・金匱要略】⋯⋯⋯⋯⋯⋯⋯⋯⋯⋯⋯⋯⋯ 156
　9　小柴胡湯【傷寒論・金匱要略】⋯⋯⋯⋯⋯⋯⋯⋯⋯⋯⋯⋯⋯ 158
　10　柴胡桂枝湯【傷寒論・金匱要略】⋯⋯⋯⋯⋯⋯⋯⋯⋯⋯⋯⋯ 160
　11　柴胡桂枝乾姜湯【傷寒論・金匱要略】⋯⋯⋯⋯⋯⋯⋯⋯⋯⋯ 162
　12　柴胡加竜骨牡蛎湯【傷寒論】⋯⋯⋯⋯⋯⋯⋯⋯⋯⋯⋯⋯⋯⋯ 164
　14　半夏瀉心湯【傷寒論・金匱要略】⋯⋯⋯⋯⋯⋯⋯⋯⋯⋯⋯⋯ 166

No.	方剤名【出典】	ページ
15	黄連解毒湯【外台秘要】	168
16	半夏厚朴湯【金匱要略】	170
17	五苓散【傷寒論・金匱要略】	172
18	桂枝加朮附湯【吉益東洞経験方】	173
19	小青竜湯【傷寒論・金匱要略】	174
20	防已黄耆湯【金匱要略】	175
21	小半夏加茯苓湯【金匱要略】	176
22	消風散【外科正宗】	177
23	当帰芍薬散【金匱要略】	178
24	加味逍遥散【和剤局方】	180
25	桂枝茯苓丸【金匱要略】	182
26	桂枝加竜骨牡蛎湯【金匱要略】	184
27	麻黄湯【傷寒論】	186
28	越婢加朮湯【金匱要略】	188
29	麦門冬湯【金匱要略】	189
30	真武湯【傷寒論】	190
31	呉茱萸湯【傷寒論・金匱要略】	192
32	人参湯【傷寒論・金匱要略】	194
33	大黄牡丹皮湯【金匱要略】	196
34	白虎加人参湯【傷寒論・金匱要略】	197
35	四逆散【傷寒論】	198
36	木防已湯【金匱要略】	200
37	半夏白朮天麻湯【脾胃論】	201
38	当帰四逆加呉茱萸生姜湯【傷寒論】	202
39	苓桂朮甘湯【傷寒論・金匱要略】	204
40	猪苓湯【傷寒論・金匱要略】	205
41	補中益気湯【弁惑論】	206
43	六君子湯【万病回春】	208
45	桂枝湯【傷寒論・金匱要略】	209
46	七物降下湯【修琴堂創方】	210

47 釣藤散【本事方】	211
48 十全大補湯【和剤局方】	212
50 荊芥連翹湯【一貫堂創方】	213
51 潤腸湯【万病回春】	214
52 薏苡仁湯【明医指掌】	215
53 疎経活血湯【万病回春】	216
54 抑肝散【保嬰撮要】	217
55 麻杏甘石湯【傷寒論】	218
56 五淋散【和剤局方】	219
57 温清飲【万病回春】	220
58 清上防風湯【万病回春】	221
59 治頭瘡一方【本朝経験方】	222
60 桂枝加芍薬湯【傷寒論】	223
61 桃核承気湯【傷寒論】	224
62 防風通聖散【宣明論】	226
63 五積散【和剤局方】	227
64 炙甘草湯【傷寒論・金匱要略】	228
65 帰脾湯【済生方】	229
66 参蘇飲【和剤局方】	230
67 女神散【浅田家方】	231
68 芍薬甘草湯【傷寒論】	232
69 茯苓飲【金匱要略】	233
70 香蘇散【和剤局方】	234
71 四物湯【和剤局方】	235
72 甘麦大棗湯【金匱要略】	236
73 柴陥湯【本朝経験方】	237
74 調胃承気湯【傷寒論】	238
75 四君子湯【和剤局方】	239
76 竜胆瀉肝湯【薛氏十六種】	240
77 芎帰膠艾湯【金匱要略】	242

78	麻杏薏甘湯【金匱要略】	243
79	平胃散【和剤局方】	244
80	柴胡清肝湯【一貫堂創方】	245
81	二陳湯【和剤局方】	246
82	桂枝人参湯【傷寒論】	247
83	抑肝散加陳皮半夏【本朝経験方】	248
84	大黄甘草湯【金匱要略】	249
85	神秘湯【浅田家方】	250
86	当帰飲子【済生方】	251
87	六味丸【小児薬証直訣】	252
88	二朮湯【万病回春】	254
89	治打撲一方【香川修庵経験方】	255
90	清肺湯【万病回春】	256
91	竹筎温胆湯【万病回春】	257
92	滋陰至宝湯【万病回春】	258
93	滋陰降火湯【万病回春】	259
95	五虎湯【万病回春】	260
96	柴朴湯【本朝経験方】	261
97	大防風湯【和剤局方】	262
98	黄耆建中湯【金匱要略】	263
99	小建中湯【傷寒論・金匱要略】	264
100	大建中湯【金匱要略】	265
101	升麻葛根湯【万病回春】	266
102	当帰湯【千金方】	267
103	酸棗仁湯【金匱要略】	268
104	辛夷清肺湯【外科正宗】	269
105	通導散【万病回春】	270
106	温経湯【金匱要略】	271
107	牛車腎気丸【済生方】	272
108	人参養栄湯【和剤局方】	273

109 小柴胡湯加桔梗石膏【本朝経験方】	274
110 立効散【衆方規矩】	275
111 清心蓮子飲【和剤局方】	276
112 猪苓湯合四物湯【本朝経験方】	277
113 三黄瀉心湯【金匱要略】	278
114 柴苓湯【得効方】	279
115 胃苓湯【万病回春】	280
116 茯苓飲合半夏厚朴湯【本朝経験方】	281
117 茵蔯五苓散【金匱要略】	282
118 苓姜朮甘湯【金匱要略】	283
119 苓甘姜味辛夏仁湯【金匱要略】	284
120 黄連湯【傷寒論】	285
121 三物黄芩湯【金匱要略】	286
122 排膿散及湯【吉益東洞経験方】	287
123 当帰建中湯【金匱要略】	288
124 川芎茶調散【和剤局方】	289
125 桂枝茯苓丸加薏苡仁【金匱要略】	290
126 麻子仁丸【傷寒論・金匱要略】	291
127 麻黄附子細辛湯【傷寒論】	292
128 啓脾湯【万病回春】	293
133 大承気湯【傷寒論・金匱要略】	294
134 桂枝加芍薬大黄湯【傷寒論】	296
135 茵蔯蒿湯【傷寒論・金匱要略】	297
136 清暑益気湯【医学六要】	298
137 加味帰脾湯【済世全書】	299
138 桔梗湯【傷寒論・金匱要略】	300
410 附子理中湯【和剤局方】	301

漢方製剤50音別索引 ······ 302

参考文献 ······ 304

監修者・編著者一覧 ······ 305

第一編

症状による漢方製剤の選択と処方

かぜ症状

概説

かぜやインフルエンザは，個人の体質，体の抵抗力などによってさまざまな症状が認められる．漢方医学では，風熱，風寒，疫毒（ウイルス感染）などが原因と考えられている．かぜによる多様な症状に応じた漢方製剤を用いることで，回復を早め，風邪が長引くのを防ぐ効果が認められる．

症状による漢方製剤の使い方

症状	漢方製剤	番号	頁
悪寒，発熱，自然発汗がない，頭痛，後頸部のこわばり，くしゃみ，鼻水の場合	葛根湯	1	→ p148
体力がある人で，強い悪寒，発熱，自然発汗がない，関節痛，筋肉痛などがみられる場合	麻黄湯	27	→ p186
体力が低下している人で，軽度の悪寒，発熱，発汗，悪風（風に当たると寒気）がある場合	桂枝湯	45	→ p209
発熱，のどの腫れと痛みがある場合	桔梗湯	138	→ p300
高齢者で，微熱，強い悪寒，寒がりや冷え，背中がゾクゾクする寒気を感じる場合	麻黄附子細辛湯	127	→ p292
体質虚弱の人で，悪寒，発熱，咳，痰，胃腸が弱いなどの症状がある場合	参蘇飲	66	→ p230
空咳，痰は少なく絡んで出にくい，口や咽喉の乾燥感がみられる場合	麦門冬湯	29	→ p189
神経質な人で，かぜ，軽度の悪寒，発熱，食欲不振などがある場合	香蘇散	70	→ p234
かぜの中後期に悪寒と発熱を繰り返し，汗が出る，身体痛，食欲不振，疲れなどがある場合	柴胡桂枝湯	10	→ p160

処方のポイント

- 葛根湯は，辛温解表，発汗，舒筋の作用があり，風寒の感冒（風寒表実証）で，悪寒，発熱，咳嗽，鼻水，自然発汗がなく，頭痛などの症状がみられる場合に投与する．早期に投与するほど効果的である．
- 麻黄湯は，辛温解表，発散風寒，宣肺平喘の作用があり，風寒の感冒やインフルエンザ（風寒表実証）で，強い悪寒，発熱，自然発汗がみられない，筋肉痛などがみられる場合に用いる．またインフルエンザに対しては，早期に投与するほど効果が期待できる．
- 桂枝湯は，解肌発表，調和営衛の作用があり，風寒の感冒（風寒表虚証）で，悪風，発熱，発汗があり，体力が低下している場合に用いる．
- 桔梗湯は，清熱解毒，排膿の作用があり，かぜや扁桃腺炎の早期で咽頭部に痛みと違和感がみられる場合に用いる．
- 麻黄附子細辛湯は，助陽解表の作用があり，陽虚の感冒で悪寒や寒気が著しく，微熱や背中がゾクゾクする場合に投与する．
- 参蘇飲は，益気解表，宣肺化痰の作用があり，気虚の感冒で悪寒，発熱，咳，痰などの症状がある場合に用いる．
- 麦門冬湯は，益胃潤肺，降逆下気の作用があり，陰虚の感冒で空咳，痰を出しにくい，咳込むなどの症状がみられる場合に用いる．
- 香蘇散は，疏散風寒，理気和中の作用があり，神経質な人のかぜに，軽度の悪寒，発熱，食欲不振，上腹部のつかえ感などを伴う場合に投与する．
- 柴胡桂枝湯は，和解少陽，解表，疏肝解鬱，補気健脾，和胃止嘔の作用があり，かぜが治りにくく，悪寒・発熱を繰り返す，あるいは微熱が下がらず，疲れやすい，食欲不振などの症状がみられる場合に投与する．

上気道・胸部の症状

咳（せき）

概説

　咳は，急性の咳と慢性の咳に分けられ，かぜ，インフルエンザ，気管支炎，気管支喘息，慢性肺疾患などによくみられる症状である．鎮咳薬，去痰薬で治まる例も多いが，かぜをこじらせて症状が長引き慢性化したものは治りにくい．

　漢方医学では，肺陰虚，陰虚火旺，痰湿，熱痰，寒痰，気虚，気滞，気逆などが原因と考えられている．治療では，急性もしくは慢性の判別，体質，発熱や痰の症状の違いに応じた漢方製剤を投与することで効果が得られる．

症状による漢方製剤の使い方

症状	漢方製剤	ページ
空咳，痰はなく，あっても粘稠で喀出しにくい，口やのどの乾燥感がある場合	麦門冬湯 29	→ p189
体力が低下した人で，空咳，粘稠で切れにくい痰，のどの乾燥感，夜間に咳が頻発する場合	滋陰降火湯 93	→ p259
寒くなると咳が出る，悪寒，発熱，くしゃみ，鼻水，無汗などを伴う場合	葛根湯 1 あるいは 麻黄湯 27	→ p148 → p186
気管支や肺に感染があり，発熱，咳，痰が黄色で量が多い場合	清肺湯 90	→ p256
ストレスで咳が誘発され，喘鳴があり，胸が苦しい，のどや胸につかえ感がある場合	柴朴湯 96	→ p261
発熱，咳，粘稠でやや切れにくい痰，喘鳴，呼吸困難などがある場合	麻杏甘石湯 55	→ p218
かぜ，気管支炎，肺炎などの回復期に咳，喀痰，微熱が遷延する場合	竹茹温胆湯 91	→ p257

処方のポイント

- 麦門冬湯は，益胃潤肺，降逆下気の作用があり，肺陰虚が原因で咽喉部の乾燥感，痰を出しにくい，あるいは痰が出るまで咳込むなどの症状がみられる場合に用いる．
- 滋陰降火湯は，滋陰降火，潤肺止咳の作用があり，陰虚火旺・陰虚燥咳が原因で起きる空咳に，少量で喀出しにくい痰や血が混じった痰，咽喉部の乾燥感などを伴う場合に用いる．
- 葛根湯は，辛温解表，発汗，舒筋の作用があり，風寒の邪気が原因の咳に悪寒，発熱，頭痛などの症状を伴う場合に投与する．
- 清肺湯は清肺，止咳化痰の作用があり，肺熱（肺や気管支の感染症）に伴う咳嗽や喀痰に投与する．感染が著しい場合には，抗菌薬を併用する．
- 柴朴湯は，疏肝解鬱，補気健脾，理気降逆，去痰止咳，和解少陽の作用があり，ストレスで呼吸困難や過換気状態，咳き込むなどの症状が誘発される場合に用いる．また本方は過換気症候群に対して，症状の軽減のみならず体質改善や再発防止にも効果がある．
- 麻杏甘石湯は，辛涼宣泄，清肺平喘の作用があり，熱邪が原因で咳嗽，喀痰，喘鳴がみられる場合に用いる．
- 竹茹温胆湯は，化痰清熱，舒肝理気の作用があり，感冒やインフルエンザなどの回復期に咳，痰の量が多いなどの症状がみられる場合に投与する．

喀痰(かくたん)

概説

肺からの喀痰は，炎症性肺疾患によくみられる症状である．感染性のものは，原因治療を施すと治りやすいが，それ以外のものは比較的治りにくいことが多い．

漢方医学では，喀痰は熱痰，寒痰，湿痰，少痰（少量粘稠痰）に分けられ，各種の証に応じた漢方処方を用いることが重要とされる．臨床では，痰の性質，体質，症状の違いに応じた漢方製剤を投与することで喀痰の軽減，体質の改善などの効果が得られる．

症状による漢方製剤の使い方

症状	処方	番号	ページ
気管支や肺に急性炎症があり，発熱，咳，痰は粘稠で黄色く，量が多い場合	清肺湯	90	→ p256
急性期を過ぎても咳や痰が多い，黄痰の症状が残っている場合	竹茹温胆湯	91	→ p257
痰の色は白く水様で泡があり，寒くなると増悪する場合	小青竜湯	19	→ p174
白色の薄い痰で量は多く，食欲不振などを伴う場合	六君子湯	43	→ p208
空咳，痰は出るが量は少ない，微熱，ほてり，咽喉の乾燥感などがみられる場合	滋陰降火湯	93	→ p259
痰は少なく切れにくい，咳，微熱，寝汗などがみられる場合	滋陰至宝湯	92	→ p258

処方のポイント

- 清肺湯は，清肺，止咳化痰の作用がある．肺熱（肺や気管支の感染）が原因で発熱，咳，黄色で粘稠の痰がみられる場合に投与する．抗菌薬を併用する．
- 竹茹温胆湯は，化痰清熱，舒肝理気の作用があり，痰熱内停・肝気鬱結が原因で感冒やインフルエンザなどの回復期に咳，痰の量が多いなどの症状がみられる場合に投与する．
- 小青竜湯は，解表散寒，温肺化飲の作用があり，寒痰が原因で肺や気管支に炎症はないが痰が出て，その色は白く，水様で泡があり，寒くなると痰が多くなる場合に投与する．
- 六君子湯は，益気補中，健脾養胃，化痰行気の作用があり，脾胃気虚が原因で痰が白く量が多い，疲れやすい，食欲不振などがみられる場合に用いる．
- 滋陰降火湯は，滋陰降火，潤肺止咳の作用があり，陰虚火旺・陰虚燥咳が原因で痰の量は少なく喀出しにくい，痰に血が混じる，咽喉の乾燥感などがみられる場合に用いる．
- 滋陰至宝湯は，滋陰清熱，疏肝健脾の作用があり，陰虚火旺・肝鬱脾虚が原因で痰は少なく切れにくい，空咳，微熱，寝汗などがみられる場合に投与する．

喘鳴（ぜいめい）

概説

　喘鳴は，気管支炎，気管支喘息などで聴取される呼吸音である．近年，気管支喘息では吸入性のステロイド薬の使用によって，治療効果が高まっているが，なかには治療に困難をきたすものもある．

　漢方医学では，寒証の喘鳴，熱証の喘鳴，気滞証の喘鳴，腎虚証の喘鳴に分けられ，各種の証に応じた処方を用いることが重要である．臨床では体質，原因，症状の違いにより弁証し，証に応じた漢方製剤を投与することで症状の軽減，体質の改善，再発の防止などの効果が得られる．

症状による漢方製剤の使い方

症状	処方	番号	頁
寒くなると喘鳴が誘発され，水様性の鼻汁，泡沫水様の痰を伴う場合	小青竜湯	19	→p174
気管支炎に伴う喘鳴で，激しい咳，黄色の痰，発熱などを認める場合	麻杏甘石湯	55	→p218
気管支炎や喘息などで，咳嗽，呼吸困難が続く場合	五虎湯	95	→p260
ストレスによる胸や喉のつかえ感，胸の煩悶感，胸苦しい，過換気症候群などを伴う場合	柴朴湯	96	→p261
喘鳴，咳，胸苦しい，抑うつ傾向を認める場合	神秘湯	85	→p250
腰や足の脱力感，疲れやすい，寒がり，四肢の冷え，喘息を繰り返し治りにくい場合	八味地黄丸	7	→p154

処方のポイント

- 小青竜湯は，解表散寒，温肺化飲の作用があり，寒邪が原因で喘鳴が生じた場合に用いる．
- 麻杏甘石湯は，辛涼宣泄，清肺平喘の作用があり，熱邪が原因の小児喘息に用いる．気管支の炎症が著しい場合には，清肺湯と抗菌薬を併用すると治療効果が高い．
- 五虎湯は，宣瀉肺熱，平喘止咳の作用があり，肺熱が原因で咳嗽や喘息が続く場合に用いる．
- 柴朴湯は，疏肝解鬱，補気健脾，理気降逆，去痰止咳，和解少陽の作用があり，肝気鬱結，気逆が原因で，呼吸困難や過換気状態，煩燥感，精神不安，胸の煩悶感や胸苦しいなどの症状がみられる場合に用いる．
- 神秘湯は，平喘止咳，疏肝解鬱，理気化痰の作用があり，気滞・肺鬱が原因で喘鳴を生じ，呼吸困難，胸苦しさ，イライラ，精神不安などを伴う場合に用いる．
- 八味地黄丸は，温補腎陽の作用があり，腎陽不足・腎不納気が原因で腰や足の脱力感，寒がり，四肢の冷え，夜間頻尿，喘息を繰り返し治りにくい場合に投与する．

過呼吸症候群

概説

過呼吸症候群とは過換気症候群ともよばれ，一般的に発作性に生じる過呼吸，呼吸困難，全身のしびれ感，意識喪失など，全身に多彩な症状を呈する機能的疾患の症候群である．

臨床では，過呼吸状態に空気飢餓感，呼吸困難，胸部の圧迫感，胸痛，動悸，死の恐怖などを訴える．四肢の末梢や口唇周囲のしびれ感，頭痛，腹痛，嘔吐，下痢などの症状もみられる．

漢方医学では，気滞，肺気上逆，気滞血瘀，肝気鬱結，心肝火旺，臓燥などが原因と考えられている．それぞれの症候に応じた漢方製剤を投与することで，治療効果が期待される．

症状による漢方製剤の使い方

呼吸困難，精神不安，胸部の圧迫感，煩悶感，動悸，死の恐怖感，胸部のソワソワ感などを伴う場合	柴朴湯 96 → p261
呼吸困難，咽喉部や食道部の梗塞感やつかえ感，胸部の煩悶感などを伴う場合	半夏厚朴湯 16 → p170
イライラ，怒りやすい，憂うつ気分，肩こり，発作性呼吸困難などを伴う場合	加味逍遥散 24 → p180 ＋ 柴朴湯 96 → p261
悲観と興奮を繰り返し，不眠，笑ったり泣いたり，発作性呼吸困難，胸部の煩悶感などを伴う場合	甘麦大棗湯 72 → p236 ＋ 柴朴湯 96 → p261

処方のポイント

- 柴朴湯は，疏肝解鬱，補気健脾，理気降逆，去痰止咳，和解少陽の作用があり，過呼吸状態に対しては，一般的に本方を第一選択処方として用いる．本方は，発作性呼吸困難や，胸部の諸症状の改善や発作の予防などの効果が期待できる．
  また本方は，小柴胡湯合半夏厚朴湯で構成されているので，胸脇苦満（胸部や肋骨弓下部の抵抗や圧痛・心窩部の膨満感），食欲不振，全身疲労倦怠感がみられる場合にも用いる．
- 半夏厚朴湯は，行気開鬱，降逆化痰の作用があり，気滞・痰結が原因で咽喉部や食道部の梗塞感やつかえ感がみられる場合に投与する．
- 加味逍遥散は，疏肝清熱，健脾養血の作用があり，肝気鬱結・肺気上逆が原因で起きる発作性過呼吸状態にイライラ，怒りやすい，憂うつ気分，肩こりなどを伴う場合に一日三回食後に投与し，併せて柴朴湯を一日三回食間と就寝前に投与する．
- 甘麦大棗湯は，養心安神，和中緩急の作用があり，心気陰虚・気滞が原因の発作性過呼吸状態に悲観と興奮を繰り返し，不眠，笑ったり泣いたりするなどの状態を伴う場合に1日3回食後に投与し，併せて柴朴湯を一日三回食間と就寝前に投与する．

胸　痛

概説

　胸痛は，日常臨床でよくみられる症状の1つである．胸痛の原因は，各種の胸部器質性疾患によって発生するが，非器質性疾患の場合にも現れることがある．治療では器質性疾患を治療するのが重要であるが，打撲，胸膜炎や肋間神経痛などによる胸痛には漢方治療が有効である．

　漢方医学では，胸痛は，気滞，肝気鬱結，肝火犯肺，瘀血，気滞血瘀などが原因と考えられている．治療では，体質，原因，疼痛の部位や性質などにより弁証し，それぞれの証候に応じた漢方製剤を投与する．

症状による漢方製剤の使い方

帯状疱疹後神経痛や肋間神経痛に，胸痛，皮膚のビリビリ感，胸部の苦満感などを伴う場合	柴胡桂枝湯 10 → p160
上述の胸痛が長引く，痛みがひどくなかなか治りにくい，夜間に増悪する場合	柴胡桂枝湯 10 → p160 ＋ 桂枝茯苓丸 25 → p182
精神的なストレスで胸が苦しい，圧迫感，胸痛，ソワソワ感，呼吸困難などがある場合	柴朴湯 96 → p261
胸部や脇部の痛み，胸脇苦満，精神不安，不眠，肩こり，背部のこわばりなどを訴える場合	四逆散 35 → p198
胸膜炎に，咳が出て痰が切れにくい，深呼吸や咳をするときに胸痛を訴える場合	柴陥湯 73 → p237
胸部の打撲や外傷による胸痛，胸部の苦満感，皮膚の瘀血などがみられる場合	桂枝茯苓丸 25 → p182

処方のポイント

- 柴胡桂枝湯は，和解少陽，解表，疏肝解鬱，補気健脾，和胃止嘔の作用があり，帯状疱疹後の胸部神経痛や肋間神経痛に対して効果がある．また，その他の胸痛にも使える．痛みが強く治りにくい場合には桂枝茯苓丸を併用する．
- 桂枝茯苓丸は，活血化瘀，緩消癥塊の作用があり，胸部の打撲や外傷，あるいは帯状疱疹後の胸部神経痛，痛みが長引き治りにくい場合に用いる．神経痛の場合には，柴胡桂枝湯を併用すると効果がある．
- 柴朴湯は，疏肝解鬱，補気健脾，理気降逆，去痰止咳，和解少陽の作用があり，精神的なストレスで呼吸困難や過換気状態，胸痛や胸部の苦満感，胸部のソワソワ感などがみられる場合に用いる．
- 柴陥湯は，和解少陽，清熱化痰の作用があり，胸膜炎に胸痛，胸部の煩悶感，深呼吸や咳をすると痛みが増悪するなどの症状がみられる場合に投与する．胸痛が強い場合には，四逆散を併用する．
- 四逆散は，疏肝理脾，清熱通鬱の作用があり，肝気鬱結による両脇の痛みや脹満感，胃部の脹痛，不安，不眠などの症状を伴う場合に投与する．痛みが強く治りにくい場合には，桂枝茯苓丸を併用する．

呼吸困難

概説

　呼吸困難は，気管支炎，気管支喘息，肺炎，肺気腫，過換気症候群などの疾患によくみられる症状である．またこのような疾患がなくても呼吸困難が現れる場合もある．

　漢方医学では，寒邪や熱邪の侵入，気滞，肺気虚，肺気上逆，肝気鬱結，腎不納気などが原因と考えられている．治療では，患者の体質，発生の原因，臨床症状などに応じた漢方製剤を投与すると効果が得られる．

症状による漢方製剤の使い方

症状	漢方製剤	番号	ページ
気管支喘息で、寒くなると呼吸困難が誘発され，水様性の鼻汁，泡沫・水様の痰を伴う場合	小青竜湯	19	→p174
気管支炎で，呼吸困難，激しい咳，やや黄色の痰，発熱などを認める場合	麻杏甘石湯	55	→p218
気管支炎や肺炎で，呼吸困難に激しい咳，黄色い痰，発熱，胸痛などを伴う場合	清肺湯	90	→p256
小児気管支喘息で，咳嗽，呼吸困難が長引く場合	五虎湯	95	→p260
過換気症候群で，呼吸困難，胸のつかえ感，煩悶感，精神不安などを伴う場合	柴朴湯	96	→p261
気管支喘息で，咳，呼吸困難，憂うつ気分，ストレスや緊張で症状が悪化する場合	神秘湯	85	→p250
老年喘息で，呼吸困難に腰や下肢の無力感，夜間頻尿，四肢の冷え，寒がりなどを伴う場合	八味地黄丸	7	→p154

処方のポイント

- 小青竜湯は，解表散寒，温肺化飲の作用があり，寒邪が原因で喘息，呼吸困難，白い泡が多く水様の薄い痰，水様の鼻水がみられる場合に用いる．
- 麻杏甘石湯は，辛涼宣泄，清肺平喘の作用があり，熱邪が原因で喘鳴，発熱，呼吸困難などを引き起こした場合に用いる．気管支の炎症が強い場合には，清肺湯と抗菌薬を併用する．
- 清肺湯は，清肺，止咳化痰の作用があり，熱邪が原因で咳，黄色で多量の痰，発熱，呼吸困難などの肺熱咳痰の症候がみられる場合に用いる．肺の炎症が強い場合には，抗菌薬を併用する．またウイルス性肺炎の場合には，黄連解毒湯を併用する．
- 五虎湯は，宣瀉肺熱，平喘止咳の作用があり，熱邪が原因で喘鳴，呼吸困難，咳，痰などがみられる場合に用いる．
- 柴朴湯は，疏肝解鬱，補気健脾，理気降逆，去痰止咳，和解少陽の作用があり，肝気鬱結，気逆が原因で呼吸困難や過換気状態，煩燥感，精神不安，胸の煩悶感や胸苦しいなどの症状がみられる場合に用いる．
- 神秘湯は，平喘止咳，疏肝解鬱，理気化痰の作用があり，気滞・肺鬱が原因で喘鳴，呼吸困難，胸苦しさ，イライラなどを伴う場合に用いる．
- 八味地黄丸は，温補腎陽の作用があり，腎陽虚・腎不納気が原因で四肢の冷え，腰や足の脱力感，寒がり，夜間頻尿，浮腫，小便不利など腎陽虚，腎陰陽両虚の症候を伴う老年性喘息に用いる．

口内炎

概説

　口内炎は，精神的ストレス，自律神経失調，急性胃炎，神経性胃炎，慢性消耗性疾患，抗菌薬や放射線治療の副作用などが原因で発生することが多い．

　漢方医学では，心火，肝火，胃火，血虚内熱，気虚，気血両虚などが原因と考えられている．治療では，体質，原因，症状の違いに応じた漢方製剤を投与することで，症状の軽減，体質の改善，再発の防止などの効果が期待できる．

症状による漢方製剤の使い方

ストレスで舌尖部に赤み，潰瘍，痛みがあり，心窩部のつかえ感がある場合	半夏瀉心湯 14 → p166
舌全体は，真赤または中央部分が赤く，痛みがあり，口内の灼熱感が強い場合	黄連解毒湯 15 → p168
舌質は赤く，熱感があり，ヒリヒリした痛みがある場合	温清飲 57 → p220
口内炎に胃痛，胃部の停滞感，食欲不振などを伴う場合	黄連湯 120 → p285
口内潰瘍の色は淡白で治りにくい，食欲不振，胃痛，腹部の冷えなどを伴う場合	人参湯 32 → p194
貧血や貧血気味，顔色が悪い，疲労倦怠感，口内炎や潰瘍が長引き治りにくい場合	十全大補湯 48 → p212

処方のポイント

- 半夏瀉心湯は，和胃降逆，開結除痞の作用があり，精神的なストレスが原因で口内炎や潰瘍が発症した場合に第一選択薬として用いる．
- 黄連解毒湯は，清熱瀉火，解毒，清熱化湿，止血の作用があり，刺激物の摂りすぎや放射線治療などが原因で口内炎，食道炎，胃炎などを引き起こした場合に投与する．
- 温清飲は，養血活血，清熱瀉火の作用があり，黄連解毒湯の適応症より軽く，舌質が赤い，口内の熱感，ヒリヒリした痛み，皮膚の乾燥や四肢の冷えなどを伴う場合に用いる．
- 黄連湯は，清上温下，和胃降逆の作用があり，上熱下寒・胃失和降が原因で口内炎や潰瘍が治りにくい，胃痛，胃部の停滞感などを伴う場合に用いる．
- 人参湯は，温中散寒，補益脾胃の作用があり，脾胃虚寒が原因で口内の潰瘍が治りにくい場合に用いる．
- 十全大補湯は，温補気血の作用があり，気血両虚（気と血の両者がともに消耗損傷すること）が原因で口内炎が慢性化，あるいは長期化した場合に投与する．

口内乾燥

概説

　口内乾燥の原因には，薬の副作用，熱性疾患，脱水，シェーグレン症候群などがある．長期間に及ぶ口内乾燥は，治療が困難なことが多い．

　漢方医学では，口内乾燥の原因を内因と外因に分け，内因は体のバランスの乱れなど，外因は乾燥した環境などと考えられている．治療では，体質，原因，症状の違いに応じた漢方製剤の投与により，体質の改善，身体バランスの調整，症状の軽減などの効果が得られる．

症状による漢方製剤の使い方

症状	漢方製剤	番号	参照
口内の乾燥感が続き，ときに空咳がある．特にその他の症状はない場合	麦門冬湯	29	→p189
手足のほてりやのぼせ，足腰のだるさ，午後の潮熱感，寝汗などを伴う場合	六味丸	87	→p252
発熱，口中不快感，胸脇がやや張る，口苦などを伴う場合	小柴胡湯	9	→p158
高熱，汗が多い，口渇などを伴う場合	白虎加人参湯	34	→p197
空咳，微熱，寝汗，心煩，ほてりなどを伴う場合	滋陰降火湯	93	→p259
熱感，口渇，口臭，便秘，腹部膨満感などを伴う場合	調胃承気湯	74	→p238

処方のポイント

- 麦門冬湯は，益胃潤肺，降逆下気の作用があり，薬の副作用，慢性肺疾患などによる肺陰虚が原因で口内乾燥をきたした場合に用いる．
- 六味丸は，滋陰補腎の作用があり，腎陰虚が原因で口内乾燥を発症し，手足のほてり，のぼせ，寝汗，潮熱，腰や下肢の脱力感などを伴う場合に投与する．
- 小柴胡湯は，和解少陽，清熱透表，疏肝解鬱，補気健脾，和胃止嘔の作用があり，少陽病で口内乾燥に寒熱往来，胸脇苦満などを伴う場合に使用する．
- 白虎加人参湯は，清熱，益気生津の作用があり，気分熱盛・気津両傷が原因で口内乾燥を発症し，発熱，あるいは糖尿病などを伴う場合に用いる．
- 滋陰降火湯は，滋陰降火，潤肺止咳の作用があり，陰虚火旺・陰虚燥咳が原因で口内乾燥を発症し，空咳，微熱，ほてりなどを伴う場合に用いる．
- 調胃承気湯は，和中調胃，緩下熱結の作用があり，胃気不和・便秘内結が原因で口内乾燥を発症し，口渇，口臭，歯痛，便秘などを伴う場合に用いる．

舌痛症

概 説

　舌痛症とは，臨床では舌がヒリヒリする，ピリピリする，ジンジンするなど，やけどをしたような感覚で，舌の熱感などを伴う痛みである．原因は不明であり，痛みが出るような舌の病態は観察されないので一般的に心身症と称されることが多い．

　漢方医学では，心火，心肝火旺，熱毒，陰虚火旺，脾気虚などが原因と考えられている．治療では，患者の体質や，発生の原因，症状の違いなどに応じた漢方製剤を投与することで，症状の軽減，体質の改善などの効果が得られる．

症状による漢方製剤の使い方

症状	処方	番号	参照
舌の痛みに，口内炎，舌の潰瘍，胸やけ，胃痛，胃の不快感などを伴う場合	半夏瀉心湯	14	→p166
舌がヒリヒリと痛み，口腔内や舌の熱感，やけどをしたような感覚，症状がなかなか治らない場合	温清飲	57	→p220
放射線の治療で舌にヒリヒリした痛み，しみる，熱感，真赤，びらんなどがみられる場合	黄連解毒湯	15	→p168
舌の痛みに口内の乾燥感や違和感，熱感，舌質は赤で舌苔が少ない場合	滋陰降火湯	93	→p259
舌の痛みに，食欲不振，味を感じない，胃のもたれ，疲れやすいなどを伴う場合	六君子湯	43	→p208

処方のポイント

- 半夏瀉心湯は，和胃降逆，開結除痞の作用があり，胃気不和が原因で口内炎，神経性胃炎や胃炎に伴う舌の痛み，炎症，潰瘍などがみられる場合に用いる．
- 温清飲は，四物湯と黄連解毒湯の合方であり，養血しながら，血液循環を改善する．また清熱解毒（消炎，鎮静・抗菌）などの効能があるため，口腔の熱感，舌のヒリヒリ，ビリビリする感がある場合に用いる．
- 黄連解毒湯は，清熱瀉火，解毒，清熱化湿，止血の作用があり，熱毒が原因で舌痛症を発症し，放射線治療による口内炎，舌の炎症や糜爛，熱感，痛みなどがみられる場合に投与する．
- 滋陰降火湯は，滋陰降火，潤肺止咳の作用があり，肺陰虚・虚火上炎が原因で舌の痛みを発症し，同時に口や咽喉部の乾燥感，違和感，舌質は紅で無苔などがみられる場合に用いる．
- 六君子湯は，益気補中，健脾養胃，化痰行気の作用があり，脾胃気虚，痰停気滞が原因で舌の痛み，食欲不振，疲れやすい，吐き気などがみられる場合に用いる．

味覚障害

概説

味覚障害は，味覚の感度が低下したり，消失したりする状態を指す．甘味，酸味，塩味，苦味，旨味などの味覚が低下し，何を食べても味をまったく感じなくなることもある．また，口の中に何もない状態でも，塩味や苦味などを感じたり，何を食べてもまずく感じたりするなど，本来の味と違った味がすることも味覚障害と考えられる．

漢方医学では，脾胃虚弱，気虚下陥，肝気鬱結，肝火，心火，薬物中毒などが原因と考えられている．治療は体質，味覚障害に伴う症状，発症の原因などにより弁証し，それぞれの証に応じた漢方製剤を投与する．

症状による漢方製剤の使い方

症状	漢方製剤	番号	ページ
食欲不振，味を感じにくい，軟便，あるいは慢性下痢，吐き気や嘔吐，疲れやすいなどを伴う場合	六君子湯	43	→p208
味覚障害に疲労倦怠感，疲れやすい，食欲不振，胃下垂や内臓下垂，やせなどを伴う場合	補中益気湯	41	→p206
胸やけ，胃部のつかえ感，膨満感，胃痛，胃の不快感，食欲の低下などを伴う場合	半夏瀉心湯	14	→p166
腹部の冷え，温かい飲食物を好み，冷たいものを食べると胃痛や下痢などを伴う場合	人参湯	32	→p194
ストレスによる過食，肥満，イライラ，食べないと落ち着かない，腹部膨満感などを伴う場合	加味逍遙散	24	→p180
食べすぎや飲みすぎ，食欲不振，腹部膨満感，ゲップなどを伴う場合	平胃散	79	→p244

処方のポイント

- 六君子湯は，益気補中，健脾養胃，化痰行気の効能があり，脾胃気虚，痰停気滞が原因で味覚障害を引き起こし，食欲不振，疲れやすい，吐き気などの症状を伴う場合に用いる．
- 補中益気湯は，補中益気，昇陽挙陥の効能があり，気虚下陥が原因で味覚障害を引き起こし，疲れやすい，内臓下垂，食欲不振などの症状を伴う場合に用いる．
- 半夏瀉心湯は，和胃降逆，開結除痞の作用があり，慢性胃炎や神経性胃炎などで胸やけ，食欲不振，胃痛などがみられる場合に投与する．
- 人参湯は，温中散寒，補益脾胃の作用があり，脾陽虚や脾胃虚寒が原因で味覚障害を引き起こし，腹部の冷え，食欲不振，疲労倦怠感などを伴う場合に投与する．また腹部の冷えが強い場合には，附子理中湯を用いる．
- 加味逍遙散は，疏肝清熱，健脾養血の作用があり，肝気鬱結が原因で味覚障害を起こし，イライラ，過食や肥満，食べないと落ち着かないなどの症状を伴う場合に用いる．
- 平胃散は，燥湿健脾，行気和胃の作用があり，食あたりや暴飲暴食が原因で味覚障害を引き起こし，腹部の膨満感，吐き気などがみられる場合に用いる．また下痢を伴う場合には，胃苓湯を処方する．

しゃっくり

概説

しゃっくりは，横隔膜のけいれんが原因で起こる症状であり，多くは一過性であるが，脳，頸部，胸部，腹部などの病気が原因で横隔膜あるいは横隔神経を刺激して発症することがある．

漢方医学では，しゃっくりの原因は器質性疾患の他に，飲食の失調，精神的なストレス，脾胃の虚弱などと考えている．治療では，体質や症状に応じた漢方製剤を用いて治療する．

症状による漢方製剤の使い方

しゃっくりが出るが，特に他の症状はない場合	芍薬甘草湯 68 → p232
しゃっくりに吐き気，胸または咽喉の閉塞感，つかえ感を伴う場合	半夏厚朴湯 16 → p170
しゃっくりの音が低く，ときに無色透明の胃液を吐く，胃がもたれ，温かい飲食物を好む場合	人参湯 32 → p194
急にしゃっくりが出るが，連続性はない，口や咽喉の乾燥感，空咳などを伴う場合	麦門冬湯 29 → p189

処方のポイント

- 芍薬甘草湯は，平肝，解痙止痛などの作用があり，しゃっくりが止まらない場合に投与する．また一時的に症状が出たときの屯服として対処的に用いるとよい．
- 半夏厚朴湯は，行気開鬱，降逆化痰の作用があり，精神的なストレスが原因でしゃっくりを引き起こし，腹部の膨満感，げっぷなどを伴う場合に用いる．
- 人参湯は，温中散寒，補益脾胃の作用があり，脾胃虚寒が原因で生じたしゃっくりに食欲不振，温かい飲食物を好み冷たいものを嫌う，腹部の冷えなどを伴う場合に処方する．腹部の冷えが強い場合には附子理中湯を用いる．
- 麦門冬湯は，益胃潤肺，降逆下気の作用があり，胃陰虚が原因でしゃっくりに口や咽喉部の乾燥感，胃痛などの症状を伴う場合に投与する．

食欲不振

🌓 概説

　食欲不振は，精神的ストレス，過度の疲労，加齢による胃腸の虚弱，慢性的な疾患や抗癌剤などの薬物の副作用などが原因で，食欲がない，食べても美味しくないなどの症状を引き起こすことである．

　漢方医学では，脾胃虚弱，肝気鬱結，肝気犯胃，脾腎両虚，気虚下陥，気血両虚，心脾両虚，薬物中毒などが原因と考えられている．治療では，原因，体質，食欲不振に伴う症状などにより弁証し，それぞれの証に応じた漢方製剤を用いる．

症状による漢方製剤の使い方

症状	処方	番号	ページ
食欲不振に味を感じにくい，疲れやすい，軟便あるいは下痢などを伴う場合	六君子湯	43	→p208
味を感じない，やせ，著しい疲労倦怠感，胃下垂などを伴う場合	補中益気湯	41	→p206
腹部の膨満，上腹部のつかえ感，イライラ，抑うつ気分などを伴う場合	加味逍遥散	24	→p180
腹部の冷え，温かい飲食物を好み，冷たいものを食べると胃痛や下痢などを引き起こす場合	人参湯	32	→p194
貧血あるいは貧血気味，全身の疲労倦怠感，手足の冷え，病後の体力低下などを伴う場合	十全大補湯	48	→p212
十全大補湯の症候に精神不安，咳や痰などを伴う場合	人参養栄湯	108	→p273

処方のポイント

- 六君子湯は，益気補中，健脾養胃，化痰行気の効能があり，脾胃気虚，痰停気滞が原因で食欲不振を引き起こし，疲れやすい，吐き気，軟便などの症状を伴う場合に用いる．
- 補中益気湯は，補中益気，昇陽挙陥の効能があり，気虚下陥が原因で胃下垂を引き起こし，食欲不振，疲れやすい，著しい疲労倦怠感などがみられる場合に用いる．
- 加味逍遥散は，疏肝清熱，健脾養血の作用があり，ストレスが原因で肝気鬱結，肝気犯胃の病態を引き起こし，食欲不振，イライラ，上腹部の膨満感などがみられる場合に用いる．六君子湯を合方してもよい．
- 人参湯は，温中散寒，補益脾胃の作用があり，脾陽虚や脾胃虚寒が原因で食欲不振を引き起こし，腹部の冷え，疲れやすいなどの症状を伴う場合に投与する．また腹部の冷えが強い場合には，附子理中湯を用いる．
- 十全大補湯は，温補気血の作用があり，気血の虚証（貧血や貧血気味，病後・術後の回復期，抗癌剤の投与後など）に用いる．著しい虚証の場合に本方を投与すると，胃がもたれることがあるので，先に六君子湯を用い，その後に本方を投与すると良い．
- 人参養栄湯は，気血双補，安神，去痰，止咳の作用があり，十全大補湯の症状に精神不安，咳，喀痰などを伴う場合に用いる．

過食症

概 説

　過食症は，精神的ストレス，慢性的な内分泌疾患，薬物の副作用などが原因で食欲をコントロールできずに，大量の食べ物を食べ続ける状態のことで，それに伴い肥満や脂肪肝などを発症することがある．

　漢方医学では，肝気鬱結，肝気犯胃，胃熱，胃火，薬物中毒などが原因と考えられている．治療では，過食を引き起こす原因，患者の体質，過食に伴う症状などから弁証し，それに応じた漢方製剤を用いる．

症状による漢方製剤の使い方

症状	漢方製剤
ストレスによる過食症に肥満，イライラ，抑うつ傾向，食べないと落ち着かないなどを伴う場合	加味逍遙散 24 → p180
過食症に肥満，便秘，腹部膨満感，甘いものや油っこいものを好む場合	防風通聖散 62 → p226
過食症に伴い，激しい空腹感を繰り返し，冷たい飲食物を好む場合	白虎加人参湯 34 → p197
食べすぎや飲みすぎで腹部膨満感，吐き気，げっぷなどがみられる場合	平胃散 79 → p244

処方のポイント

- 加味逍遙散は，疏肝清熱，健脾養血の作用があり，肝気鬱結（ストレスなど）が原因で過食症を引き起こし，イライラ，食べないと落ちつかない，肥満などを伴う場合に用いる．
- 防風通聖散は，疏風解表，瀉熱通下の作用があり，熱邪内結が原因で過食症を引き起こし，便秘，肥満，腹部の皮下脂肪が多いなどの状態がみられる場合に投与する．
- 白虎加人参湯は，清熱，益気生津の作用があり，糖尿病で食べても常に空腹感があり，強い口渇などを伴う場合に投与する．
- 平胃散は，燥湿運脾，行気和胃の作用があり，過食に上腹部のつかえ感，腹部の膨満感，げっぷ，悪心などがみられる場合に投与する．

上腹部痛

概説

上腹部痛は，急性胃炎，慢性胃炎，胃潰瘍などの疾患によくみられる症状である．また不定愁訴として現れる上腹部痛は，諸検査において特に異常を認めず，治療に困難をきたす．

漢方医学では，肝気犯胃，脾気虚，脾陽虚，胃陰虚，暴飲暴食などが原因と考えられている．治療では，患者の体質，症状の違いに応じた漢方製剤を投与することで治療の効果が得られる．

症状による漢方製剤の使い方

症状	漢方製剤
ストレスが引き金となり脇腹や胃部に痛みがある，気に病む，イライラしやすい場合	加味逍遥散 24 → p180 ＋ 四逆散 35 → p198
胃痛，食欲不振，食べても味を感じない，疲れやすい，腹部膨満感などを伴う場合	六君子湯 43 → p208
胃部や腹部の冷え，温かい飲食物を好み，冷たい物を摂ると痛みが増強する場合	人参湯 32 → p194
胃痛，胸やけ，心窩部のつかえ感，悪心，口内炎などを伴う場合	半夏瀉心湯 14 → p166
暴飲暴食，食あたり，げっぷ，胃痛などを伴う場合	平胃散 79 → p244
上腹部にチクチクとした痛みがあり，食欲はあるが食べるとすぐ吐く，口内乾燥がある場合	麦門冬湯 29 → p189
冷たい飲食物を摂ると胃部に痛みがある場合	安中散 5 → p152

処方のポイント

- 加味逍遥散は，疏肝清熱，健脾養血の作用があり，肝気鬱結（ストレスなど）が原因で上腹部の痛みや脇の痛みを生じた場合には加味逍遥散合四逆散を投与する．
- 六君子湯は，益気補中，健脾養胃，化痰行気の作用があり，脾胃気虚が原因で上腹部に痛みがみられる場合に投与する．
- 人参湯は，温中散寒，補益脾胃の作用があり，脾胃虚寒（脾胃が虚寒であること）が原因で起こる上腹部痛に用いる．また冷えと痛みが強い場合には，附子理中湯を処方する．
- 半夏瀉心湯は，和胃降逆，開結除痞の作用があり，胃気不和が原因で胃痛，胸やけ，上腹部のつかえ感などがみられる場合に投与する．
- 平胃散は，燥湿健脾，行気和胃の作用があり，暴飲暴食が原因で起こる上腹部の痛みに用いる．
- 麦門冬湯は，益胃潤肺，降逆下気の作用があり，胃陰虚が原因で胃痛，口内乾燥などがみられる場合に投与する．
- 安中散は，散寒止痛の作用があり，寒邪が原因で胃痛を引き起こした場合に用いる．

下腹部痛

概説

下腹部痛は，生理痛などの婦人科の疾患，大腸の疾患，膀胱や尿管の疾患，過敏性腸症候群，下腹部の腫瘍などにみられる症状である．

漢方医学では，肝気鬱結，肝脾不和，脾腎陽虚，気滞血瘀，下焦湿熱などが原因と考えられている．治療では，発病の原因，疼痛の性質，体質，下腹部痛に伴う症状の違いに応じた漢方製剤を用いる．

症状による漢方製剤の使い方

症状	漢方製剤	番号	ページ
体力低下の人で下腹部痛に顔色が悪い，疲れやすい，手足の冷え，腰痛などを伴う場合	当帰建中湯	123	→ p288
腹部の術後に下腹部痛，腹部膨満感，疲れやすいなどがみられる場合	大建中湯	100	→ p265
下腹部に器質性疾患はないが，痛み，腹部膨満感などがみられる場合	桂枝加芍薬湯	60	→ p223
体質虚弱な人で，疲れやすい，腹部の冷えや痛みがあり，温かい物を飲食すると楽になる場合	小建中湯	99	→ p264
体質虚弱な人で，寒冷で手足が冷えて痛み，下腹部痛や腰痛などを訴える場合	当帰四逆加呉茱萸生姜湯	38	→ p202
腹部の冷え，軟便や下痢，冷たいものを食べるとすぐに下痢をする，疲れやすいなどを伴う場合	人参湯＋真武湯	32／30	→ p194／p190
精神的なストレスで下腹部痛，イライラ，落ちつかない，腹部膨満感，下痢や便秘を繰り返す場合	加味逍遥散	24	→ p180
子宮筋腫や内膜症に生理不順，生理痛，下腹部痛，腹部膨満感などを伴う場合	桂枝茯苓丸	25	→ p182

処方のポイント

- 当帰建中湯は，温中補血の作用があり，貧血や貧血気味，産後虚弱などの人で下腹部痛に顔色が悪い，疲れやすい，食欲不振などの血虚症候を伴う場合に投与する．
- 大建中湯は，温中補虚，降逆止痛の作用があり，脾胃の陽気を温めて虚弱な胃腸を補い，上逆した胃気を下降させ，寒邪による腹痛を止める．臨床では腹部の術後に虚証の腹痛や腹部膨満感，胃腸の動きが悪い場合に用いる．
- 桂枝加芍薬湯は，温陽和絡の作用があり，脾胃の陽気を温めて通じさせ，胃腸の血液循環を改善し，痛みを止める．臨床では脾胃虚弱或いは気血不足による腹痛に用いる．
- 小建中湯は，補虚温中，和裏緩急の作用があり，脾胃の虚寒を温め補い，虚・寒・痛の病態を治療し，虚寒性の腹痛に適応する．疲労倦怠感，息切れがみられる場合には，補中益気湯を併用する．
- 当帰四逆呉茱萸生姜湯は，温経散寒，養血通脈の作用があり，経脈に停滞している寒邪を除去し，血を滋養して循環を改善し，血虚寒滞・血脈不通の症候を治療する．臨床では血虚・寒滞が原因で下腹痛を引き起こした場合に用いる．
- 人参湯は，温中去寒，補益脾胃の作用があり，真武湯は温陽利水の作用があるため，これらを合方し脾腎陽虚が原因の下痢，腹痛，食欲不振や疲労倦怠感などに投与するとよい．また腹部の冷えが強い場合には，附子理中湯を処方する．
- 加味逍遥散は，疏肝清熱，健脾養血の作用があり，肝の疏泄機能の失調によって生じた気鬱血滞の病態を治療する．臨床ではストレスが原因で生じた腹痛に，イライラ，下痢と便秘を繰り返す，腹部膨満感などを伴う場合に用いる．
- 桂枝茯苓丸は，活血化瘀，緩消腫塊の作用があり，血液循環を改善し，停滞している瘀血を取り除く．臨床では子宮筋腫，内膜症，卵巣腫瘍や嚢胞などの瘀血によって生じる痛みを治療する．

消化器の症状

腹部膨満感

🌀 概 説

　腹部膨満感は，種々の腹部疾患でみられる症状である．なかには検査上，特に異常はみられず，心身症，自律神経失調症，神経症，抑うつなどの不定愁訴と考えられることもある．
　漢方医学では，脾気虚，脾陽虚，気滞，肝気汎胃，気滞血瘀，暴飲暴食などが原因と考えられている．治療では，体質，症状の違いに応じた漢方製剤を投与することで効果が得られる．

症状による漢方製剤の使い方

腹部膨満感に，食欲不振，味を感じない，疲れやすいなどを伴う場合	六君子湯 43 → p208
腹部の冷え，胃腸が弱い，温かい飲食物を好み，冷たい物を摂ると症状が悪化する場合	人参湯 32 → p194
下腹部の冷え，腸管のグル音が著明，腸管蠕動運動の機能低下，術後の便秘などを伴う場合	大建中湯 100 → p265
ストレスによるイライラ，腹部膨満感が強い．胃・食道の逆流症状がある場合	四逆散 35 → p198 ＋ 半夏厚朴湯 16 → p170
ストレスによるイライラ，抑うつ，ため息，気分がスッキリしないなどを伴う場合	加味逍遥散 24 → p180
食べすぎ，飲みすぎ，げっぷなどを伴う場合	平胃散 79 → p244

処方のポイント

- 六君子湯は，益気補中，健脾養胃，化痰行気の作用があり，脾胃気虚（脾胃の虚弱，消化吸収機能の低下など）が原因で腹部膨満感を起こした場合に用いる．
- 人参湯は，温中散寒，補益脾胃の作用があり，脾胃虚寒（脾胃が虚寒であること）が原因で腹部膨満感を生じた場合に用いる．
- 大建中湯は，温中補虚，降逆止痛の作用があり，腹部疾患の術後に腸管の蠕動機能の低下が原因で腹部膨満感を起こした場合に投与する．
- 四逆散は，疏肝解鬱，理気止痛，透熱の作用があり，半夏厚朴湯は行気解鬱，降逆化痰の作用がある．気滞・気逆（ストレスなど）が原因で腹部膨満感を引き起こし，イライラ，胃食道逆流の症状を伴う場合には，四逆散＋半夏厚朴湯を処方する．
- 加味逍遥散は，疏肝清熱，健脾養血の作用があり，肝気鬱結（ストレスなど）が原因で腹部膨満感を生じ，イライラ，胸部の煩悶感，憂うつ気分などを伴う場合に投与する．
- 平胃散は，燥湿健脾，行気和胃の作用があり，暴飲暴食が原因で腹部膨満感を起こした場合に用いる．

便 秘

概 説

便秘は，腸の器質性疾患による器質性便秘と，腸の機能が低下して起こる機能性便秘に分類される．一般的に便秘といわれているのは機能性便秘が多い．

漢方医学では，便秘を実証と虚証，また熱証と寒証に分けて考え，これに基づき，体質，症状の違い，発症の原因に応じた漢方製剤を投与することで治療効果を高めている．

症状による漢方製剤の使い方

症状	漢方製剤	番号	ページ
体力中等度の人を中心に，軽度または中等度の便秘の場合	大黄甘草湯	84	→p249
便秘，口渇，口臭，歯痛，嘔吐などの場合	調胃承気湯	74	→p238
腹部膨満感，つかえ感，腹痛や圧痛，発熱や体の熱感を伴う便秘の場合	大承気湯	133	→p294
下腹部の抵抗や圧痛，顔のシミ，下肢静脈の怒脹，月経異常，子宮内膜症や筋腫を伴う便秘の場合	桃核承気湯	61	→p224
体力が充実した人で，便秘に季肋部の苦満，膨満感や高血圧の傾向がある場合	大柴胡湯	8	→p156
体力が充実した人で，便秘に肥満，熱感，高血圧の傾向がある場合	防風通聖散	62	→p226
兎糞様便，口の乾燥感，病後や高齢者の体力低下などがみられる場合	麻子仁丸	126	→p291
産後や高齢の人で顔色が悪い，貧血，または貧血気味，皮膚乾燥，腹壁弛緩を伴う場合	潤腸湯	51	→p214
疲れやすい，排便後に汗が出てひどく疲れる，排便力が弱い場合	補中益気湯	41	→p206

消化器の症状

処方のポイント

[実証便秘]
- 大黄甘草湯は，清熱通便の作用があり，胃腸実熱が原因で体力中等度の人に軽度または中等度の習慣性便秘を引き起こした場合に用いる．
- 調胃承気湯は，和中調胃，緩下熱結の作用があり，胃気不和・便秘内結が原因で便秘になり，口渇，口乾，口臭，歯痛などを伴う場合に投与する．
- 大承気湯は，峻下熱結の作用があり，実熱が原因で便秘になり，腹部膨満感，つかえ感，腹痛や腹部の圧痛，発熱や体の熱感を伴う場合に投与する．
- 桃核承気湯は，破血下瘀，通便の作用があり，瘀血（子宮内膜症，子宮筋腫，卵巣腫瘍，月経痛，月経困難症など）が原因で便秘になった場合に用いる．
- 大柴胡湯は，和解少陽，通瀉熱結の作用があり，少陽熱欝・陽明実滞が原因で便秘になり，寒熱往来，胸脇苦満を伴う場合に投与する．また脂肪肝に伴う便秘にも効果的である．
- 防風通聖散は，疏風解表，瀉熱通下の作用があり，高血圧，肥満，腹部脂肪が多い人に用いる．

[虚証便秘]
- 麻子仁丸は，潤腸通便の作用があり，津液不足（津液の不足）が原因で便秘になった場合に投与する．
- 潤腸湯は，滋陰補血，潤腸通便の作用があり，血虚（営血の不足）が原因で便秘になった場合に投与する．
- 補中益気湯は，補中益気，昇陽挙陥の作用があり，気虚（気の虚弱）が原因で便秘を起こし，疲れやすい，疲労倦怠感，食欲不振などの症状を伴う場合に投与する．

下痢

概説

　下痢は，急性胃腸炎，慢性胃腸炎，潰瘍性大腸炎，過敏性腸症候群，消化不良，胃腸型感冒，クローン病などの疾患によくみられる症状である．

　漢方医学では，脾陽虚，脾気虚，脾胃虚弱，水湿内停，暴飲暴食などが原因と考えられている．治療では，体質，原因，臨床症状の違いに応じた漢方製剤を投与することで，症状の軽減，体質の改善などの効果が得られる．

症状による漢方製剤の使い方

症状	漢方製剤
体力が低下した人で，疲労倦怠感，腹部の冷え，寒がり，水様下痢が認められる場合	真武湯 30 → p190
食欲不振，疲れやすい，唾液分泌過多，温かい飲食物を好むなどを伴う場合	人参湯 32 → p194
夜明け方に水様下痢便を繰り返す，腹部や手足の冷え，やせなどを伴う場合	人参湯 32 → p194 ＋ 真武湯 30 → p190
比較的体力が低下した人で，やせ，顔色が悪い，不消化便などを伴う場合	啓脾湯 128 → p293
暴飲暴食による軟便や下痢，腹部の膨満感，げっぷなどがみられる場合	平胃散 79 → p244 あるいは 胃苓湯 115 → p280
急性の下痢で，しぶり腹や下痢による肛門の灼熱感がある場合	半夏瀉心湯 14 → p166 ＋ 黄連解毒湯 15 → p168
心窩部の振水音，悪心，嘔吐，吐き気，むくみなどを伴う下痢の場合	五苓散 17 → p172
胸脇苦満，尿量減少，むくみ，口渇などを伴う水瀉性下痢の場合	柴苓湯 114 → p279

> **処方のポイント**
> - 真武湯は，温陽利水の作用があり，脾陽虚が原因で腹部の冷え，下痢，むくみや浮腫などがみられる場合に用いる．
> - 人参湯は，温中散寒，補益脾胃の作用があり，下痢症に腹部の冷痛，食欲不振，温かいものを好み冷たいものを嫌う場合に用いる．
> また，五更瀉（夜明け方に水様下痢便を繰り返し治りにくい）がみられる場合には，人参湯＋真武湯を用いる．
> - 啓脾湯は，健脾益胃，消食止瀉の作用があり，脾胃気虚（脾胃の虚弱，運化機能の無力のこと）が原因で下痢を起こした場合に投与する．
> - 平胃散は，燥湿健脾，行気和胃の作用があり，暴飲暴食が原因で消化不良の下痢便がみられる場合に用いる．また下痢が著しい場合には，胃苓湯を投与する．
> - 半夏瀉心湯は，和胃降逆，開結除痞の作用があり，黄連解毒湯は清熱瀉火，解毒，清熱化湿，止血の作用がある．急性胃腸炎に下痢，悪心，嘔吐などの症状がみられる場合には，半夏瀉心湯＋黄連解毒湯を投与する．また抗菌薬を併用するとよい．
> - 五苓散は，利水滲湿，通陽化気の作用があり，水湿停滞が原因で下痢を起こし，浮腫，むくみ，悪心，嘔吐などの症状を伴う場合に用いる．
> - 柴苓湯は，疏肝和胃，利水滲湿の作用があり，肝胃不和・水湿停滞が原因で下痢を起こし，胃部のつかえ，膨満感，悪心，嘔吐などがみられる場合に用いる．

痔と痔核

概説

　痔は，直腸下部における循環障害に伴い，種々の器質的変化，臨床症状を呈する疾患である．臨床では内痔，外痔，混合痔に分類され，痛み，出血，肛門裂傷，肛門部の腫脹，脱肛などの症状がみられる．

　漢方医学では，手術療法に適応すれば手術を勧めるが，保存療法を用いる場合には，痔の局部所見のみならず全身状態などを十分に把握し，弁証理論によって熱結腸燥，湿熱下注，気滞血瘀，気虚下陥，陰虚腸燥などのいくつかのタイプに分けて治療する．漢方製剤を内服するだけでなく，紫雲膏などの外用薬も用いる．

症状による漢方製剤の使い方

症状	処方	番号	頁
痔や痔核があり，肛門の痛み，血便などを伴う場合	乙字湯	3	→p151
痔核があり，肛門部の腫脹，肛門の痛みが激しい場合	乙字湯＋桂枝茯苓丸	3／25	→p151／→p182
肛門部の発赤・腫脹，疼痛，便秘，下腹部の痛みや膨満感などがみられる場合	乙字湯＋桃核承気湯	3／61	→p151／→p224
肛門部の下墜感，痔核が脱出して戻りにくい，脱肛，疲れやすい場合	補中益気湯	41	→p206
痔による出血あるいは血便，手足の冷え，顔色が悪い，疲れやすい場合	芎帰膠艾湯	77	→p242
体力低下の人で痔や脱肛の痛みに貧血や貧血気味，顔色が悪い，疲労倦怠感などを伴う場合	当帰建中湯	123	→p288

処方のポイント

- 乙字湯は，涼血活血，昇提の効能があり，血分に潜伏している熱邪と瘀血を取り除くことで痔と痔核を治療する．瘀血が著しい場合には，活血化瘀の桂枝茯苓丸を合方する．便秘を伴う場合には，破血下瘀の桃核承気湯を併用する．
- 補中益気湯は，補中益気，昇陽挙陥の効能があり，気虚下陥が原因で，痔核が脱出して戻りにくい，脱肛などの症状がみられる場合に投与すると効果がある．
- 芎帰膠艾湯は，調補衝任，養血止血の作用があり，経血を滋養し，出血を止める．痔や痔核による出血，貧血や貧血気味，顔色が悪い，疲れやすいなどを伴う場合に投与する．
- 当帰建中湯は，温中補血の作用があり，貧血や貧血気味，産後虚弱などの人で痔や脱肛の痛みに顔色が悪い，疲れやすい，食欲不振などの血虚症候を伴う場合に投与する．

排尿困難・残尿感

概説

　排尿困難・残尿感は，前立腺肥大症，前立腺がん，尿路感染症，膀胱炎，膀胱無力症，腎炎，腎機能障害，うつ病，神経症，老化現象などによくみられる症状である．

　漢方医学では，湿熱下注，瘀血阻絡，腎気虚，腎陰虚，腎陽虚，気虚下陥などが原因と考えられている．治療では，排尿困難・残尿感に伴う症候，患者の体質，発生の原因などから弁証し，それぞれの証に応じた漢方製剤を投与する．

症状による漢方製剤の使い方

症状	漢方製剤	番号	ページ
排尿困難・残尿感に腰や下肢の脱力感，手足の冷え，夜間頻尿などを伴う場合	八味地黄丸	7	→p154
八味地黄丸の症状に下肢のむくみ・浮腫・しびれや痛みなどを伴う場合	牛車腎気丸	107	→p272
腰や下肢の脱力感，手足のほてり，のぼせ，寝汗，疲れやすいなどを伴う場合	六味丸	87	→p252
尿管結石，血尿，腰部あるいは腹部の痛みなどを伴う場合	猪苓湯	40	→p205
発熱，排尿痛，下腹部の痛みや不快感，頻尿などを伴う場合	五淋散	56	→p219
むくみ，口渇，小便不利，手足の冷えなどを伴う場合	五苓散	17	→p172
五苓散の症状に寒熱往来，胸脇苦満，尿量減少などを伴う場合	柴苓湯	114	→p279

処方のポイント

- 八味地黄丸は，温補腎陽の作用があり，腎陽不足，陰陽両虚による排尿困難・残尿感に適用する．中年以降の人，特に高齢者に頻用され，腰部や下肢の脱力感，寒がり，四肢の冷え，夜間頻尿，排尿異常などを訴える場合に用いる．
- 牛車腎気丸は，八味地黄丸に牛膝，車前子を加えたものであり，温陽補腎，利水活血の効能がある．八味地黄丸の症状に下肢のむくみ・浮腫・しびれや痛みなどを伴う場合に用いる．
- 六味丸は，八味地黄丸から附子，桂皮を除いたものであり，滋陰補腎の作用があるため腎陰虚による排尿困難・残尿感に適用する．足腰がだるい・脱力感，手足のほてり，のぼせ，耳鳴り，健忘，寝汗などがみられる場合に投与する．
- 猪苓湯は，利水清熱，養陰の作用があり，水湿と熱邪を同時に除去し，水液の分布障害で生じた津液不足に適用する．腎・尿管の結石に血尿，腰部あるいは腹部の痛み，排尿異常などの症状がみられる場合に用いる．
- 五淋散は，清熱涼血，利水通淋の作用があり，尿路感染症・膀胱炎などに発熱，排尿痛，頻尿，尿の切れが悪い，残尿感，下腹部の痛みや不快感などの症状がみられる場合に用いる．
- 五苓散は，利水滲湿，通陽化気の作用があり，水湿の邪気を下から除去し，陽気を通じさせ陽気不通による気化機能の失調を治療する．臨床では水分代謝機能の失調によって排尿異常，尿量減少，むくみ・浮腫，口渇などの症状がみられる場合に用いる．
- 柴苓湯は，小柴胡湯と五苓散を合方した処方であり，疏肝和胃，利水滲湿の作用があるため肝胃不和と水湿停滞の病態が同時にみられる場合に用いる．臨床では浮腫，尿量減少，排尿異常とともに，寒熱往来，胸脇苦満などの症状を伴う場合に用いる．

排尿痛・頻尿

概説

　排尿痛・頻尿は，急性・慢性尿路感染症，膀胱炎，尿路結石，腎盂腎炎，神経性膀胱炎などにみられる症状である．

　漢方医学では，膀胱湿熱，肝経湿熱下注，気陰両虚，腎陰虚，腎陽虚などが原因と考えられている．治療では，排尿痛・頻尿だけではなくそれに伴うさまざまな症候を観察し，患者の体質，発生の原因などを弁証し，それぞれの証に応じた漢方製剤を投与する．

症状による漢方製剤の使い方

症状	漢方製剤	番号	頁
排尿痛・頻尿に発熱，尿の切れが悪い，残尿感，下腹部の痛みや不快感などを伴う場合	五淋散	56	→ p219
激しい排尿痛に，発熱，頻尿，残尿感，怒りやすい，下腹部の脹痛や不快感などを伴う場合	竜胆瀉肝湯	76	→ p240
尿管結石，血尿，ときに尿道から結石が排出されるなどを伴う場合	猪苓湯	40	→ p205
顔色が悪く，皮膚の乾燥傾向があり，排尿痛，頻尿，残尿感などが慢性化し繰り返す場合	猪苓湯合四物湯	112	→ p277
尿検査で異常はないが，排尿痛・頻尿・残尿感が疲労やストレスによって誘発される場合	清心蓮子飲	111	→ p276
ストレスがあり，イライラ，気分が落ち込みやすい，排尿痛，頻尿がある場合	加味逍遥散	24	→ p180
頻尿，残尿感，尿切れが悪いなどに，腰や下肢の脱力感，手足のほてり，のぼせ，寝汗などを伴う場合	六味地黄丸	87	→ p252
頻尿，残尿感，尿切れが悪いなどに腰や下肢の脱力感，手足の冷え，寒がり，夜間頻尿などを伴う場合	八味地黄丸	7	→ p154

処方のポイント

- 五淋散は，清熱涼血，利水通淋の作用があり，膀胱湿熱証に適応する．臨床では尿路感染症・膀胱炎などに発熱，排尿痛，頻尿，尿のきれが悪い，残尿感，下腹部の痛みや不快感などの症状がみられる場合に用いる．炎症が著しい場合には，抗菌薬を併用する．
- 竜胆瀉肝湯は，瀉肝胆実火，清熱利湿の作用があり，肝胆実火と湿熱の病態が同時にみられる場合に用いる．臨床では発熱，排尿痛，頻尿，残尿感など尿路感染症の症状に，怒りやすい，顔面の紅潮，下腹部の脹痛や不快感などの症状がみられる場合に用いる．
- 猪苓湯は，利水清熱，養陰の作用があり，水湿と熱邪を同時に除去し，水液の分布障害で生じた津液不足に適用する．臨床では腎・尿管の結石に血尿，腰部あるいは腹部の痛み，熱感，排尿異常などの症状がみられる場合に用いる．痛みが激しい場合には，芍薬甘草湯を併用する．顔色が悪く，皮膚の乾燥傾向があり，小便不利の症状が慢性化して繰り返す場合には，猪苓湯合四物湯を用いる．
- 清心蓮子飲は，清心火，益気陰の作用があり，腎陰不足・心火亢進が原因で排尿痛・頻尿を起こし，尿のきれが悪く，残尿感，心煩，不眠，多夢，疲労倦怠感などを伴う場合に用いる．
- 加味逍遥散は，疏肝清熱，健脾養血の作用があり，肝気鬱結が原因でイライラ，気分の落ち込みやすく，排尿痛，頻尿などの症状がみられる場合に用いる．
- 六味丸は，滋陰補腎の作用があり，臨床では腎陰虚による頻尿，排尿痛，残尿感などに，足腰がだるい・脱力感，手足のほてり，寝汗などを伴う場合に投与する．
- 八味地黄丸は，温補腎陽の作用があり，腎陽不足，陰陽両虚による排尿痛，頻尿，残尿感に適用する．特に老齢者に頻用され，腰部や下肢の脱力感，寒がり，四肢の冷え，夜間頻尿，排尿異常などを訴える場合に用いる．

尿管結石

概説

尿管結石とは，腎盂あるいは上部尿管部位の結石を指す．臨床上，急性腰痛，下腹部痛，血尿などの症状がみられ，尿路感染症を伴う場合は排尿痛，頻尿，残尿感，排尿困難などの症状も現れる．

漢方医学では，尿管結石は「腰痛」，「石淋」，「砂淋」，「尿血」などの範疇に属する．腎虚，膀胱鬱熱，外邪の侵入，飲食の不摂生などが原因と考えられている．

治療では，小さい結石であれば漢方製剤だけで排出できるが，結石が大きい場合は衝撃波結石破砕法などの方法で結石を小さく砕いた後に，適当な漢方製剤を選んで治療する．

症状による漢方製剤の使い方

尿管結石に血尿，ときに尿道から結石が排出される場合	猪苓湯 40 → p205
発熱，排尿痛，頻尿，排尿困難，残尿感，下腹部の痛みや不快感などを伴う場合	五淋散 56 → p219
尿管結石が原因で激しい腰痛や下腹部痛がみられる場合	芍薬甘草湯 68 → p232
尿管結石ができやすい体質の人で，腰や下肢の脱力感，手足のほてり，のぼせ，寝汗などの症状を伴う場合	六味丸 87 → p252
尿管結石ができやすい体質の人で，腰や下肢の脱力感，手足の冷え，寒がり，夜間頻尿などを伴う場合	八味地黄丸 7 → p154

処方のポイント

- 猪苓湯は，利水清熱，養陰の作用があり，水湿・熱邪により水液の分布障害が発生し，津液不足が原因で結石を形成する場合に本方を投与する．臨床では腎・尿管の結石に血尿，腰部あるいは腹部の痛み，熱感，排尿異常などの症状がみられる場合に用いる．痛みが激しい場合には，芍薬甘草湯を併用する．
- 五淋散は，清熱涼血，利水通淋の作用があり，膀胱湿熱証に適応する．臨床では尿管結石に発熱，排尿痛，頻尿，尿の切れが悪い，残尿感，下腹部の痛みや不快感などの尿路感染症の症状がみられる場合に用いる．炎症が著しい場合には，抗菌薬を併用する．
- 芍薬甘草湯は，和陰緩急の作用があり，陰血不足が原因でけいれん性疼痛を引き起こした場合に用いる．また，腎・尿管の結石に激しい疼痛がみられる場合には，猪苓湯を併用すると効果的である．
- 六味丸は，滋陰補腎の作用があり，臨床では腎陰虚体質の人で，尿管結石を繰り返し，足腰がだるい・脱力感，手足のほてり，寝汗などを伴う場合に投与する．
- 八味地黄丸は，温補腎陽の作用があり，臨床では腎陽不足や陰陽両虚体質の人で，尿管結石を繰り返し，腰部や下肢の脱力感，寒がり，四肢の冷え，夜間頻尿などがみられる場合に用いる．

陰部の痛み・かゆみ

概 説

　陰部の痛み・かゆみは，感染症，精神的なストレス，慢性疲労，慢性疾患，刺激物の摂りすぎなどが原因で発症することがある．

　漢方医学では，肝気鬱結化火，肝湿熱下注，陰虚火旺，熱毒などが原因と考えられている．治療では，病気の原因を調べ，患者の体質，陰部の痛みやかゆみに伴う症状などから弁証し，それぞれの証に応じた漢方製剤を用いる．

症状による漢方製剤の使い方

症状	漢方製剤	番号	参照
陰部のびらん性湿疹，激しいかゆみ，ひりひりした痛み，熱感などに怒りやすい，イライラなどを伴う場合	竜胆瀉肝湯	76	→p240
軽度の湿疹，かゆみ，痛み，熱感などの症状に，イライラ，気持ちが落ち込むなどを伴う場合	柴胡清肝湯	80	→p245
陰部の湿疹・痛みがあり，熱感やかゆみが激しい場合	黄連解毒湯	15	→p168
貧血や貧血気味の人で陰部の乾燥感，かゆみ，痛み，熱感などがみられる場合	温清飲	57	→p220
陰部の乾燥感，かゆみや痛みを訴える人で，腰や下肢の脱力感，手足のほてり，寝汗などを伴う場合	六味丸	87	→p252

処方のポイント

- 竜胆瀉肝湯は，瀉肝胆実火，清熱利湿の作用があり，肝胆実火と湿熱の病態が同時にみられる場合に用いる．臨床では，肝の湿熱下注が原因で陰部の湿疹，かゆみ，ひりひりした痛み，熱感などがあり，怒りやすい，イライラ，顔面の紅潮などを伴う場合に用いる．
- 柴胡清肝湯は，疏肝清熱，健脾養血の作用があり，肝熱が肝の経絡に沿って陰部に影響し，陰部の湿疹・かゆみ・痛み・熱感などの症状が現れた場合に投与する．
- 黄連解毒湯は，清熱瀉火，解毒，清熱化湿，止血の作用があり，熱毒が原因で陰部の炎症やびらん，熱感，痛みが激しい場合に用いる．特に症状が著しい場合には，竜胆瀉肝湯を併用する．
- 温清飲は，四物湯と黄連解毒湯の合方であり，養血しながら，血液循環を改善し，また清熱解毒（消炎，鎮静・抗菌）などの効能もある．貧血や貧血気味の血虚の症候に陰部の乾燥感，かゆみ，痛み，熱感などの症状を伴う場合に用いる．
- 六味丸は，滋陰補腎の作用があり，臨床では腎陰虚体質の人に，陰部の乾燥感，かゆみや痛み，足腰がだるい，脱力感，手足のほてり，寝汗などを伴う場合に投与する．

男性不妊

概 説

男性不妊は，80％以上が原因不明の原発性造精機能障害に起因し，精索静脈瘤，無精子症，精子運動率低下などがみられる．

漢方医学では，腎陰虚，腎陽虚，腎気虚，腎の陰陽両虚，気虚，血虚などが原因と考えられている．臨床では，精子の量が少ない，精子の運動率が低い，勃起不能などの症状がみられ，男性不妊につながる．

治療では，発病の原因，体質，自覚症状などにより弁証し，それぞれの証に応じた漢方製剤を選んで投与する．漢方薬は精子数の不足，精子運動率の低下，勃起不能などに対する効果が期待される．

症状による漢方製剤の使い方

症状	漢方製剤
精子の運動率が低い人で，疲れやすい，やせ，疲労倦怠感，食欲不振，内臓下垂などを伴う場合	補中益気湯 41 → p206
精子数が少ない人で，腰や下肢の脱力感，手足の冷え，寒がり，夜間頻尿などを伴う場合	八味地黄丸 7 → p154
八味地黄丸の症候に，腹部の冷え，下痢，冷たいものを食べると下痢をするなどを伴う場合	人参湯 32 → p194 ＋ 八味地黄丸 7 → p154
精子数が少ないあるいは精子の運動率が低い人で，貧血や貧血気味，疲労倦怠感，顔色が悪いなどを伴う場合	十全大補湯 48 → p212
早漏や射精障害の人で，緊張しやすい，精神不安や神経過敏，疲れやすい，遺精，インポテンツなどを伴う場合	桂枝加竜骨牡蛎湯 26 → p184
精子数の不足・無精子の人で，腰や下肢の脱力感，手足のほてり，のぼせ，寝汗などを伴う場合	六味丸 87 → p252

処方のポイント

- 補中益気湯は，補中益気，昇陽挙陥の効能があり，脾胃気虚，気虚下陥体質の人で，栄養の消化吸収が悪く，精子の運動率が低下し，食欲不振，疲れやすい，不妊などの症状がみられる場合に用いる．
- 八味地黄丸は，温補腎陽の作用があり，臨床では腎陽不足や陰陽両虚体質の人で，精子の量が少ない，精子の運動率が低いなどの症状に腰部や下肢の脱力感，寒がり，四肢の冷え，夜間頻尿などを伴う場合に用いる．
- 人参湯は，温中去寒，補益脾胃の作用があり，八味地黄丸は温補腎陽の作用がある．これらの合方を脾腎陽虚体質で，精子の量が少ない，精子の運動率が低いなどの状態に，腰部や下肢の脱力感，四肢の冷え，食欲不振，慢性下痢などを伴う場合に用いる．
- 十全大補湯は，温補気血の作用があり，気血両虚体質の人で精子の量が少なく，運動率が低いなどの症状に，貧血や貧血気味，食欲不振，疲労倦怠感，顔色が悪いなどを伴う場合に投与する．
- 桂枝加竜骨牡蛎湯は，調補陰陽，収斂固渋の作用がある．早漏や射精障害の人で，緊張しやすい，精神不安や神経過敏，疲れやすい，遺精，インポテンツなどの陰陽両虚の症候がみられる場合に投与する．
- 六味丸は，滋陰補腎の作用がある．腎陰虚体質で精子数の不足あるいは無精子の人で，腰や下肢の脱力感，手足のほてり，のぼせ，寝汗などの症状を伴う場合に用いる．

泌尿器の症状

インポテンツ

概説

インポテンツ（男子性機能障害）には，ストレスによる心因性のもの（機能性インポテンツ）から勃起に関与する神経や血管などの器質的障害（器質的インポテンツ）まで幅広い原因がある．そのため，診断は機能性インポテンツと器質的インポテンツを正しく鑑別し，その原因を明らかにすることが治療方針を決めるうえで大切である．

漢方医学では，気虚，血虚，腎陰虚，腎陽虚，心肝火旺，陰陽両虚などが原因と考えられている．治療では，インポテンツの症状だけではなく，発病原因，体質，自覚症状などにより十分把握して弁証し，それぞれの証に応じた漢方製剤を投与する．特に機能性インポテンツに対して効果がある．

症状による漢方製剤の使い方

症状	漢方製剤
インポテンツの人で疲れやすい，やせ，著しい疲労倦怠感，食欲不振，内臓下垂などがみられる場合	補中益気湯 41 → p206
腰や下肢の脱力感，手足の冷え，寒がり，下肢のしびれやむくみなどを伴う場合	牛車腎気丸 107 → p272
早漏や射精障害，セックス時に緊張する，神経過敏，疲れやすい，遺精，動悸などを伴う場合	桂枝加竜骨牡蛎湯 26 → p184
顔面の紅潮，怒りやすい，神経過敏，緊張しやすい，汗が出やすい，動悸などを伴う場合	柴胡加竜骨牡蛎湯 12 → p164
腰や下肢の脱力感，手足の冷え，腰痛，腰の不安定感，夜間頻尿などを伴う場合	八味地黄丸 7 → p154
著しい疲労倦怠感，食欲不振，腰や下肢の脱力感，手足のほてり，寝汗などを伴う場合	補中益気湯 41 → p206 ＋ 六味丸 87 → p252

処方のポイント
- 補中益気湯は，補中益気，昇陽挙陥の効能があり，気虚や気虚下陥が原因でインポテンツを引き起こし，それにともない食欲不振，疲れやすい，著しい疲労倦怠感などの症状がみられる場合に用いる．腰や下肢の脱力感，手足のほてり，寝汗などの症状を伴う気陰両虚の場合には，六味丸を合方する．
- 牛車腎気丸は，温陽補腎，利水活血の作用があり，臨床では腎陽不足や水湿内停の体質の人で，インポテンツ，腰部や下肢の脱力感，寒がり，四肢の冷え，足のしびれやむくみなどを訴える場合に用いる．
- 桂枝加竜骨牡蛎湯は，調補陰陽，収斂固渋の作用があり，陰陽両虚の体質の人でインポテンツ，早漏，射精障害，疲れやすい，四肢の冷え，セックス時に緊張するなどの場合に投与する．
- 柴胡加竜骨牡蛎湯は，疏肝和脾，重鎮安神の作用があり，心肝火旺の体質の人でインポテンツ，怒りやすい，イライラ，動悸，緊張すると汗が出るなどの症状がある場合に投与する．
- 八味地黄丸は，温補腎陽の作用があり，腎陽虚や腎陰陽両虚体質の人に，インポテンツ，腰部や下肢の脱力感，寒がり，四肢の冷え，夜間頻尿などを訴える場合に用いる．

肩こり

概　説

　肩こりは，日常多くみられる症状であり，原因は筋肉の疲労によるものから器質的疾患が原因で発症するものまでさまざまである．臨床では心因性のストレス，眼の疲労，運動不足，無理な姿勢，頸椎症，頸椎の外傷，むち打ち症などにみられる．

　漢方医学は，風寒の侵入，肝気鬱結，気滞，気滞血瘀，瘀血，腎虚などが原因と考えられている．治療では，原因，体質，症状の違いに応じた漢方製剤を投与することで治療効果を高める．

症状による漢方製剤の使い方

後頭部の痛み，頸部のこわばりや痛み，寒くなると痛みが増悪する場合	葛根湯 1 → p148
むち打ち症や頸椎症などによる肩こり，上肢の痛みやしびれなどを伴う場合	葛根湯 1 → p148 ＋ 桂枝茯苓丸加薏苡仁 125 → p290
肩こりにイライラ，考えすぎ，憂うつ気分，ため息，頭痛などを伴う場合	加味逍遥散 24 → p180
運動不足や長期間の作業などで血液循環が悪くなり肩こりを生じた場合	桂枝茯苓丸加薏苡仁 125 → p290
肩こりに手足のほてり，のぼせ，疲れやすい，腰痛，寝汗などを伴う場合	六味丸 87 → p252

処方のポイント

- 葛根湯は，辛温解表，発汗，舒筋の作用があり，寒邪（寒冷）が原因で肩こりを引き起こした場合に投与すると効果的である．
- 桂枝茯苓丸加薏苡仁は，活血化瘀，利水の作用があり，頸椎症，むち打ち症などが原因で肩こりを起こした場合に用いる．頸部の痛みやこわばりが著しい場合には，葛根湯と併せて投与する．
- 加味逍遥散は，疏肝清熱，健脾養血の作用があり，肝気鬱結（ストレス）が原因で肩こりを起こした場合に投与する．また，血行障害で肩こりや痛みが著しい場合には，桂枝茯苓丸加薏苡仁を併用する．
- 六味丸は，滋陰補腎の作用があり，腎陰虚（腎精の不足）が原因で肩こりが生じ，手足のほてり，のぼせ，寝汗，腰と足の脱力感などを伴う場合に投与する．

むち打ち損傷

概説

　むち打ち損傷は，怪我，転倒，交通事故などによる内出血が瘀血となり，さまざまな症状を引き起こすと考えられる．

　漢方医学は，気滞，血瘀，気滞血瘀，瘀血などが原因と考えられている．治療では，急性期と慢性期の違い，患者の体質，自覚症状，内出血や瘀血の程度により，それぞれの証に応じた漢方製剤を投与する．

症状による漢方製剤の使い方

症状	漢方製剤
急性期に首や肩の痛み，脹れなどがみられる場合	治打撲一方 89 → p255
急性期に首の痛み，こわばり，肩こりや痛み，便秘などがみられる場合	通導散 105 → p270
頸部の捻挫に頸部のこわばり・痛み，肩こり，手足の冷えなどがみられる場合	葛根湯 1 → p148
慢性期に血行が悪く，局部の腫れ，首や肩の痛み，肩こり，上肢の痛みなどがみられる場合	葛根湯 1 → p148 ＋ 桂枝茯苓丸加薏苡仁 125 → p290
慢性期に血行が悪く，首や肩の痛み，上肢の痛みやしびれなどがみられる場合	葛根湯 1 → p148 ＋ 桂枝茯苓丸 25 → p182

処方のポイント

- 治打撲一方は，活血化瘀の作用がある．打撲，捻挫，むち打ち症などが原因で瘀血内停を引き起こし，肩・首の痛み・脹れ・こわばりなどがみられる場合に用いる．
- 通導散は，活血化瘀，通下の作用があり，打撲，捻挫，むち打ちの急性期に瘀血内停が原因で痛み，脹れ，便秘などがみられる場合に用いる．
- 葛根湯は，辛温解表，発汗，舒筋の作用があり，寒邪，打撲，捻挫などが原因で血行不良を引き起こし，後頭部・首・肩の痛み，こわばり，肩こりなどがみられる場合に投与すると効果的である．慢性期に著しい血行不良，痛み，むくみがみられる場合には，桂枝茯苓丸加薏苡仁を併用する．むくみがない場合には，桂枝茯苓丸を併用する．

肩　痛

概　説

肩痛の原因はさまざまで，過度の使用による一過性のものや長期に症状が続く肩関節周囲炎（五十肩），腱の断裂などの外傷性のものなどがある．

漢方医学では，湿熱，血虚，血瘀，瘀血，気滞血瘀などが原因と考えられている．治療では，発病の原因，体質，症状に応じた漢方製剤を投与することで効果が得られる．

症状による漢方製剤の使い方

症状	漢方製剤
肩を酷使したことで肩関節の痛み，上肢の活動制限などがみられる場合	二朮湯 88 → p254
肩関節の痛み，脹れ，熱感などの症状がみられる場合	二朮湯 88 → p254 ＋ 越婢加朮湯 28 → p188
肩関節の痛みが慢性化し，血液循環障害で夜間に痛みが激しく眠れない場合	二朮湯 88 → p254 ＋ 桂枝茯苓丸加薏苡仁 125 → p290
事故後や外傷治療後などに痛みが強く上肢の神経痛やしびれなどを伴う場合	疎経活血湯 53 → p216

処方のポイント

- 二朮湯は，燥湿化痰，散寒去風の作用があり，肩関節周囲炎（五十肩）が原因で肩痛を生じた場合に投与すると効果的である．
- 越婢加朮湯は，散風清熱，宣肺行水の作用があり，急性期に肩関節の痛み，腫れ，熱感がある場合に用いる．また夜間に痛みで目が覚めるなどの症状が現れる場合には，二朮湯＋越婢加朮湯を用いる．
- 二朮湯＋桂枝茯苓丸加薏苡は，慢性化して治りにくい肩関節周囲炎や，それに伴う血行障害や激しい痛み，上肢の活動制限がみられる場合に用いる．
- 疎経活血湯は，活血疎経，去風除湿の作用があり，瘀血内停・風湿侵入が原因で肩関節の痛み・上肢の神経痛などを起こした場合に用いる．

背部痛

概説

背部痛は，神経痛，自律神経失調症，むち打ち損傷，肋間神経痛，帯状疱疹後神経痛，慢性疲労症候群，線維筋痛症，肺の病気などにみられる．

漢方医学では，風寒の侵入，瘀血，気虚，気血両虚，肝気鬱結などが原因と考えられている．治療では，体質，背部痛に伴う症状の違い，発症の原因などから弁証し，それぞれの証に応じた漢方製剤を投与する．

症状による漢方製剤の使い方

背部痛に寒がり，頸部のこわばり・痛み，肩こり，四肢の冷えなどを伴う場合	葛根湯 1 → p148
打撲による背部痛，局部の瘀血，皮膚に紫色などがみられる場合	桂枝茯苓丸 25 → p184
帯状疱疹の後期に背部の神経痛，しびれ，違和感などがみられる場合	柴胡桂枝湯 10 → p160
背部痛にイライラ，落ち着かない，憂うつ気分，胸脇苦満などを伴う場合	加味逍遙散 24 → p180
背部痛に腰痛，腰部や背部の血行不良での神経痛や筋肉痛などを伴う場合	疎経活血湯 53 → p216
背部の痛み，こわばり感に疲労倦怠感，疲れやすい，食欲不振などを伴う場合	補中益気湯 41 → p206

処方のポイント

- 葛根湯は，辛温解表，発汗，舒筋の作用があるので，寒邪（寒冷）が足太陽膀胱経に侵入したことによって背部・頸部の痛みやこわばり，肩こり，冷えなどがみられる場合に投与する．血行不良で痛みが激しい場合には，桂枝茯苓丸を併用する．
- 桂枝茯苓丸は，活血化瘀の作用がある．打撲や交通事故などが原因で背部の血行が不良になり，背部の痛みやこわばりなどがみられる場合に用いる．
- 柴胡桂枝湯は，和解少陽，解表の作用がある．両脇の痛み，肋間神経痛，帯状疱疹後の神経痛などに胸脇苦満，背部の痛みやこわばりなどがみられる場合に用いる．血行不良で痛みが激しい場合には，桂枝茯苓丸を併用する．
- 加味逍遙散は，疏肝清熱，健脾養血の作用があり，ストレスによる背部痛に，イライラ，落ち着かない，憂うつ気分，肩こりなどを伴う場合に用いる．
- 疎経活血湯は，活血疏経，去風除湿の作用があり，瘀血内停・風湿侵入が原因で背部痛を起こし，腰痛，背部痛，神経痛や筋肉痛などを伴う場合に用いる．
- 補中益気湯は，補中益気，昇陽挙陥の効能がある．気虚が原因で背部の血行が不良になり，背部痛，こわばり，疲れやすい，食欲不振，疲労倦怠感などがみられる場合に用いる．

関節・筋肉の症状

腰　痛

概説

腰痛の原因は，筋肉疲労，ギックリ腰，腰椎椎間板ヘルニア，腰椎変形性疾患，骨粗鬆症，事故や外傷の後遺症，内臓疾患などさまざまである．

漢方医学では，風寒湿の侵入，腎虚，気血両虚，腎虚血瘀，気虚血瘀，気滞血瘀などが原因と考えられている．治療では，腰痛の原因，体質，臨床症状などに応じた漢方製剤を投与することで，症状の軽減，治療期間の短縮などの効果が期待できる．

症状による漢方製剤の使い方

症状	漢方製剤	番号	頁
固定性腰痛が夜間に悪化する，舌に青紫色などの瘀血症候を伴う場合	疎経活血湯	53	→p216
疲れると腰痛が現れ，足腰のだるさ，手足の冷え，夜間頻尿などを伴う場合	八味地黄丸	7	→p154
腰痛に足腰の脱力，手足のほてり，のぼせ，寝汗などを伴う場合	六味丸	87	→p252
腰痛に膝の痛，足腰の冷え，疲労倦怠感などを伴う場合	大防風湯	97	→p262
腰痛に下肢の痛みやしびれ，むくみなどを伴う場合	牛車腎気丸＋桂枝茯苓丸	107／25	→p272／→p188
腰下肢の冷え，痛み，むくみがある場合	苓姜朮甘湯	118	→p283
腰痛や下腹部に手術の既往があり，四肢の冷え，腰部の冷痛などを伴う場合	当帰四逆加呉茱萸生姜湯	38	→p202

処方のポイント

- 疎経活血湯は，活血疎経，去風除湿の作用があり，ぎっくり腰，腰椎の変形，腰椎ヘルニア，すべり症，打撲などの疾患に伴う腰痛に用いる．筋肉のけいれんを伴う場合には，芍薬甘草湯を併用する．
- 八味地黄丸は，温陽補腎の作用があり，腎陽虚が原因で腰痛を起こし，腰や足の脱力感，寒がり，夜間頻尿などを伴う場合に投与する．
- 六味丸は，滋陰補腎の作用があり，腎陰虚が原因で腰痛・腰や足の脱力感などがある場合に投与する．
- 牛車腎気丸は，温陽補腎，利水活血の作用があり，腎陽虚・水湿停滞が原因で腰痛，腰や下肢の脱力感，痛み，しびれなどがみられる場合に投与する．また下肢のしびれや痛みが激しい場合には，桂枝茯苓丸を併用する．
- 苓姜朮甘湯は，温中散寒，健脾除湿の作用があり，寒湿停滞が原因で腰部の冷え，痛み，むくみなどがみられる場合に用いる．
- 当帰四逆加呉茱萸生姜湯は，温経散寒，養血通脈の作用があり，血虚寒滞・血脈不通が原因で腰部の冷痛などを起こした場合に投与する．

膝関節痛

概説

膝関節痛は，関節の変形，炎症，関節液の貯留などによって発症する．臨床では急性のものと慢性のものがある．

漢方医学では，湿熱，寒湿，水湿内停，気虚血瘀，腎虚などが原因と考えられている．治療では，発症の原因，患者の体質，症状の違いに応じた漢方製剤を投与することで痛みの軽減，鎮痛剤の減量などが期待できる．

症状による漢方製剤の使い方

症状	漢方製剤	番号	頁
関節に腫れ，熱感，痛みを認める場合	越婢加朮湯	28	→p188
膝関節の熱感，腫れ，痛みに，疲れやすい，四肢の冷えなどを伴う場合	越婢加朮湯 ＋ 防已黄耆湯	28 20	→p188 →p175
膝関節の痛み，むくみ，疲れやすい場合	防已黄耆湯	20	→p175
関節痛，節液貯留，下肢のむくみや浮腫などがみられる場合	防已黄耆湯 ＋ 五苓散	20 17	→p175 →p172
慢性的な痛み，関節の冷え，関節が動かしにくい場合	防已黄耆湯 ＋ 桂枝茯苓丸	20 25	→p175 →p184
関節がガクガクした感じがあり，腰や下肢の脱力感などを伴う場合	八味地黄丸 ＋ 防已黄耆湯	7 20	→p154 →p175
関節の痛み，冷え，むくみ，冷えると症状が悪化する場合	薏苡仁湯 ＋ 桂枝茯苓丸	52 25	→p215 →p182

処方のポイント

- 越婢加朮湯は，散風清熱，宣肺行水の作用があり，湿熱（湿と熱が結合した病邪）が原因で膝関節痛を引き起こし，局部の発赤，腫大，熱感を伴う場合に投与する．また関節の水腫や下肢にむくみを伴う場合には，五苓散を併用し，疲れやすい，四肢の冷え，むくみを伴う場合には，防已黄耆湯を併用する．
- 防已黄耆湯は，補気健脾，利水消腫，去風止痛の作用があり，膝関節痛に四肢の冷え，むくみなどを伴う場合に用いる．痛みが激しい場合には，桂枝茯苓丸を併用する．膝関節痛に水腫や下肢の浮腫を伴う場合には，五苓散を併用する．
- 八味地黄丸は，温陽補腎の作用があり，腎陽虚が原因で関節痛を起こし，関節の不安定感，腰や下肢の脱力感などを伴う場合に投与する．関節痛が著しい場合には，防已黄耆湯を併用する．
- 薏苡仁湯は，去風除湿，活血止痛の作用があり，風湿侵入・血脈不通が原因で膝関節の痛み・冷感・むくみなどを起こした場合に用いる．痛みが激しい場合には，桂枝茯苓丸を併用する．

足関節痛

概説

　足関節痛は，足関節の捻挫や骨折，痛風，関節炎，関節の変形などによく現れる症状である．臨床では足関節の痛み，脹れ，局部の圧痛，歩行時の痛み，歩行困難などがみられる．

　漢方医学では，気滞血瘀，寒湿，湿熱，腎陰虚，腎陽虚などが原因と考えられている．治療では，疼痛の発生原因，体質，足関節局部の所見などにより弁証し，それに応じた漢方製剤を用いる．

症状による漢方製剤の使い方

症状	漢方製剤	番号	ページ
足関節の痛み，脹れ，疲れやすい場合	防已黄耆湯	20	→p175
足関節に局部の熱感，発赤，腫れ，痛みがみられる場合	越婢加朮湯	28	→p188
足関節の捻挫や打撲に関節の痛み，脹れ，皮膚の瘀斑などがみられる場合	桂枝茯苓丸	25	→p182
足関節の痛み，冷え，脹れがあり，冷えると症状が悪化する場合	薏苡仁湯	52	→p215
足関節打撲の急性期に関節の痛み，脹れなどがみられる場合	治打撲一方	89	→p255
足関節を捻挫しやすく，寒がりや冷え，腰や下肢の脱力感，足根部の痛みを伴う場合	八味地黄丸	7	→p154
足関節を捻挫しやすく，ほてり，のぼせ，寝汗，腰や下肢の脱力感，足根部の痛みを伴う場合	六味丸	87	→p252

処方のポイント

- 防已黄耆湯は，補気健脾，利水消腫，去風止痛の作用があり，気虚水停が原因で足関節痛，むくみなどを起こした場合に用いる．痛みが激しい場合には，桂枝茯苓丸を併用する．足関節痛の痛み，冷え，脹れなどがみられる場合には，薏苡仁湯を併用する．
- 越婢加朮湯は，散風清熱，宣肺行水の作用があり，湿熱（湿と熱が結合した病邪）が原因で足関節痛を起こし，局部の発赤，腫大，熱感を伴う場合に投与する．また関節の水腫や下肢にむくみを伴う場合には，五苓散を併用し，疲れやすい，四肢の冷え，むくみを伴う場合には，防已黄耆湯を併用する．
- 桂枝茯苓丸は，活血化瘀の作用があり，足関節の捻挫や打撲などが原因で関節の痛み・脹れ・瘀血などを起こした場合に用いる．
- 薏苡仁湯は，去風除湿，活血止痛の作用があり，風湿侵入，血脈不通が原因で足関節の痛みや腫れを起こした場合に用いる．痛みが強い場合には，桂枝茯苓丸を併用する．
- 治打撲一方は，活血化瘀の作用があり，足関節の打撲，捻挫などが原因で瘀血内停を引き起こし，足関節の痛み・脹れなどがみられる場合に用いる．
- 八味地黄丸は，温陽補腎の作用があり，腎陽虚が原因で足関節の不安定感，足裏の痛み，腰や下肢の脱力感などみられる場合に投与する．
- 六味丸は，滋陰補腎の作用があり，腎陰虚が原因で足関節の不安定感・足裏の痛みを起こし，腰や足の脱力感，手足のほてり，寝汗などを伴う場合に投与する．

筋肉けいれん

概説

　筋肉けいれんは，全身または一部の筋肉が不随意かつ発作性収縮を示す症状であり，原因は器質的なものと機能的なものがある．

　漢方製剤は，患者の体力や体質にかかわらず，いずれの原因にも適応するが，特に機能的なものに著しい効果がみられる．治療では，骨格筋や平滑筋の急激なけいれん，あるいはけいれん性疼痛に対して特効性がある芍薬甘草湯をよく用いる．また，患者の体質，臨床症状に応じて芍薬甘草湯と他の処方を併用する．

症状による漢方製剤の使い方

骨格筋や平滑筋の急激なけいれん，あるいはけいれん性疼痛，こむら返りなどの場合	芍薬甘草湯 68 → p232
尿路結石で，腹部や腰部のけいれん性疼痛などがみられる場合	猪苓湯 40 → p205 ＋ 芍薬甘草湯 68 → p232
胃けいれんによる胃部の激しい痛みに，食欲不振，吐き気，疲れやすいなどを伴う場合	六君子湯 43 → p208 ＋ 芍薬甘草湯 68 → p232
ギックリ腰による腰部の激痛	疎経活血湯 53 → p216 ＋ 芍薬甘草湯 68 → p232
下肢の神経痛，しびれ，脱力感，筋肉けいれんなどがみられる場合	牛車腎気丸 107 → p272 ＋ 芍薬甘草湯 68 → p232

処方のポイント

- 芍薬甘草湯は，平肝，解痙止痛の作用があり，骨格筋や平滑筋の急激なけいれんやけいれん性疼痛に用いると優れた効果がある．臨床ではこむら返りなどには芍薬甘草湯を1日に3回投与する．また就寝前に1回だけ投与しても効果がある．
- 尿路結石によるけいれん性疼痛の場合には芍薬甘草湯を2時間おきに投与し，痛みが緩和すると常用量を用いる．血尿，排尿困難，残尿感などを伴う場合には，猪苓湯を併用する．顔色が悪い，皮膚の乾燥感，四肢の冷えなどを伴う場合には，猪苓湯合四物湯を併用する．
- ギックリ腰の場合には芍薬甘草湯に疎経活血湯を併用する．下肢の神経痛，しびれ，脱力感，筋肉けいれんなどがみられる場合には，芍薬甘草湯＋牛車腎気丸を用いる．

顔面の痛み

概説

顔面の痛みは，三叉神経痛によくみられ，第2または第3枝領域に多い．痛みは洗顔，会話，食事などに伴う知覚刺激や運動で誘発される．

漢方医学では，寒邪または湿熱の侵入，肝胆の鬱熱，胃火，気滞血瘀，瘀血などが原因で顔面の気血運行を阻害し，痛みを引き起こすと考えられている．臨床では，通常の治療に合わせて，発病の原因，体質，臨床症状の違いなどにより弁証し，それに応じた漢方製剤を投与する．

症状による漢方製剤の使い方

症状	漢方製剤	参照
顔面に発作性激痛，寒冷刺激で痛みが強くなり，温めると軽減する場合	桂枝加朮附湯 18	→p173
顔面に刺すような痛みが頻発し，治りにくい，夜に痛みがひどくなる場合	葛根湯 1 ＋ 桂枝茯苓丸 25	→p148 →p182
発作性の焼けるような痛み，情緒の変化により痛みが増悪する，怒りっぽい，顔面の紅潮，口苦などがみられる場合	竜胆瀉肝湯 76	→p240
口内の粘膜，唇，歯肉に焼けるような痛みがあり，口渇，口臭，便秘などを伴う場合	三黄瀉心湯 113 ＋ 白虎加人参湯 34	→p278 →p197
顔面の脹痛，チック，しびれ，イライラなどがみられる場合	抑肝散 54	→p217

処方のポイント

- 桂枝加朮附湯は，通陽散寒，止痛の作用があり，陽気不通・寒盛による顔面の痛み，寒冷刺激での痛みの増悪，四肢の冷え，寒がりなどがみられる場合に用いる．
- 葛根湯は，辛温解表，発汗，舒筋の作用があり，寒邪が原因で顔面痛を起こし，頭痛，肩こり，寒がり，無汗などを伴う場合に投与する．痛みが激しい場合には，桂枝茯苓丸を併用する．
- 竜胆瀉肝湯は，瀉肝胆実火，清熱利湿の作用があり，肝経実火が原因で顔面に焼けるような痛みを起こし，怒りっぽい，顔面の紅潮，口苦などを伴う場合に投与する．
- 三黄瀉心湯は，瀉火解毒，燥湿の作用があり，白虎加人参湯は清熱生津の作用がある．心火と胃火が盛んで経絡に沿って上に上り，口内の粘膜，唇，歯肉に焼けるような痛み，口渇，口臭，便秘などがみられる場合に用いる．
- 抑肝散は，抑肝解痙，調和脾胃の作用があり，肝鬱経熱が原因で顔面の脹痛・チックやけいれんなどを引き起こした場合に投与する．悪心，咽喉不利，イライラ，胃部の膨満感などを伴う場合には，抑肝散加陳皮半夏を用いる．

後頭部の痛み

🌀 概説

　後頭部の痛みは，後頭部神経痛，後頭部外傷，寝違い，むち打ち損傷などにみられる．痛みの性質や程度はさまざまである．

　漢方医学では，風寒の侵入，血瘀，瘀血，陽虚などが原因と考えられている．治療では，痛みの原因，体質，痛みに伴う自覚症状，痛みの性質や程度などにより弁証し，それぞれの証に応じた漢方製剤を投与する．

症状による漢方製剤の使い方

症状	漢方製剤
後頭部の神経痛でズキズキした痛み，頸部のこわばり・肩こり，無汗などがみられる場合	葛根湯 1 → p148
後頭部の痛みが慢性化し，夜間にひどくなる，首や肩のこわばり・むくみ，上肢の痛みなどがみられる場合	葛根湯 1 → p148 ＋ 桂枝茯苓丸加薏苡仁 125 → p290
後頭部の痛みが慢性化し，血行が悪く，首や肩の痛み，上肢のしびれなどがみられる場合	葛根湯 1 → p148 ＋ 桂枝茯苓丸 25 → p182
後頭部の痛みは背部痛や腰痛と同時にみられ，痛みが治りにくく，血行障害の症状を伴う場合	疎経活血湯 53 → p216
後頭部の痛み，寒がりや冷え，疲れやすい，上肢のしびれや痛みがみられる場合	葛根湯 1 → p148 ＋ 桂枝加朮附湯 18 → p173

処方のポイント

- 葛根湯は，辛温解表，発汗，舒筋の作用があり，寒邪，打撲，捻挫などが原因で血行不良を引き起こし，後頭部・首・肩の痛み，腫れ，肩こりなどがみられる場合に投与する．慢性期に血行不良が著しく，痛みやむくみが激しい場合には，桂枝茯苓丸加薏苡仁を併用する．むくみがない場合には，桂枝茯苓丸を併用する．寒がりや冷え，疲れやすい場合には，桂枝加朮附湯を併用する．
- 疎経活血湯は，活血疎経，去風除湿の作用があり，瘀血（血行障害）が原因で背部痛や腰痛と同時に後頭部の痛みがみられる場合に用いる．

上肢のしびれ

概説

上肢のしびれは，頸椎の変形，捻挫，頸部椎間板症候群による神経の圧迫や障害，外傷の後遺症，血液の循環障害などが原因で発症する．しびれの治療は困難をきたす場合が多い．

漢方医学では，上肢のしびれは，風寒の侵入，気虚血瘀，血瘀，瘀血などが原因と考えられている．治療では，患者の体質，しびれの原因や全身の症状などに応じた漢方製剤を投与することでしびれの軽減や回復の効果が期待される．

症状による漢方製剤の使い方

頸椎の捻挫や頸椎症に血行障害があり，上肢のしびれ，痛み，むくみが現れる場合	葛根湯 1 → p148 ＋ 桂枝茯苓丸加薏苡仁 125 → p290
上肢にしびれと痛みがあるが，むくみや脹れがみられない場合	葛根湯 1 → p148 ＋ 桂枝茯苓丸 25 → p182
両手や指先にしびれ，痛みがあり，冷え症，こわばりを伴う場合	防已黄耆湯 20 → p175 ＋ 桂枝茯苓丸 25 → p182
顔色が悪く，皮膚につやがない，冷え症などを伴う場合	桂枝加朮附湯 18 → p173 ＋ 四物湯 71 → p235
疲れるとしびれが出やすい，疲労倦怠感，汗をかきやすい場合	補中益気湯 41 → p206
冷えると上肢のしびれや痛みが増悪する場合	桂枝加朮附湯 18 → p173

処方のポイント

- 葛根湯は，辛温解表，発汗，舒筋の作用があり，桂枝茯苓丸加薏苡仁は活血化瘀，利水の作用がある．瘀血（頸椎の変形，捻挫，むち打ち症の後遺症などによる血行障害）が原因で上肢のしびれ・痛み・むくみを引き起こした場合にこれらを併用すると効果的である．むくみや脹れがみられなければ葛根湯＋桂枝茯苓丸を用いる．
- 防已黄耆湯は，補気健脾，利水消腫，去風止痛の作用があり，気虚水停が原因で疲れやすい，上肢の関節痛，両手や指先のしびれや痛みがみられる場合に投与する．痛みが著しい場合には，桂枝茯苓丸を併用する．
- 四物湯は，補血活血，調経の作用があり，血虚（営血の不足）が原因で上肢のしびれや痛みを起こし，顔色が悪く，皮膚につやが無い，冷え性などを伴う場合に用いる．冷えや寒がりが著しい場合には，桂枝加朮附湯を併用する．
- 補中益気湯は，補中益気，昇陽挙陥の作用があり，気虚（元気の虚弱）が原因で両上肢にしびれを生じた場合に用いる．気虚によるしびれは疲れると症状が悪化するのが特徴である．
- 桂枝加朮附湯は，通陽散寒，止痛の作用があり，寒邪（寒冷）が原因で上肢のしびれや神経痛などがみられる場合に用いる．

下肢のしびれ

概説

下肢のしびれは，腰椎椎間板ヘルニア，腰椎変形，腰椎椎管狭窄症などによる神経の圧迫などによって発症し，通常痛みを伴うことが多い．下肢のしびれも上肢と同じく治療に困難をきたすことが多い．

漢方医学では下肢のしびれは，風寒の侵入，気虚血瘀，血瘀，瘀血などが原因と考えられている．治療では，発症の原因，体質，症状の違いに応じた漢方製剤を投与することで一定の効果が期待できる．

症状による漢方製剤の使い方

症状	漢方製剤
下肢のしびれに腰や下肢の脱力感，痛み，むくみを伴う場合	牛車腎気丸 107 → p272
しびれや痛みが著しい，血液循環が悪い，夜間に症状が悪化する場合	牛車腎気丸 107 → p272 ＋ 桂枝茯苓丸 25 → p182
憂うつ気分の人で，ストレスによりしびれが誘発され悪化する場合	柴朴湯 96 → p261
下肢の静脈瘤が原因で，下肢にしびれ，痛み，むくみ，冷えなどがみられる場合	桂枝茯苓丸 25 → p182
両足指のしびれや痛み，下肢の関節痛，冷え症がある場合	防已黄耆湯 20 → p175 ＋ 桂枝茯苓丸 25 → p182
下肢のしびれや痛み，顔色が悪い，疲労倦怠感，下肢が冷える場合	大防風湯 97 → p262

処方のポイント

- 牛車腎気丸は，温陽補腎，利水活血の作用があり，腎陽虚（腎陽の不足）瘀血（血行障害）が原因で下肢のしびれや痛み・腰や足の脱力感などを引き起こした場合に投与する．またしびれや痛みが慢性化して治りにくい場合には，牛車腎気丸＋桂枝茯苓丸を用いる．
- 柴朴湯は，疏肝解鬱，補気健脾，理気降逆，去痰止咳，和解少陽の作用があり，気滞が原因で下肢のしびれ・脹痛などを起こした場合に投与する．
- 桂枝茯苓丸は，活血化瘀，緩消癥塊の作用があり，瘀血（血行障害）が原因で下肢のしびれを起こした場合に用いる．下肢の静脈瘤に伴う痛み，しびれ，冷えなどにも効果がある．また両足指のしびれ，疲れやすい，関節痛，むくみを伴う場合には，防已黄耆湯＋桂枝茯苓丸を用いる．
- 大防風湯は，益気養血，去風消腫の作用があり，気血両虚（気と血の両者がともに消耗損傷すること）が原因で下肢のしびれや痛みなどがみられる場合に用いる．

上肢の神経痛

概 説

　上肢の神経痛は，頸椎症，頸椎外傷，むち打ち症，帯状疱疹などにより発症し，症状が長引き，くり返すことが多い．

　漢方医学では上肢の神経痛は，風寒の侵入，寒湿，気虚血瘀，血瘀，瘀血などが原因と考えられている．治療では，患者の体質，臨床症状などに応じた漢方製剤を用いることで症状の軽減や回復などの効果がある．

症状による漢方製剤の使い方

症状	漢方製剤
冷えると上肢の痛みやしびれが増悪する場合	桂枝加朮附湯 18 → p173
外傷後や頸椎症による上肢の神経痛やしびれ，首の痛み，肩こりなどがみられる場合	葛根湯 1 → p148 ＋ 桂枝茯苓丸加薏苡仁 125 → p290
痛みやしびれが治りにくく，血行障害の症状を伴う場合	疎経活血湯 53 → p216
上肢の関節痛，むくみ，冷え，こわばりなどを伴う場合	防已黄耆湯 20 → p175 ＋ 桂枝茯苓丸 25 → p182

処方のポイント

- 桂枝加朮附湯は，通陽散寒，止痛の作用があり，寒邪（寒冷）が原因で上肢の神経痛を起こした場合に用いる．
- 葛根湯は，辛温解表，発汗，舒筋の作用があり，頸椎の病変が原因で生じた上肢の神経痛に用いる．痛みが激しい場合には，葛根湯＋桂枝茯苓丸を，または葛根湯＋桂枝茯苓丸加薏苡仁を用いると効果的である．
- 疎経活血湯は，活血疏経，去風除湿の作用があり，瘀血（血行障害）が原因で生じた上肢の神経痛に用いる．
- 防已黄耆湯は，補気健脾，利水消腫，去風止痛の作用があり，気虚水停が原因で上肢神経痛を起こし，疲れやすい，関節痛，むくみ，こわばりなどを伴う場合に投与する．痛みが著しい場合には，桂枝茯苓丸を併用する．

下肢の神経痛

概説

　下肢の神経痛は，腰椎の変形，腰椎椎管狭窄症，腰椎椎間板ヘルニア，外傷や事故などが原因で発症し，臨床では原因治療を受けた後も回復が乏しく，症状が長引くことが多い．

　漢方医学では下肢の神経痛は，風寒湿の侵入，気虚血瘀，腎虚血瘀，瘀血などが原因と考えられている．治療では，体質，症状の違いに応じた漢方製剤を投与することで，血行障害の改善による痛みの軽減，回復を早めるなどの効果がある．

症状による漢方製剤の使い方

症状	漢方製剤
下肢の痛みやしびれ，腰や下肢の脱力感，むくみなどがみられる場合	牛車腎気丸 107 → p272
下肢の激しい痛み，血液循環が悪い，夜間に症状が悪化する場合	牛車腎気丸 107 → p272 ＋ 桂枝茯苓丸 25 → p182
顔色が悪く，疲れやすい，下肢の痛み，冷え，しびれがある場合	大防風湯 97 → p262
下肢の痛みに腰痛を伴い，血行不良が原因と考えられる場合	疎経活血湯 53 → p216
下肢の関節痛，むくみ，冷え，こわばりを伴う場合	防已黄耆湯 20 → p175 ＋ 桂枝茯苓丸 25 → p182
腰や下肢の脱力感，腰痛，膝関節に力が入りにくいなどの場合	八味地黄丸 7 → p154

処方のポイント

- 牛車腎気丸は，温陽補腎，利水活血の作用があり，腎陽虚（腎陽の不足）・瘀血（血行障害）が原因で下肢の神経痛を引き起こし，慢性化して治りにくく，冷えや疲れで痛みやしびれが悪化する場合に用いる．また痛みが激しい場合には，桂枝茯苓丸を併用する．
- 大防風湯は，益気養血，去風消腫の作用があり，気血両虚（気と血の両者がともに消耗損傷すること）が原因で下肢の神経痛やしびれなどを引き起こした場合に用いる．
- 疎経活血湯は，活血疏経，去風除湿の作用があり，瘀血内停・風湿侵入が原因で腰痛や下肢神経痛を生じた場合に投与する．筋肉のけいれんを伴う場合には，芍薬甘草湯を併用する．
- 防已黄耆湯は，補気健脾，利水消腫，去風止痛の作用があり，気虚水停が原因で疲れやすい，下肢の関節痛，むくみ，こわばりなどがみられる場合に投与する．痛みが激しい場合には，桂枝茯苓丸を併用する．
- 八味地黄丸は，温補腎陽の作用があり，腎陽虚が原因で腰や下肢の脱力感・神経痛を起こした場合に用いる．

肋間神経痛

概説

肋間神経痛は，帯状疱疹，外傷，胸椎の病変，胸膜炎，肺癌などが原因で，神経や神経根へのさまざまな障害や刺激によって引き起こる．またストレスや精神的刺激で誘発されたり悪化したりする．

漢方医学では，肝気鬱結，気滞，気滞血瘀，気血両虚，瘀血などが原因と考えられている．治療では，体質，臨床症状，発病の原因に応じた漢方製剤を用いることで神経痛の軽減や回復などの効果が認められる．

症状による漢方製剤の使い方

呼吸の動きに伴う痛みがある．発熱，口苦，喉の乾燥感がみられる場合	柴胡桂枝湯 10 → p160
帯状疱疹後の神経痛で痛みが激しく，血行障害があり，治りにくい場合	柴胡桂枝湯 10 → p160 ＋ 桂枝茯苓丸 25 → p182
痛みが感情により左右される，憂うつ気分，イライラ，怒りっぽいなどがある場合	加味逍遙散 24 → p180 ＋ 四逆散 35 → p198
刺すような痛み，夜間または冷えで痛みが増強される場合	当帰湯 102 → p267

処方のポイント

- 柴胡桂枝湯は，和解少陽，解表，疏肝解鬱，補気健脾，和胃止嘔の作用があり，帯状疱疹後の肋間神経痛に効果がある．また血行障害で痛みが激しい場合には，桂枝茯苓丸を併用する．
- 加味逍遙散は，疏肝清熱，健脾養血の作用があり，肝気鬱結が原因で肋間神経痛を起こし，胸部の苦悶感，イライラ，憂鬱気分などを伴う場合には，これに四逆散を併用する．
- 当帰湯は，益気養血，温中散寒の作用があり，気血不足・脾胃虚寒が原因で肋間神経痛を起こし，寒くなると痛みが増悪する場合に用いる．また胸部の苦満感を伴う場合には，四逆散を併用する．

帯状疱疹後の神経痛

概 説

帯状疱疹は，帯状疱疹ウイルスの感染によって起こる急性疱疹性皮膚疾患である．臨床では激しい痛みを伴う疱疹を特徴とする．

漢方医学では，発病の原因は，外因が毒邪の侵入であり，内因が肝胆火積，脾胃湿熱，水湿内停などであると考えられている．治療では，患者の身体状態，疱疹の性質，痛みの特徴や部位などの違いにより，適応する漢方製剤を選んで治療する．

症状による漢方製剤の使い方

症状	漢方製剤
急性期に疱疹が赤い，水疱，熱感，ヒリヒリとした神経痛がみられる場合	黄連解毒湯 15 → p168
回復期または疱疹後に頭部や顔面部に神経痛がみられる場合	葛根湯 1 → p148 ＋ 桂枝茯苓丸 25 → p182
回復期または疱疹後に胸部，腹部，背部に神経痛がみられる場合	柴胡桂枝湯 10 → p160
胸部，腹部，背部の神経痛が激しく治りにくい場合	柴胡桂枝湯 10 → p160 ＋ 桂枝茯苓丸 25 → p182
回復期または疱疹後に腰部に神経痛がみられる場合	疎経活血湯 53 → p216
回復期または疱疹後に下肢に神経痛がみられる場合	牛車腎気丸 107 → p272 ＋ 桂枝茯苓丸 25 → p182

処方のポイント

- 黄連解毒湯は，清熱瀉火，解毒，清熱化湿，止血の作用があり，毒邪や熱毒が原因で帯状疱疹を引き起こし，疱疹が赤い，水疱，熱感，痛みがみられる場合に投与する．
- 葛根湯は，辛温解表，発汗，舒筋の作用があり，風寒の侵入が原因で頭部や顔面部に帯状疱疹後の神経痛がみられる場合に用いる．寒冷で痛みが激しくなる場合には，桂枝茯苓丸を併用し，また局部の腫れがみられる場合には，桂枝茯苓丸加薏苡仁を併用する．
- 柴胡桂枝湯は，和解少陽，解表，疏肝解鬱，補気健脾，和胃止嘔の作用があり，胸部，腹部，脇部，背部に帯状疱疹後の神経痛がみられる場合に用いる．痛みが長引き治りにくい場合には，桂枝茯苓丸を併用する．
- 疎経活血湯は，活血疏経，去風除湿の作用があり，瘀血内停・風湿侵入が原因で腰部や背部に帯状疱疹後の神経痛がみられる場合に用いる．
- 牛車腎気丸は，温陽補腎，利水活血の作用があり，腎陽虚・水湿内停が原因で下肢に帯状疱疹後の神経痛がみられる場合に用いる．また痛みが長引き治りにくい場合には，桂枝茯苓丸を併用する．

振戦（振顫・ふるえ）

概説

振顫は，パーキンソン症候群や神経症，自律神経失調症，本態性振顫などにみられる．パーキンソン症候群の治療には困難をきたすが，その他の振顫，特に機能性振戦には，体質や症状に応じた漢方製剤の投与が有効である．

漢方医学では，肝熱，肝風内動，肝火，心火，陰陽両虚などが原因と考えられている．治療では，それぞれの証に応じた漢方製剤を投与することで効果が得られる．

症状による漢方製剤の使い方

症状	漢方製剤
手にふるえがあり，緊張すると増悪する，落ち着きがない，イライラ，精神不安，不眠などがみられる場合	抑肝散 54 → p217
抑肝散の適応症よりも体力が低下し，吐き気や喀痰の症状を伴う場合	抑肝散加陳皮半夏 83 → p248
手のふるえに，イライラ，怒りっぽい，耳鳴り，動悸などを伴う場合	柴胡加竜骨牡蛎湯 12 → p164
手のふるえに，精神不安，神経過敏，疲れやすい，動悸，手足の冷えなどを伴う場合	桂枝加竜骨牡蛎湯 26 → p184
手がふるえる，疲労倦怠感，疲れやすい，筋肉の萎縮などがみられる場合	十全大補湯 48 → p212 あるいは 人参養栄湯 108 → p273

処方のポイント

- 抑肝散は，平肝解痙，補気血の作用があり，肝鬱経熱・肝脾不和が原因でふるえを生じ，緊張すると両手や頭部のふるえが増悪し，リラックスすると軽減し，イライラ，落ちつきがないなどがみられる場合に投与する．また，抑肝散の適応症よりも体力が低下し，吐き気や喀痰の症状を伴う場合には，抑肝散加陳皮半夏を用いる．
- 柴胡加竜骨牡蛎湯は，疏肝和脾，重鎮安神の作用があり，肝気不疏・心神不安が原因でふるえを生じ，耳鳴り，イライラ，動悸などを伴う場合に投与する．
- 桂枝加竜骨牡蛎湯は，調補陰陽，収斂固渋の作用があり，陰陽両虚が原因でふるえを生じ，精神不安，神経過敏，疲れやすい，動悸などを伴う場合に投与する．
- 十全大補湯は，温補気血の作用があり，気血両虚・虚弱体質で手足のふるえを生じ，疲労倦怠感，疲れやすい，食欲不振，元気がないなどを伴う場合に用いる．
- 人参養栄湯は，気血双補，安神，去痰，止咳の作用があり，十全大補湯の適応症に精神不安，咳，喀痰などを伴う場合に用いる．

けいれん

概説

けいれんは，てんかんの主要な症状であり，軽いものは局部の筋肉けいれんで，ひどいものは四肢を強直させ，後弓反張となる．てんかんによるけいれん以外には機能性けいれんもあり，神経症やヒステリーなどにみられる．

漢方医学では，肝風内動，肝熱，肝火，心火，血虚，気血両虚などが原因と考えられている．治療では，患者の体質，発作のタイプ，臨床症状の違いなどに応じた漢方製剤を用いる．漢方製剤は機能性けいれんに効果があるが，てんかんによるけいれんに対して西洋薬の抗てんかん薬を併用することで効果を高め，抗てんかん薬単独投与による副作用の軽減にもつながる．

症状による漢方製剤の使い方

症状	漢方製剤
骨格筋や平滑筋の急激なけいれん，けいれん性疼痛，こむら返りなどの場合	芍薬甘草湯 68 → p232
発作性てんかんに全身の間代性けいれん，後弓反張，意識障害などがみられる場合	小柴胡湯 9 → p158 ＋ 桂枝加芍薬湯 60 → p223
てんかんの小発作にイライラ，怒りっぽい，動悸，不安，不眠などを伴う場合	柴胡加竜骨牡蛎湯 12 → p164
腸けいれんによる激しい腹痛，発作性の腹痛，疲れやすいなどの場合	黄耆建中湯 98 → p263 ＋ 芍薬甘草湯 68 → p232
背部や腰部の筋肉けいれんで激しい痛みがある場合	疎経活血湯 53 → p216 ＋ 芍薬甘草湯 68 → p232
尿管結石で尿管平滑筋のけいれんより激しい痛みや血尿がみられる場合	猪苓湯 40 → p205 ＋ 芍薬甘草湯 68 → p232

> **処方のポイント**
> - 芍薬甘草湯は，平肝，解痙止痛の作用があり，骨格筋や平滑筋の急激なけいれんやけいれん性疼痛に用いると優れた効果がある．
> - 小柴胡湯は，和解少陽の作用があり，桂枝加芍薬湯は，温陽和絡の作用がある．これらを併用しててんかんの患者に用いる．抗てんかん薬に併用すると抗てんかん薬の単独投与よりも効果が高く，副作用の軽減につながる．
> - 柴胡加竜骨牡蛎湯は，疏肝和脾，重鎮安神の作用があり，肝気不疏，心神不安などが原因でけいれんを引き起こし，精神不安，不眠，イライラなどがみられる場合に用いる．
> - 黄耆建中湯は，温中補気の作用があり，芍薬甘草湯は，平肝，解痙止痛の作用がある．中気の不足が原因で胃腸のけいれんを起こし，腹痛，自汗，疲れやすい，疲労倦怠感などがみられる場合に用いる．
> - 疎経活血湯は，活血疏経，去風除湿の作用がある．腰部や背部にけいれん性疼痛がみられる場合にはこれに芍薬甘草湯を併用する．
> - 猪苓湯は，利水清熱，養陰の作用がある．尿路結石が原因でけいれん性疼痛を起こし，血尿，排尿困難，残尿感などを伴う場合には，これに芍薬甘草湯を併用する．また，顔色が悪い，皮膚の乾燥感，四肢の冷えなどを伴う場合には，猪苓湯合四物湯を用いる．

湿疹

概説

　湿疹は，尋常性湿疹，内因性湿疹，脂漏性湿疹などがあり，原因もさまざまである．湿疹は，皮膚が外部から何らかの刺激を受け，その結果炎症を引き起こしているものである．

　漢方医学では，湿熱や熱毒の侵入，肝胆の鬱熱，肝火，血熱などが原因と考えられている．臨床では局部の治療に合わせて，発病の原因，体質，臨床症状の違いなどを弁証し，それに応じた漢方製剤を投与する．

症状による漢方製剤の使い方

症状	漢方製剤
急性湿疹で，患部は散発性，あるいはびまん性の発疹に覆われ，滲出液が少ない場合	十味敗毒湯 6 → p153
顔面，頭部などの湿疹で，分泌物，びらん，痂皮などを認め，掻痒感がある場合	治頭瘡一方 59 → p222
小児の皮膚に炎症性湿疹，かゆみ，痂皮の形成を認める場合	柴胡清肝湯 80 → p245
陰部の湿疹に，局部の炎症，熱感，掻痒感が強い，顔面の紅潮，口が苦いなどを伴う場合	竜胆瀉肝湯 76 → p240
全身の湿疹に皮膚の熱感や乾燥感を伴い，湿疹を繰り返し治りにくい場合	温清飲 57 → p220 ＋ 黄連解毒湯 15 → p168
かゆみが著しい，分泌物が多い，皮膚の熱感があり，夏期に向かって悪化する傾向がある場合	消風散 22 → p177
慢性湿疹に皮膚がカサカサした状態で落屑があり，掻痒感がある場合	当帰飲子 86 → p251

処方のポイント

- 十味敗毒湯は，発汗解表，消瘡止痛の作用があり，風寒湿邪が原因で散在的な湿疹を起こした場合に適している．
- 治頭瘡一方は，去風燥湿，和血解毒の作用があり，風湿の侵入，熱毒などが原因で湿疹を起こし，皮膚の紅潮，分泌物が多い，かゆみや熱感がみられる場合に用いる．
- 柴胡清肝湯は，瀉火解毒，疏肝活血の作用があり，皮膚の炎症性湿疹，かゆみ，痂皮の形成を認める場合に投与する．
- 竜胆瀉肝湯は，瀉肝胆実火，清熱利湿の作用があり，肝経実火が原因で陰部に湿疹を起こし，怒りっぽい，顔面の紅潮，口が苦いなどがみられる場合に用いる．
- 温清飲は，養血活血，清熱瀉火の作用があり，血虚血瘀，熱毒が原因で湿疹を起こし，皮膚の熱感，掻痒感，乾燥感などがみられる場合に用いる．皮膚の熱感やかゆみが強い場合には，黄連解毒湯を併用する．
- 消風散は，疏風養血，清熱利湿の作用があり，風熱が原因で湿疹・かゆみなどを生じた場合に用いる．
- 当帰飲子は，養血去風の作用があり，血虚風盛が原因で湿疹を起こし，皮膚の乾燥感，カサカサ，かゆみ，落屑などがみられる場合に用いる．

アトピー性皮膚炎

概説

アトピー性皮膚炎は治りにくい皮膚病の一つであり，原因はさまざまであるが，主に食生活，ストレス，環境の汚染，ハウスダスト，ダニなどがあげられる．

漢方医学では，湿熱，熱毒，血熱，肝胆鬱熱，肝火，陰虚内熱などが原因と考えられている．治療では，発病の原因，体質，症状の違いに応じた漢方製剤を投与することで，体質改善，臨床症状の改善，再発の防止などの効果が認められている．

症状による漢方製剤の使い方

症状	漢方製剤	番号	参照
小児の皮膚に炎症性湿疹，かゆみ，痂皮の形成を認める場合	柴胡清肝湯	80	→ p245
大人の皮膚に炎症性湿疹，分泌物があり，かゆみがある場合	小柴胡湯 ＋ 温清飲	9 57	→ p158 → p220
皮膚の炎症が強く分泌物が多い，皮膚の熱感やかゆみが激しい場合	黄連解毒湯	15	→ p168
黄連解毒湯の症候に皮膚の乾燥感，血行不良を伴う場合	黄連解毒湯 ＋ 温清飲	15 57	→ p168 → p220
皮膚の炎症，分泌物が多い，熱感，発作性のかゆみがみられる場合	消風散	22	→ p177
皮膚がカサカサした状態でかゆみ，落屑がある場合	当帰飲子	86	→ p251
皮膚の苔癬化でかゆみはあるが，赤みはなく紫色を呈している	桂枝茯苓丸加薏苡仁	125	→ p290
皮膚に熱感があり，かゆみ，ほてり，のぼせ，寝汗などを伴う場合	六味丸	87	→ p252

> **処方のポイント**
> - 柴胡清肝湯は，瀉火解毒，疏肝活血の作用があり，小児に炎症性湿疹，かゆみ，痂皮の形成を認める場合に投与する．大人のアトピー性皮膚炎に，皮膚の熱感・炎症・かゆみなどがみられる場合には，小柴胡湯＋温清飲を用いる．
> - 黄連解毒湯は，清熱瀉火，解毒，清熱化湿，止血の作用があり，熱毒が原因で皮膚の炎症を起こし，分泌物が多い，かゆみや熱感が強い場合に用いる．
> - 消風散は，疏風養血，清熱利湿の作用があり，風邪が皮膚や筋肉に侵入することで，皮膚の掻痒症状が現れる場合に用いる．
> - 当帰飲子は，養血去風の作用があり，血虚風盛が原因で皮膚の乾燥感，カサカサ，かゆみ，落屑などがみられる場合に用いる．
> - 桂枝茯苓丸加薏苡仁は，活血化瘀，利水の作用があり，瘀血が原因で皮膚の血行不良を起こし，皮膚の色が紫色で，皮膚の角化が厚いなどがみられる場合に投与する．また皮膚の熱感やかゆみが強い場合には，黄連解毒湯を併用する．
> - 六味丸は，滋陰補腎の作用があり，陰虚内熱が原因で湿疹を起こし，皮膚の角化，カサカサ，熱感，かゆみがみられる場合に投与する．

じん麻疹

概説

急性または一過性のじん麻疹は比較的治療がしやすいが，慢性化して発症を繰り返すものは，治療に困難をきたすことがある．

漢方医学では，風邪，熱邪，寒邪，熱毒，血虚，気虚などが原因と考えられている．体質，誘発原因，臨床症状などに応じた漢方製剤を投与することで，症状の改善が可能となる．

症状による漢方製剤の使い方

症状	処方	番号	ページ
寒冷性じん麻疹で寒気，あるいは冷たい飲食物を摂ると発症する場合	葛根湯	1	→p148
寒冷性じん麻疹に葛根湯を投与しても治りにくい場合	麻黄湯 ＋ 桂枝湯	27 45	→p186 →p209
入浴後，発熱，気温が高いなどの環境でじん麻疹が出やすい場合	消風散	22	→p177
かぜの初期に発症し，顔面にじん麻疹が出やすい場合	十味敗毒湯	6	→p153
疲労倦怠感，食欲不振があり，疲れるとじん麻疹が出やすい場合	補中益気湯	41	→p206
皮膚がカサカサして落屑がある，乾燥するとじん麻疹が出やすい場合	当帰飲子	86	→p251

処方のポイント

- 葛根湯は，辛温解表，発汗，舒筋の作用があり，風寒の邪気が皮膚や筋肉に侵入し，風疹，かゆみを引き起こした場合に用いる．
- 麻黄湯（辛温解表，発散風寒，宣肺平喘）＋桂枝湯（解肌発表，調和営衛）は，麻黄桂枝各半湯と称し，寒邪が原因で寒冷性じん麻疹を生じた場合に投与する．
- 消風散は，疏風養血，清熱利湿の作用があり，風熱邪が原因でじん麻疹を引き起こした場合に用いる．
- 十味敗毒湯は，発汗解表，消瘡止痛の作用があり，風邪の初期に発症したじん麻疹に用いる．
- 補中益気湯は，補中益気，昇陽挙陥の作用があり，気虚体質の人で，疲れるとじん麻疹が発症する場合に投与する．
- 当帰飲子は，養血去風の作用があり，血虚体質の人で顔色が悪い，皮膚の乾燥感，カサカサ，落屑などがみられるじん麻疹に用いる．

皮膚掻痒症

概説

　皮膚掻痒症は，湿疹やアトピー性皮膚炎などの皮膚疾患に伴う症状である．しかし，なかには皮膚の炎症や特定の皮膚疾患はなくとも，皮膚の掻痒が激しく治りにくいものがある．
　漢方医学では，血虚，血熱，湿熱などが原因と考えられている．臨床では，患者の体質や臨床症状に応じた漢方製剤を投与することでかゆみの軽減が可能である．

症状による漢方製剤の使い方

症状	漢方製剤	
皮膚に湿疹，赤み，熱感が強く，掻痒感が激しい場合	黄連解毒湯 15	→ p168
じん麻疹や皮膚炎，風疹，湿疹の症状に，皮膚の熱感がみられ，掻痒感が強い場合	消風散 22	→ p177
皮膚に散発的な湿疹があり，体が温まるとかゆみが悪化する場合	温清飲 57	→ p220
高齢者で皮膚に潤いがなく乾燥しており，カサカサし，掻くと落屑がある場合	当帰飲子 86	→ p251
皮膚に熱感，かゆみがあり，手足のほてり，のぼせ，寝汗を伴う場合	六味丸 87	→ p252

処方のポイント

- 黄連解毒湯は，清熱瀉火，解毒，清熱化湿，止血の作用があり，熱毒が原因でかゆみを起こし，皮膚の紅潮，強い熱感，炎症性湿疹などを伴う場合に用いる．
- 消風散は，疏風養血，清熱利湿の作用があり，風熱の邪気が原因でかゆみを起こし，皮膚の丘疹，発赤，熱感がみられる場合に用いる．
- 温清飲は，養血活血，清熱瀉火の作用があり，血虚と血熱が同時にみられ，皮膚の乾燥感や熱感，湿疹，かゆみがある場合に投与する．
- 当帰飲子は，養血去風の作用があり，血虚（貧血）が原因でかゆみを起こし，顔色が悪い，皮膚の乾燥感，カサカサ，落屑などがみられる場合に用いる．
- 六味丸は，滋陰補腎の作用があり，腎陰虚が原因でかゆみを起こし，皮膚の熱感やかゆみ，ほてり，のぼせ，寝汗がみられる場合に用いる．

ニキビ

概説

ニキビは，思春期に多くみられるが，その他にもホルモンバランスの乱れ，多量の飲酒，刺激物を摂りすぎ，精神的なストレス，過度の疲労などが誘因となって発症する．

漢方医学では，風熱，湿熱，熱毒，血熱，陰虚火旺などが原因と考えられている．治療では，原因，体質，症状に応じた漢方製剤を投与することで症状の改善，再発防止が可能となる．

症状による漢方製剤の使い方

症状	漢方製剤	ページ
ニキビの初期で炎症が軽度の場合	十味敗毒湯 6	→ p153
体力がある青年に多発し，顔色が赤い，ニキビが化膿してかゆみがある場合	清上防風湯 58	→ p221
顔面の赤みや熱感，慢性化したニキビ，四肢の冷えがある場合	温清飲 57	→ p220
顔に硬いニキビが多く，赤く熱感があり，繰り返し発症して治りにくい場合	黄連解毒湯 15 ＋ 温清飲 57	→ p168 → p220
慢性化したニキビ，慢性炎症や蓄膿症などを伴う場合	荊芥連翹湯 50	→ p213

処方のポイント

- 十味敗毒湯は，発汗解表，消瘡止痛の作用があり，ニキビの初期で軽度の炎症がみられる場合に用いる．
- 清上防風湯は，発散風邪，清熱解毒の作用があり，風熱毒邪の侵入が原因でニキビを生じた場合に投与する．
- 温清飲は，養血活血，清熱瀉火の作用があり，血虚・血熱が原因でニキビを生じた場合に投与する．
- 黄連解毒湯は，清熱瀉火，解毒，清熱化湿，止血の作用があり，熱毒が原因でニキビを生じた場合に用いる．慢性化して繰り返す場合には，温清飲を併用する．
- 荊芥連翹湯は，養血涼血，清熱解毒の作用があり，熱毒が原因でニキビを生じ，蓄膿症などの慢性炎症を伴う場合に用いる．

肝斑（シミ）

概説

　肝斑とは，シミの一種であり，女性に多く，皮疹は顔面に限られる．特徴は顔面の両側に左右対称に現れ，目の下を縁どるようにみられる．境界明瞭な褐色の色素沈着で炎症所見はない．原因は女性ホルモン説が有力で，紫外線照射により悪化することもある．

　漢方医学では，内因は血虚，気滞血瘀，腎虚，脾気虚などであり，外因は主に紫外線照射などで肝斑を誘発すると考えている．治療では，体質，全身症状の違いに応じた漢方製剤を投与することで，体質の改善，肝斑の軽減が可能である．

症状による漢方製剤の使い方

症状	漢方製剤
肝斑に貧血や貧血気味，顔色が悪い，冷え性，皮膚の乾燥傾向などを伴う場合	四物湯 71 → p235
肝斑に血行不良，舌質の色が紫色で，皮膚の色が悪いなどを伴う場合	桂枝茯苓丸加薏苡仁 125 → p290
肝斑に顔色が悪い，疲れやすい，むくみ，四肢の冷えなどを伴う場合	当帰芍薬散 23 → p178
肝斑に貧血，疲労倦怠感，食欲不振，四肢の冷えなどを伴う場合	十全大補湯 48 → p212
肝斑に顔面の赤みや熱感，四肢の冷えを伴う場合	温清飲 57 → p220
肝斑に腰や下肢の脱力感，寒がり，四肢の冷え，夜間頻尿などを伴う場合	八味地黄丸 7 → p154

処方のポイント

- 四物湯は，補血調血の作用があり，血を補いながら併せて血の運行を調節して皮膚のシミを改善する．
- 桂枝茯苓丸加薏苡仁は，活血化瘀，利水の作用があり，瘀血水停が原因で起きる顔のシミ，皮膚の色が紫色，皮膚の角質が厚い，かゆみなどがみられる場合に投与する．
- 当帰芍薬散は，養血疏肝，健脾利湿の作用があり，血虚肝鬱，脾虚湿滞が原因でシミを生じ，月経不順，冷え性，むくみなどがみられる場合に用いる．
- 十全大補湯は，温補気血の作用があり，気血両虚が原因でシミを生じ，貧血，疲労倦怠感，食欲不振，冷え性などがみられる場合に用いる．
- 温清飲は，養血活血，清熱瀉火の作用があり，血虚と血熱が原因でシミを生じ，貧血や貧血気味，ニキビ，かゆみ，熱感がみられる場合に投与する．
- 八味地黄丸は，温補腎陽の作用があり，腎陽虚が原因のシミ，腰や下肢の脱力感，寒がりや冷え，夜間頻尿などの症状がみられる場合に用いる．

イ ボ

概 説

　イボとは，医学用語で「疣贅（ゆうぜい）」をいい，原因はヒト乳頭腫ウイルスの感染によるものが多いと考えられている．ウイルスの種類は遺伝子構造上100以上あり，何種類かがイボの原因になる．

　漢方医学では，血虚，水湿，湿毒，瘀血，陰虚などが原因で，体のバランスが崩れ発症すると考えられている．治療では，体質状態，全身症状の違いに応じ，漢方製剤にヨクイニンを併用することで，体質の改善，イボの消失が可能である．またヨクイニンのみで効果が得られる場合もある．

症状による漢方製剤の使い方

症状	漢方製剤
顔や首，手足にイボがみられる場合	ヨクイニン錠剤
イボに貧血や貧血気味，顔色が悪い，冷え性，皮膚の乾燥傾向などを伴う場合	四物湯 71 → p235 ＋ ヨクイニン錠剤
イボに血行不良，舌質の色が紫色で，むくみなどを伴う場合	桂枝茯苓丸加薏苡仁 125 → p290
イボに皮膚の赤みや熱感，かゆみ，四肢の冷えなどを伴う場合	温清飲 57 → p220 ＋ ヨクイニン錠剤
イボに腰や下肢の脱力感，ほてりやのぼせ，寝汗などを伴う場合	六味丸 87 → p252 ＋ ヨクイニン錠剤

処方のポイント

- ヨクイニン錠剤は，利水滲湿，健脾，除痺，清熱排膿の作用があり，水湿が体内に貯留したことによる病証に適応する．効力は穏やかなので長期間に服用することが必要である．
- 四物湯は，補血調血の作用があり，血虚や血行不良などが原因でイボを生じ，貧血・貧血気味などの症状がみられる場合にヨクイニン錠剤と併用する．
- 桂枝茯苓丸加薏苡仁は，活血化瘀，利湿の作用があり，瘀血・水湿内停が原因でイボを生じ，血行不良や水湿などの症候がみられる場合に投与する．
- 温清飲は，養血活血，清熱瀉火の作用があり，血虚と血熱が原因でイボを生じ，貧血，かゆみ，熱感がみられる場合にヨクイニン錠剤と併用する．
- 六味丸は，滋陰補腎の作用があり，腎陰虚が原因でイボを生じ，陰虚内熱の症候がみられる場合にヨクイニン錠剤と併用する．

手足のあれ

概説

　手足のあれは，一般には家事に従事している女性の指，手掌，手背に生じやすい湿疹様病変であり，臨床では，局部の発赤，かゆみ，痛み，あれ，出血などの症状がみられる．原因は不明なものが多く，接触性皮膚炎の一種とみなされることもある．

　漢方医学では，外因は湿毒や熱毒の侵入で，内因は肝胆の火旺，脾胃の湿熱，血熱などと考えられている．治療では，身体状態，手あれの性質と程度，かゆみや痛みなどの特徴の違いに応じて漢方製剤を選択し治療する．

症状による漢方製剤の使い方

症状	漢方製剤
指先のヒビ割れ，手足の角化症，手足の冷え，爪の割れ，皮膚の乾燥傾向などがみられる場合	四物湯 71 → p235
手足の皮膚に赤みや熱感，かゆみ，皮膚のヒビ割れや出血などがみられる場合	温清飲 57 → p220
温清飲の症候より皮膚の赤味や熱感，痛みやかゆみが激しい場合	温清飲 57 → p220 ＋ 黄連解毒湯 15 → p168
手足の荒れ，かゆみ，イライラ，気分が落ち込むなどの場合	三物黄芩湯 121 → p286 ＋ 加味逍遥散 24 → p180
手足のヒビ割れ，局部の血行不良，手足の冷え，むくみなどがみられる場合	桂枝茯苓丸加薏苡仁 125 → p290
手足のヒビ割れ，かゆみ，皮膚の乾燥感，カサカサした状態で落屑などがみられる場合	当帰飲子 86 → p251

処方のポイント

- 四物湯は，補血調血の作用があり，血虚や血行不良などが原因で手足にヒビ割れが生じ，貧血・貧血気味などを伴う場合に用いる．
- 温清飲は，養血活血，清熱瀉火の作用があり，血虚と血熱が原因で起きた手足のあれに貧血や貧血気味，かゆみ，熱感などを伴う場合に用いる．
- 黄連解毒湯は，清熱瀉火，解毒，清熱化湿，止血の作用があり，毒邪や熱毒が原因で手足のあれを起こし，手足の発赤，熱感，出血，かゆみなどがみられる場合に用いる．
- 三物黄芩湯は，滋陰，清熱，涼血の作用があり，陰虚血熱が原因で手足の荒れ・かゆみ・熱感を生じた場合に用いる．また，イライラ，気分の落ち込むなどの症状がみられる場合には，加味逍遥散を併用する．
- 桂枝茯苓丸加薏苡仁は，活血化瘀，利湿の作用があり，瘀血・水湿内停が原因で手足のあれを起こし，皮膚の色が紫色，皮膚の角質が厚いなどがみられる場合に投与する．
- 当帰飲子は，養血去風の作用があり，貧血や貧血気味が原因で手足のあれを起こし，顔色が悪い，皮膚の乾燥感，カサカサ，落屑などがみられる場合に用いる．

脱　毛

概説

　一般的に頭髪の脱毛は，老化現象の一つとしてみられるが，そのほかに，精神的なストレスによる円形脱毛症や抗癌剤などの副作用による脱毛などもある．

　漢方医学では，肝気鬱結，気滞，気滞血瘀，血虚，血熱，腎虚などが原因と考えられている．治療では，患者の体質，臨床症状の違いに応じた漢方製剤を選んで投与する．

症状による漢方製剤の使い方

症状	漢方製剤
大きなストレスで誘発され，イライラ，憂うつ気分，焦燥感，怒りやすいなどを伴う場合	加味逍遥散 24 → p180
足や腰の脱力感，手足のほてりやのぼせ，口乾，寝汗などを伴う場合	六味丸 87 → p252
足や腰の脱力感，疲労倦怠感，夜間頻尿，手足の冷え，寒がりなどを伴う場合	八味地黄丸 7 → p154
顔や唇，爪の血色が悪く，皮膚につやがない場合	四物湯 71 → p235
頭皮の熱感や湿疹，顔の紅潮，皮膚のかゆみや乾燥などを伴う場合	温清飲 57 → p220
貧血あるいは貧血気味，顔色が悪い，不安感，不眠などを伴う場合	帰脾湯 65 → p229

処方のポイント

- 加味逍遥散は，疏肝清熱，健脾養血の作用があり，肝気鬱結が原因で円形脱毛症を起こし，イライラ，気分が落ち込む，などの症状を伴う場合に使用する．
- 六味丸は，滋陰補腎の作用があり，腎陰虚が原因で脱毛症を起こし，足腰の脱力感，手足のほてり，のぼせ，寝汗を伴う場合に投与する．
- 八味地黄丸は，温補腎陽の作用があり，腎陽虚が原因で脱毛症を起こし，腰痛，腰と下肢の脱力感，寒がり，冷え，夜間の頻尿などを伴う場合に用いる．
- 四物湯は，補血活血，調経の作用があり，血虚が原因で脱毛症を起こし，顔色が悪い，皮膚につやがない，などを伴う場合に投与する．
- 温清飲は，養血活血，清熱瀉火の作用があり，血虚・血熱が原因で脱毛症を起こし，頭皮の湿疹，かゆみ，熱感を伴う場合に投与する．
- 帰脾湯は，益気健脾，養心補血の作用があり，血虚が原因で脱毛症を起こし，顔色が悪い，精神不安，不眠などを伴う場合に用いる．

皮下出血

概説

　皮下出血は，血液疾患，打撲や薬物の副作用などが原因で現れるが，なかには出血の原因がわからないものがあり，その場合，治療が困難である．

　漢方医学では，血熱，熱毒，瘀血，脾不統血などが原因と考えられている．治療では，体質，臨床症状の違い，出血の原因などに応じた漢方製剤を選び使用することで，症状を軽減する効果がある．

症状による漢方製剤の使い方

症状	漢方製剤	
体格が比較的よく皮膚に熱感が強い，皮下に紅い出血斑がある場合	黄連解毒湯 15	→ p168
比較的体力があり，のぼせ気味で赤ら顔，便秘が認められる場合	三黄瀉心湯 113	→ p278
貧血，または貧血気味で，皮膚に熱感や瘀斑がある場合	温清飲 57	→ p220
体が弱く，疲労倦怠感や食欲不振などがあり，淡い色の出血斑がある場合	帰脾湯 65	→ p229
打撲や外傷を受け，局部の脹れ，痛み，皮下出血がみられる場合	治打撲一方 89	→ p255
打撲や外傷が原因の皮下出血斑があり，治りにくい場合	桂枝茯苓丸 25	→ p182

処方のポイント

- 黄連解毒湯は，清熱瀉火，解毒，清熱化湿，止血の作用があり，実熱・熱毒が原因で皮下出血を引き起こし，比較的体力がある人で，体の熱感，顔面の紅潮などを伴う場合に投与する．
- 三黄瀉心湯は，清熱瀉火，解毒，瀉下，清熱化湿，止血の作用があり，熱毒が原因で皮下出血を起こし，興奮しやすい，精神神経症状，便秘などを伴う場合に用いる．
- 温清飲は，養血活血，清熱瀉火の作用があり，血虚の症状（貧血や貧血気味，顔色が悪い，皮膚につやがないなど）に血熱の症状（皮膚の熱感，皮下の出血）が同時にみられる場合に用いる．
- 帰脾湯は，益気健脾，養心補血の作用があり，脾不統血が原因で皮下出血を起こし，疲れやすい，食欲不振，疲労倦怠感などの症状を伴う場合に用いる．特に血小板減少性紫斑病に効果的である．
- 治打撲一方は，活血化瘀の作用があり，外傷を受けると局部の気血の運行が破壊され，気血の停滞により局部の脹れ，痛み，皮下出血がみられる場合に用いる．
- 桂枝茯苓丸は，活血化瘀，緩消腫塊の作用があり，打撲や外傷が原因で瘀血を起こし，皮下の出血斑が古く治りにくい場合に用いる．

眼精疲労

概 説

　眼精疲労とは，眼を持続的に使うことで，眼の痛み，かすみ眼，羞明，充血，流涙などを起こし，通常はしばらく休めると回復するが，なかには全身疲労倦怠感，頭痛，肩こりなどを伴い回復しにくい場合がある．

　漢方医学では，眼の疲れ，かすみ眼などの症状は，肝腎・気血のバランスの乱れに関わっていると考えられている．臨床ではその考えに基き，患者の体質，臨床症状，発病の原因に応じた漢方製剤を使用することで効果が得られる．

症状による漢方製剤の使い方

症状	漢方製剤
四肢の冷え，貧血または貧血気味で顔色が悪い，皮膚につやがない，などを伴う場合	四物湯 71 → p235
腰や下肢の脱力感，手足のほてり，のぼせ，寝汗，などを伴う場合	六味丸 87 → p252 ＋ 四物湯 71 → p235
腰や下肢の脱力感，腰痛，疲労倦怠感，夜間頻尿，寒がり，手足の冷え，などを伴う場合	八味地黄丸 7 → p154 ＋ 四物湯 71 → p235
顔色が悪い，疲労倦怠感，疲れやすい，食欲不振，四肢の冷え，などを伴う場合	十全大補湯 48 → p212
十全大補湯の症状に精神不安，不眠を伴う場合	人参養栄湯 108 → p273

処方のポイント

- 四物湯は，補血活血，調経の作用があり，血虚（営血の不足）が原因で眼の疲れやかすみ眼を生じ，貧血または貧血気味を伴う場合に投与する．腰や足の脱力感，ほてり，寝汗などを伴う場合には，六味丸を併用する．
- 八味地黄丸は，温補腎陽の作用があり，腎陽虚（腎陽の不足）が原因で眼が疲れ，腰痛，腰や足の脱力感，寒がり，冷え症，夜間の頻尿，性機能の低下などを伴う場合に用いる．また貧血や貧血気味の場合には，四物湯を併用する．
- 十全大補湯は，温補気血の作用があり，気血両虚が原因で眼の疲れやかすみ眼を生じ，疲労倦怠感，疲れやすい，食欲不振などを伴う場合に投与する．
- 人参養栄湯は，気血双補，安神，去痰，止咳の作用があり，十全大補湯の症状に精神不安，咳，喀痰などを伴う場合に用いる．

眼のかゆみ・充血

概説

近年，眼のかゆみの原因は，花粉やハウスダストなどによるアレルギー反応が最も多く，症状を繰り返すのが特徴である．また眼の充血の原因はさまざまであるが，なかには原因が特定できないこともある．

漢方医学では，肝火，肝熱，肝陽上亢などが原因と考えられている．治療では，眼局所や全身性の症状により弁証し，それぞれの証に応じた漢方製剤を用いることで症状の回復，体質の改善，再発の防止などが期待される．

症状による漢方製剤の使い方

症状	漢方製剤
花粉症，アレルギーで眼のかゆみや充血，眼や鼻の周辺に熱感がある場合	柴胡清肝湯 80 → p245
結膜の充血，眼の疲れ，かすみ眼などがみられる場合	温清飲 57 → p220
激しい眼のかゆみ・充血，顔が紅い，頭痛やのぼせ，イライラ，怒りやすいなどがある場合	竜胆瀉肝湯 76 → p240
眼の充血がひどく，結膜下出血，顔面の紅潮，熱感などを伴う場合	黄連解毒湯 15 → p168

処方のポイント

- 柴胡清肝湯は，瀉火解毒，疏肝活血の作用があり，花粉症・アレルギーが原因で眼のかゆみや充血を起こした場合に投与する．
- 温清飲は，養血活血，清熱瀉火の作用があり，血虚・血熱が原因で眼の充血・かゆみを起こし，結膜下出血，眼の疲れ，かすみ眼などがみられる場合に用いる．
- 竜胆瀉肝湯は，清肝瀉火，疏肝解鬱，清熱利湿の作用があり，肝経実火が原因で眼のかゆみまたは充血や出血を起こし，イライラ，怒りやすい，顔面の紅潮などがみられる場合に用いる．
- 黄連解毒湯は，清熱瀉火，解毒，清熱化湿，止血の作用があり，熱毒が原因で眼の充血を起こし，結膜下出血，顔面の紅潮，熱感などの症状がみられる場合に用いる．

眼の結膜下出血

🟢 概 説

　結膜下出血は，臨床ではよくみられる症状であり，眼科では眼の保護，または一時的に観察することが多い．

　漢方医学では，結膜下出血は肝胆の熱盛，肝陽上亢，肝火上炎などが原因と考えられている．ストレス，激しい怒り，過度の飲酒，刺激物の食べすぎなどが発病の誘因である．治療では，これらの証候に適応する漢方製剤を用いると，症状の改善や回復を認める．

症状による漢方製剤の使い方

急性期に結膜の出血や充血がひどく，顔面の紅潮，熱感を伴う場合	黄連解毒湯 **15** → p168
急性期に結膜の出血や充血がひどく，興奮しやすい，便秘を伴う場合	三黄瀉心湯 **113** → p278
寛解期に結膜の出血が止まった後，眼の疲れ，かすみ眼などの症状がある場合	温清飲 **57** → p220
寛解期に結膜の出血は少なく，眼の疲れ，四肢の冷えなどの症状がある場合	芎帰膠艾湯 **77** → p242
寛解期に結膜の出血は少なく，眼の疲れ，貧血や貧血気味などの症状がある場合	帰脾湯 **65** → p229

処方のポイント

- 黄連解毒湯は，清熱瀉火，解毒，清熱化湿，止血の作用があり，熱毒が原因で結膜下出血を起こし，出血はひどく，顔面の紅潮，熱感などの症状がみられる場合に用いる．
- 三黄瀉心湯は，瀉火解毒，燥湿の作用があり，熱毒旺盛が原因で結膜下出血を引き起こし，便秘，イライラ，興奮しやすいなどの症状がみられる場合に用いる．
- 温清飲は，養血活血，清熱瀉火の作用があり，血虚・血熱が原因で結膜下出血を起こし，眼の充血，眼の疲れなどがみられる場合に用いる．
- 芎帰膠艾湯は，調補衝任・養血・止血の作用があり，血虚・血行不良が原因で結膜下出血を起こし，顔色が悪く，貧血や貧血気味，冷え性などがみられる場合に用いる．
- 帰脾湯は，益気健脾，養心補血の作用があり，心脾両虚が原因で結膜下出血を起こし，眼の疲れ，貧血，血小板減少症などを伴う場合に用いる．

眼底出血

概説

　眼底出血の原因はさまざまで，確定診断と治療法の選択には蛍光眼底造影検査が必要となることが多い．

　漢方医学では眼底出血は，肝陽上亢，肝火上炎，熱毒旺盛，陰虚陽亢，血瘀などが原因と考えられている．治療では，患者の体質や臨床症状の違いに応じた漢方製剤を用いることで出血の軽減や回復が可能である．

症状による漢方製剤の使い方

症状	漢方製剤
急性期に眼底の出血がひどく，充血，顔面の紅潮などを伴う場合	黄連解毒湯 15 → p168
急性期に眼底の出血がひどく，充血，興奮しやすい，イライラ，便秘などを伴う場合	三黄瀉心湯 113 → p278
眼底の出血に，視力低下，足と腰の脱力感，手足のほてり，寝汗などを伴う場合	六味丸 87 → p252 ＋ 黄連解毒湯 15 → p168
眼底の出血量は少なく，視力低下，眼の疲れ，かすみ眼などの症状がある場合	温清飲 57 → p220
寛解期に眼底の出血量は少なく，貧血，眼の疲れ，四肢の冷えなどの症状がある場合	芎帰膠艾湯 77 → p242
寛解期に眼底の瘀血，眼が重たい，かすみ眼などの症状がみられる場合	桂枝茯苓丸 25 → p182

処方のポイント

- 黄連解毒湯は，清熱瀉火，解毒，清熱化湿，止血の作用があり，熱毒が原因で眼底出血を発症し，出血がひどく，顔面の紅潮，高血圧などの症状がみられる場合に用いる．足と腰の脱力感，手足のほてり，のぼせなど陰虚の症状を伴う場合には，六味丸を併用する．
- 三黄瀉心湯は，瀉火解毒，燥湿の作用があり，熱毒旺盛が原因で眼底出血を引き起こし，出血がひどく，便秘，興奮しやすいなどがみられる場合に用いる．
- 温清飲は，養血活血，清熱瀉火の作用があり，血虚・血熱が原因で眼底出血を発症した場合に用いる．
- 芎帰膠艾湯は，調補衝任・養血・止血の作用があり，血虚が原因で眼底出血を発症し，顔色が悪い，貧血や貧血気味，出血量は少ない，冷え症などがみられる場合に用いる．
- 桂枝茯苓丸は，活血化瘀，緩消癥塊の作用があり，瘀血（血行障害）が原因で眼底出血を引き起こし，寛解期に点状出血があり，眼底動脈の瘀血斑，眼が重いなどがみられる場合に用いる．

網膜症

概説

　網膜症は，糖尿病に起因する網膜の細小血管病変と，それに伴う網膜硝子体病変によって現れた症状である．糖尿病網膜症は非増殖網膜症，増殖前網膜症，増殖網膜症に分類される．

　漢方医学では，肝腎陰虚，陰虚陽亢，気陰両虚，血瘀，水湿などが原因と考えられている．治療では，患者の体質，眼症状に伴う身体症状に応じた漢方製剤を用いることで症状の軽減が可能である．

症状による漢方製剤の使い方

症状	漢方製剤
網膜浮腫で浮腫が黄斑に及び，視力障害がみられる場合	柴苓湯 114 → p279
網膜症に眼底の点状出血，眼の充血，顔色の紅潮などを伴う場合	黄連解毒湯 15 → p168
網膜症に眼底の出血が吸収しにくい，視力低下，眼の疲れ，かすみ眼などの症状を伴う場合	温清飲 57 → p220 ＋ 六味丸 87 → p252
網膜症に眼のかすみや疲れ，腰や下肢の脱力感，手足のほてり，寝汗などを伴う場合	四物湯 71 → p235 ＋ 六味丸 87 → p252
網膜症に眼のかすみや疲れ，腰や下肢の脱力感，夜間頻尿，手足の冷えなどを伴う場合	四物湯 71 → p235 ＋ 八味地黄丸 7 → p154

処方のポイント

- 柴苓湯は，小柴胡湯と五苓散の合方で疏肝和胃，利水滲湿の作用があり，肝経鬱熱・水湿内停が原因で網膜の浮腫や黄斑の浮腫を起こした場合に用いる．
- 黄連解毒湯は，清熱瀉火，解毒，清熱化湿，止血の作用があり，熱毒が原因で眼底の出血・眼の充血を引き起こした場合に用いる．
- 温清飲は，養血活血，清熱瀉火の作用があり，血虚・血熱が原因で網膜症を起こし，眼のかすみや疲れ，皮膚の乾燥感などの症状がみられる場合に六味丸と併用する．
- 四物湯は，補血活血，調経の作用があり，血虚（営血の不足）と血瘀が原因で網膜症を引き起こし，眼の疲れやかすみ眼などがみられる場合に六味丸と併用する．腰痛，腰や足の脱力感，寒がり，冷え症，夜間の頻尿，性機能の低下などを伴う場合には，八味地黄丸を併用する．

白内障

概 説

　白内障はさまざまな原因で発症し，その原因により，老人性，先天性，糖尿病，外傷性，皮膚原性白内障などがある．臨床では老人性白内障がよくみられる．

　漢方医学では，老人性白内障は，腎陰虚，腎陽虚，肝腎両虚，気血両虚，血瘀などが原因と考えられている．治療では，患者の体質や臨床の症状に応じた漢方製剤を投与することで白内障の進行を抑えることが可能である．

症状による漢方製剤の使い方

症状	漢方製剤
白内障に眼のかすみ，腰や下肢の脱力感，夜間頻尿，四肢の冷えなどを伴う場合	八味地黄丸 7 → p154
八味地黄丸の症候に胃腸が弱い場合	八味地黄丸 7 → p154 ＋ 六君子湯 43 → p208
白内障に眼のかすみ，腰や下肢の脱力感，下肢の痛みや浮腫などを伴う場合	牛車腎気丸 107 → p272
牛車腎気丸の症候に胃腸が弱い場合	牛車腎気丸 107 → p272 ＋ 六君子湯 43 → p208
白内障に眼のかすみ，腰や下肢の脱力感，手足のほてり，のぼせ，寝汗を伴う場合	六味丸 87 → p252
六味地黄丸の症候に胃腸が弱い場合	六味丸 87 → p252 ＋ 六君子湯 43 → p208
白内障に眼のかすみ，疲労倦怠感，内臓下垂などを伴う場合	補中益気湯 41 → p206

処方のポイント

- 八味地黄丸は，温補腎陽の作用があり，腎陽虚や腎陰陽両虚が原因で白内障を引き起こし，腰痛，腰や足の脱力感，寒がり，冷え症，夜間の頻尿，性機能の低下などを伴う場合に用いる．また胃腸が弱く，胃もたれがある場合には，六君子湯を併用する．
- 牛車腎気丸は，温補腎陽，利水活血の作用があり，腎陽不足，水湿内停止が原因で白内障を引き起こし，腰や下肢の脱力感，下肢の痛みや浮腫などを伴う場合に用いる．また胃腸が弱く，胃もたれがある場合には，六君子湯を併用する．
- 六味丸は，滋陰補腎の作用があり，腎陰不足が原因で白内障を引き起こし，腰や下肢の脱力感，ほてり，のぼせ，寝汗がみられる場合に用いる．また胃腸が弱く，胃もたれがある場合には，六君子湯を併用する．
- 補中益気湯は，補中益気，昇陽挙陥の効能があり，気虚や気虚下陥が原因で白内障，疲れやすい，疲労倦怠感，内臓下垂，食欲不振などの症状がみられる場合に用いる．

緑内障

概 説

　緑内障は，原発性のものと続発性のものとに二大別され，発症機序や視力障害の進行過程は十分にわかっていないが，その治療には眼圧を抑えることが必要である．臨床では，眼圧増高，瞳孔の異常，視力減退，ときに眼の痛みや頭痛などの症状がみられる．

　漢方医学では，肝胆風火の上攻，痰火の上擾，肝胃虚寒の飲邪上逆，肝鬱化火での気火上逆，陰虚陽亢での風陽上擾などが原因と考えられている．治療では，患者の体質や臨床症状に応じた漢方製剤を投与することで症状の軽減や随伴症状の解消が可能である．

症状による漢方製剤の使い方

症状	漢方製剤
眼の腫れや充血，視力減退，顔色の紅潮，眼の痛みや頭痛，イライラ，怒りやすいなどがある場合	竜胆瀉肝湯 76 → p240
眼の腫れや痛み，視力減退，眼圧が高い，胸脇苦満などがみられる場合	柴苓湯 114 → p279
眼圧が高い，視力減退，尿量減少，むくみなどがみられる場合	五苓散 17 → p172
視力減退，眼部脹痛，憂うつ気分，イライラ，胸脇苦満，口苦などの症状がある場合	加味逍遥散 24 → p180
眼の腫れや充血，眼圧が高い，手足のほてり，のぼせなどを伴う場合	六味丸 87 → p252 ＋ 温清飲 57 → p220
かすみ眼，眼部脹痛，腰や下肢の脱力感，夜間頻尿などを伴う場合	八味地黄丸 7 → p154
視力減退，眼圧が高い，腰や下肢の痛みやしびれ，むくみなどを伴う場合	牛車腎気丸 107 → p272

> **処方のポイント**
> - 竜胆瀉肝湯は，清肝瀉火，疏肝解鬱，清熱利湿の作用があり，肝経実火が原因で眼の腫れまたは充血を起こし，イライラ，怒りやすい，顔面の紅潮などがみられる場合に用いる．
> - 柴苓湯は，小柴胡湯と五苓散の合方で疏肝和胃，利水滲湿の作用があり，肝経鬱熱・水湿内停が原因で緑内障を起こし，胸脇苦満，むくみ，眼の腫れ，眼圧が高い場合に用いる．胸脇苦満が認められない場合には，五苓散を用いる．
> - 加味逍遥散は，疏肝清熱，健脾養血の作用があり，肝気鬱結が原因で緑内障を起こし，胸部の苦悶感，イライラ，憂鬱気分などを伴う場合に用いる．
> - 六味丸は，滋陰補腎の作用があり，腎陰不足が原因で緑内障を引き起こし，腰や下肢の脱力感，ほてり，のぼせ，寝汗がみられる場合に用いる．また眼の腫れや充血，眼圧が高い場合には，温清飲を併用する．
> - 八味地黄丸は，温補腎陽の作用があり，腎陽虚が原因で緑内障に腰痛，腰や足の脱力感，冷え症，夜間の頻尿などを伴う場合に用いる．
> - 牛車腎気丸は，温補腎陽，利水活血の作用があり，腎陽虚・水湿内停が原因で緑内障に下肢の痛みや浮腫などを伴う場合に用いる．

飛蚊症
（ひぶんしょう）

概説

飛蚊症は，老人性変性や硝子体出血，ぶどう膜炎，感染性眼内炎などが原因で硝子体混濁を引き起こし，飛蚊症として自覚されることが多い．

漢方医学では，心脾両虚，肝血虚，肝腎陰虚，心神不寧，肝気鬱結での鬱久化火上擾などが原因と考えられている．治療では，患者の体質や臨床症状に応じた漢方製剤を投与することで症状の軽減あるいは回復が可能である．

症状による漢方製剤の使い方

症状	漢方製剤
飛蚊症に精神不安，動悸，不眠，イライラ，食欲不振などを伴う場合	加味帰脾湯 137 → p299
落ち込み，憂うつ気分，イライラ，胸脇苦満，口苦などの症状を伴う場合	加味逍遥散 24 → p180
貧血または貧血気味，顔色につやがない，冷え症などを伴う場合	四物湯 71 → p235
腰や足の脱力感，手足のほてり，のぼせ，寝汗を伴う場合	六味丸 87 → p252
四物湯と六味丸の症候が同時にみられる場合	六味丸 87 → p252 ＋ 四物湯 71 → p235

処方のポイント

- 加味帰脾湯は，益気健脾，養心補血，疏肝清熱の作用があり，心脾両虚が原因で飛蚊症を引き起こし，精神不安，不眠，動悸，イライラなどがみられる場合に投与する．
- 加味逍遥散は，疏肝清熱，健脾養血の作用があり，肝気鬱結が原因で飛蚊症を引き起こし，イライラ，憂うつ気分，ため息などがみられる場合に用いる．
- 四物湯は，補血活血，調経の作用があり，肝血虚（営血の不足）が原因で飛蚊症を発症し，眼の疲れ，貧血または貧血気味，顔色が悪いなどを伴う場合に投与する．
- 六味丸は，滋陰補腎の作用があり，腎陰虚が原因で飛蚊症を発症し，腰や下肢の脱力感，ほてり，寝汗などがみられる場合に用いる．肝血虚と腎陰虚の症候が同時にみられる場合には，六味丸＋四物湯を用いる．

めまい

概説

めまいは，周囲の景観が異常に回転したり，動いたり，また自身がふらつくような異常感覚であり，内耳性，中枢性，血圧異常，心因性などさまざまな原因で発症する．なかには原因が明らかでなく，めまいを繰り返して長引く場合もある．

漢方医学では，痰湿上擾，肝陽上亢，肝火上炎，気虚，血瘀などが原因と考えられている．治療では，患者の体質，発病の原因，臨床症状などに応じた漢方製剤を用いて治療する．

症状による漢方製剤の使い方

症状	漢方製剤
回転性のめまい，頭痛，頭重感，悪心，嘔吐，などがある場合	半夏白朮天麻湯 37 → p201
血圧が高い，頭痛，めまい，ふらつき，顔面の紅潮，などがある場合	釣藤散 47 → p211
立ちくらみ，めまい，むくみ，四肢や腰の冷え，などがある場合	苓桂朮甘湯 39 → p204
めまいに，むくみ，悪心，嘔吐，頭痛などを伴う場合	五苓散 17 → p172
頸椎症に，めまい，首の痛み，肩こり，上肢の痛みやしびれなどを伴う場合	葛根湯 1 → p148 ＋ 桂枝茯苓丸加薏苡仁 125 → p290

処方のポイント

- 半夏白朮天麻湯は，化痰熄風，補気健脾，利水消食の作用があり，痰湿（湿濁が体内に長時間停滞しているために生じる痰）が原因で回転性めまいを引き起こし，悪心，嘔吐などの症状を伴う場合に投与する．
- 釣藤散は，平肝潜陽，補気健脾，化痰清熱の作用があり，肝陽上亢（高血圧）が原因でめまいを引き起こした場合に用いる．
- 苓桂朮甘湯は，温化痰飲，健脾利湿の作用があり，痰飲・脾虚が原因でめまいを起こし，むくみ，四肢や腰の冷えなどを伴う場合に投与する．
- 五苓散は，利水滲湿，通陽化気の作用があり，水湿内停が原因でめまいを引き起こし，むくみなどを伴う場合に用いる．
- 葛根湯は，辛温解表，発汗・舒筋の作用があり，桂枝茯苓丸加薏苡仁は，活血化瘀・利水の作用がある．血瘀・水湿内停が原因でめまいを引き起こし，首の痛み，肩こり，上肢の痛みやしびれなどを伴う場合に合方して用いる．

耳鳴り

概説

耳鳴りは，加齢，内耳や外耳の種々の疾患，心因性，あるいは高血圧などの血管性疾患が原因で発症することが多い．

漢方医学では，耳鳴りの原因は肝・腎のバランスに関わっていると考えられている．肝は肝気鬱結，肝熱，肝火などが原因となり，腎はおもに腎虚が原因となる．治療では，体質，臨床症状，発病の原因に応じた漢方製剤を選択し治療効果を高めている．

症状による漢方製剤の使い方

症状	漢方製剤	番号	ページ
急激な怒りやストレスで耳鳴りを発症し，顔面の紅潮，眼の充血などを伴う場合	竜胆瀉肝湯	76	→p240
耳鳴りに怒りやすい，落ち着きがない，動悸などを伴う場合	柴胡加竜骨牡蛎湯	12	→p164
血圧が高い傾向にあり，イライラ，頭痛，めまいやふらつきなどがある場合	釣藤散	47	→p211
耳鳴りに憂うつ気分，イライラ，難聴，耳づまり感などを伴う場合	加味逍遥散	24	→p180
耳鳴りにほてり，のぼせ，腰や膝の脱力感などを伴う場合	六味丸	87	→p252
耳鳴りに腰や下肢の脱力感，寒がり，四肢の冷え，夜間頻尿などを伴う場合	八味地黄丸	7	→p154

処方のポイント

- 竜胆瀉肝湯は，清肝瀉火，疏肝解鬱，清熱利湿の作用があり，肝経実火が原因で突発性の耳鳴りを引き起こした場合に用いる．
- 柴胡加竜骨牡蛎湯は，疏肝和脾，重鎮安神の作用があり，心肝火旺が原因で耳鳴りを起こし，イライラ，動悸，神経過敏などを伴う場合に投与する．
- 釣藤散は，平肝潜陽，補気健脾，化痰清熱の作用があり，肝陽上亢が原因で耳鳴りを発症し，頭痛や高血圧などを伴う場合に投与する．
- 加味逍遥散は，疏肝清熱，健脾養血の作用があり，肝気鬱結が原因で耳鳴りを発症し，憂うつ気分，イライラなどを伴う場合に用いる．
- 六味丸は，滋陰補腎の作用があり，腎陰虚（腎精の不足）が原因で耳鳴りを発症し，腰と下肢の脱力感，ほてり，寝汗などを伴う場合に用いる．
- 八味地黄丸は，温補腎陽の作用があり，腎陽虚（腎陽の不足）が原因で耳鳴りを引き起こし，腰や下肢の脱力感，冷え症，夜間の頻尿などを伴う場合に投与する．

難聴

概説

難聴は，加齢による聴力の衰えのほかに，内耳，外耳の種々な疾患や，心因性，あるいは高血圧などの血管性疾患が原因で発症することが多い．

漢方医学では，肝気鬱結，肝熱，肝火，肝陽上亢，腎陰虚，腎陽虚，腎陰陽両虚などが原因と考えられ，治療では，体質や臨床症状に応じた漢方製剤を用いる．漢方製剤は機能性障害や感染症などによる難聴に適応する．

症状による漢方製剤の使い方

症状	漢方製剤	番号	参照
突発性難聴の急性期に，怒りっぽい，顔面の紅潮，眼の充血などがみられる場合	竜胆瀉肝湯	76	→p240
突発性難聴の急性期にイライラ，落ちつきがない，動悸などを伴う場合	柴胡加竜骨牡蛎湯	12	→p164
突発性難聴，イライラ，落ち着きがない，動悸，ほてり，のぼせなどがみられる場合	柴胡加竜骨牡蛎湯 ＋ 六味丸	12 / 87	→p164 / →p252
滲出性中耳炎，ステロイド依存性難聴がみられる場合	柴苓湯	114	→p279
慢性難聴にほてり，のぼせ，腰や膝の脱力感などを伴う場合	六味丸	87	→p252
慢性難聴に腰や下肢の脱力感，寒がり，四肢の冷え，夜間の頻尿などを伴う場合	八味地黄丸	7	→p154

処方のポイント

- 竜胆瀉肝湯は，清肝瀉火，疏肝解鬱，清熱利湿の作用があり，肝火上炎が原因で難聴を引き起こし，怒りやすい，顔面の紅潮，眼の充血などがみられる場合に用いる．
- 柴胡加竜骨牡蛎湯は，疏肝和脾，重鎮安神の作用があり，心火・肝火の旺盛が原因で難聴を引き起こし，イライラ，動悸などがみられる場合に投与する．手足のほてりやのぼせを伴う場合には，六味丸を併用する．
- 柴苓湯は，疏肝和胃，利水滲湿の作用があり，炎症，水湿が原因で難聴を引き起こした場合に用いる．特に滲出性中耳炎による難聴や，ステロイド依存性難聴に効果がある．
- 六味丸は，滋陰補腎の作用があり，腎陰虚（腎精の不足）が原因で難聴を引き起こし，腰と下肢の脱力感，ほてり，寝汗などを伴う場合に用いる．
- 八味地黄丸は，温補腎陽の作用があり，腎陽虚（腎陽の不足）が原因で難聴を引き起こし，腰や下肢の脱力感，冷え症，夜間の頻尿などを伴う場合に投与する．

滲出性中耳炎

概 説

　滲出性中耳炎は，鼻・副鼻腔や上咽頭を中心とした炎症が長期に経耳管性に中耳腔内に波及し，その炎症性刺激によって中耳液貯留をきたした疾患である．

　漢方医学では，風寒侵入，肝胆熱盛，肝気鬱結，水湿内停などが原因で，発生すると考えられている．治療では，これらの証候に応じた漢方製剤を用いることで，症状の改善や回復が期待できる．

症状による漢方製剤の使い方

急性期に耳の脹れや痛み，悪寒，くしゃみや鼻水などの症状がみられる場合	葛根湯 1 → p148
むくみ，悪心，嘔吐，頭痛などを伴う場合	五苓散 17 → p172
急性期に耳の脹痛，胸脇苦満，むくみなどがみられる場合	柴苓湯 114 → p279
柴苓湯で効果がみられない場合	小柴胡湯 9 → p158 ＋ 五苓散 17 → p172
鼻炎・副鼻腔炎，後鼻漏などを伴う場合	荊芥連翹湯 50 → p213

処方のポイント

- 葛根湯は，辛温解表，発汗・舒筋の作用があり，風寒感冒が原因で滲出性中耳炎を引き起こし，悪寒，頭痛，耳の痛み，くしゃみや鼻水がみられる場合に用いる．
- 五苓散は，利水滲湿，通陽化気の作用があり，水湿内停が原因で滲出性中耳炎を引き起こし，むくみなどを伴う場合に用いる．
- 柴苓湯は，疏肝和胃，利水滲湿の作用があり，炎症・水湿が原因で滲出性中耳炎を引き起こした場合に用いる．
- 荊芥連翹湯は，養血涼血，清熱解毒の作用があり，鼻炎や副鼻腔炎などが慢性化し，滲出性中耳炎を伴う場合に投与する．

外耳道湿疹

概説

外耳道湿疹は，湿疹や掻痒が主症状で，そのほかに灼熱感，漿液性耳漏，疼痛などの症状がみられる．臨床では急性湿疹と慢性湿疹に分けられる．

漢方医学では，外耳道湿疹は肝胆の熱盛，肝火上炎，火毒などが原因と考えられている．ストレス，激しい怒り，過度の飲酒，刺激物の摂りすぎなどが発病の誘因である．治療では，それぞれの証候に応じた漢方製剤を用いることで，症状の改善や回復が得られる．

症状による漢方製剤の使い方

症状	漢方製剤
急性外耳道湿疹に，湿疹，怒りっぽい，顔面の紅潮などがみられる場合	竜胆瀉肝湯 76 → p240
急性外耳道湿疹に，強いかゆみ，顔や耳の熱感を伴う場合	黄連解毒湯 15 → p168
湿疹を繰り返し，イライラ，胸脇苦満などを伴う場合	柴胡清肝湯 80 → p245
外耳道湿疹は軽く，散発性あるいは化膿を繰り返すが，滲出液は少ない場合	十味敗毒湯 6 → p153
小児の外耳道湿疹に，頭部や顔面の湿疹，かゆみ，分泌物などを伴う場合	治頭瘡一方 59 → p222

処方のポイント

- 竜胆瀉肝湯は，清肝瀉火，疏肝解鬱，清熱利湿の作用があり，肝火上炎が原因で外耳道湿疹を引き起こし，怒りやすい，顔面の紅潮などがみられる場合に用いる．
- 黄連解毒湯は，清熱瀉火，解毒，清熱化湿，止血の作用があり，火毒が原因で外耳道湿疹を起こし，痛みやかゆみがひどく，顔面の紅潮や耳の熱感を伴う場合に用いる．
- 柴胡清肝湯は，瀉火解毒，疏肝活血の作用があり，肝胆の熱が原因で外耳道湿疹を起こし，湿疹を繰り返し，イライラ，胸脇苦満などがみられる場合に投与する．
- 十味敗毒湯は，発汗解表，消瘡止痛の作用があり，湿疹の初期で症状は軽く，散発性あるいは化膿を繰り返し，滲出液が少ない場合に適している．
- 治頭瘡一方は，去風燥湿，和血解毒の作用があり，小児の外耳道湿疹に，頭部や顔面の湿疹，かゆみ，分泌物などを伴う場合に用いる．

鼻　汁

🌀 概 説

　鼻汁は，感冒，インフルエンザ初期，花粉症，アレルギー性鼻炎，副鼻腔炎などによくみられる症状である．

　漢方医学では，風寒侵入，風熱侵入，肺熱，肝胆の熱などが原因と考えられている．治療では，鼻汁の色や粘稠度，身体の状態，臨床症状により弁証し，それぞれの証に応じた漢方製剤を投与する．

症状による漢方製剤の使い方

症状	処方	番号	頁
悪寒，透明な鼻汁，くしゃみ，頭痛などがみられる場合	葛根湯	1	→p148
くしゃみ，水様性の鼻汁で量は多く，寒くなると増悪する場合	小青竜湯	19	→p174
発熱，粘稠や黄色い鼻汁，鼻閉などがみられる場合	辛夷清肺湯	104	→p269
鼻閉，くしゃみ，少量の水様性鼻汁がみられる場合	葛根湯加川芎辛夷	2	→p150
粘稠な鼻汁が多く，後鼻漏などを伴う場合	荊芥連翹湯	50	→p213

処方のポイント

- 葛根湯は，辛温解表，発汗，舒筋の作用があり，風寒侵入が原因で透明な鼻汁を発症し，悪寒，くしゃみ，頭痛を伴う場合に使用する．
- 小青竜湯は，解表散寒，温肺化飲の作用があり，寒邪が原因でくしゃみや多量の水様性鼻水がみられる場合に投与する．
- 辛夷清肺湯は，清肺瀉熱，散結の作用があり，肺熱が原因で黄色の粘稠性鼻汁を起こし，鼻閉，鼻部の熱感などを伴う場合に用いる．
- 葛根湯加川芎辛夷は，宣肺散寒，開竅の作用があり，寒邪侵入が原因でくしゃみ・鼻汁・鼻閉を引き起こした場合に投与する．またアレルギー性鼻炎，花粉症による鼻汁・鼻閉にも用いる．
- 荊芥連翹湯は，養血涼血，清熱解毒の作用があり，副鼻腔炎が慢性化して粘稠な鼻汁が多く後鼻漏を伴う場合に投与する．

鼻　閉

概説

　鼻閉は，鼻かぜ，アレルギー性鼻炎，花粉症，慢性鼻炎，副鼻腔炎などによくみられる症状である．

　漢方医学では，熱邪侵入，寒邪侵入，肺熱などが原因と考えられている．治療では，発病の原因，体質，鼻閉に伴う症状に応じた漢方製剤を投与すると効果的である．

症状による漢方製剤の使い方

症状	漢方製剤	番号	参照
悪寒，発熱，頭痛，無汗，咳などを伴う感冒初期の鼻閉の場合	葛根湯	1	→p148
寒くなると鼻閉が悪化する，あるいは少量の水様性鼻汁を伴う鼻閉の場合	葛根湯加川芎辛夷	2	→p150
発熱，鼻部の熱感，黄色い粘稠な鼻汁を伴う鼻閉の場合	辛夷清肺湯	104	→p269
副鼻腔炎で粘稠の鼻汁，後鼻漏を認め，慢性化した鼻閉の場合	荊芥連翹湯	50	→p213

処方のポイント

- 葛根湯は，辛温解表，発汗，舒筋の作用があり，風寒の侵入が原因で鼻閉や鼻水を生じ，悪寒，発熱，頭痛などの症状を伴う場合に用いる．早期に投与するほど効果は高い．
- 葛根湯加川芎辛夷は，宣肺散寒，開竅の作用があり，寒邪の侵入が原因で鼻閉を生じた場合に用いる．
- 辛夷清肺湯は，清肺瀉熱，散結の作用があり，熱邪が原因で鼻閉・黄色の粘稠性鼻汁・鼻部の熱感などがみられる場合に用いる．
- 荊芥連翹湯は，養血涼血，清熱解毒の作用があり，副鼻腔炎が慢性化し鼻閉，粘稠の鼻水や後鼻漏がみられる場合に投与する．

鼻出血

🌓 概 説

　鼻出血は，鼻腔からの出血の総称であり，鼻汁に血液が混じる程度から大量の出血を認めるものまで，その程度はさまざまで，臨床ではよくみられる症状である．

　漢方医学では，肺熱，肺火上逆，肝陽上亢，肺陰虚，血瘀などが原因と考えられている．治療では，発病原因，体質，鼻血に伴う症状に応じた漢方製剤を投与すると効果的である．

症状による漢方製剤の使い方

症状	漢方製剤	
突然の鼻出血，血圧が高い，顔面の紅潮，熱感などを伴う場合	黄連解毒湯 15	→ p168
突然の鼻出血，怒りやすい，イライラ，興奮しやすい，便秘を伴う場合	三黄瀉心湯 113	→ p278
少量の出血を繰り返し，鼻の乾燥感などの症状がみられる場合	温清飲 57	→ p220
鼻汁に血液が混じり，四肢の冷えなどの症状がみられる場合	芎帰膠艾湯 77	→ p242
鼻汁に血液が混じり，血小板減少，貧血や貧血気味などの症状がある場合	帰脾湯 65	→ p229

処方のポイント

- 黄連解毒湯は，清熱瀉火，解毒，清熱化湿，止血の作用があり，熱毒が原因で鼻出血を生じ，出血はひどく，顔面の紅潮，熱感などの症状がみられる場合に用いる．
- 三黄瀉心湯は，瀉火解毒，燥湿の作用があり，熱毒旺盛が原因で鼻出血を引き起こし，出血がひどく，便秘，怒りやすい，興奮しやすいなどの症状がみられる場合に用いる．
- 温清飲は，養血活血，清熱瀉火の作用があり，血虚・血熱が原因で少量の鼻出血や鼻の粘膜の乾燥感などがみられる場合に用いる．
- 芎帰膠艾湯は，調補衝任・養血・止血の作用があり，血虚が原因で鼻出血を生じ，顔色が悪く，貧血や貧血気味，冷えなどがみられる場合に用いる．
- 帰脾湯は，益気健脾，養心補血の作用があり，心脾両虚が原因で鼻出血を起こし，貧血，血小板減少症などを伴う場合に用いる．

嗅覚障害

概説

　嗅覚障害は，呼吸性嗅覚障害，嗅上皮性嗅覚障害，混合性嗅覚障害に分けられ，原因がわかれば，まずその基礎疾患の治療を行う．

　漢方医学では，風寒侵入，気虚，脾胃虚弱，肝気鬱結，薬物中毒などが原因と考えられている．治療では，体質や嗅覚障害を伴う症状の違い，発症の原因によって弁証し，それに応じた漢方製剤を投与する．

症状による漢方製剤の使い方

症状	漢方製剤	番号	頁
風邪の初期，あるいは花粉症で鼻閉や鼻汁を伴う場合	葛根湯加川芎辛夷	2	→p150
副鼻腔炎で粘稠の鼻汁，後鼻漏，鼻閉などを伴う場合	荊芥連翹湯	50	→p213
疲労倦怠感，疲れやすい，食欲不振，内臓下垂，やせなどを伴う場合	補中益気湯	41	→p206
食欲不振，味を感じにくい，軟便や下痢，疲れやすいなどを伴う場合	六君子湯	43	→p208
ストレスで過食，肥満，イライラ，食べないと落ちつかないなどを伴う場合	加味逍遥散	24	→p180

処方のポイント

- 葛根湯加川芎辛夷は，宣肺散寒，開竅の作用があり，風寒邪気が原因で嗅覚障害を起こし，鼻閉を伴う場合に用いる．
- 荊芥連翹湯は，養血涼血，清熱解毒の作用があり，副鼻腔炎が慢性化し，嗅覚障害，鼻閉，粘稠の鼻水や後鼻漏がみられる場合に投与する．
- 補中益気湯は，補中益気，昇陽挙陥の効能があり，気虚や気虚下陥が原因で嗅覚障害を起こし，疲れやすい，内臓下垂などの症状を伴う場合に用いる．
- 六君子湯は，益気補中，健脾養胃，化痰行気の効能があり，脾胃気虚，痰停気滞が原因で嗅覚障害を起こし，食欲不振，疲れやすいなどの症状を伴う場合に用いる．
- 加味逍遥散は，疏肝清熱，健脾養血の作用があり，肝気鬱結（ストレス）が原因で嗅覚障害を起こし，イライラ，過食，食べないと落ち着かないなどの症状を伴う場合に用いる．

咽喉痛

概説

咽喉痛をきたす疾患は，ウイルスや細菌による感染によるものが多く，その他，腫瘍，膠原病，甲状腺炎，関連痛などでも現れる症状である．

漢方医学では，風寒や風熱の侵入，肺胃積熱，肺胃陰虚，肝気鬱結などが原因と考えられている．治療では，症状，体質，発病の原因に応じた漢方製剤を投与することで，咽喉痛の軽減，体質の改善，再発の予防などの効果がある．

症状による漢方製剤の使い方

症状	処方	番号	参照
突然の咽喉の痛みや炎症を認める場合	桔梗湯	138	→ p300
悪寒と発熱を繰り返し，咽喉痛がみられる場合	小柴胡湯加桔梗石膏	109	→ p274
副鼻腔炎で，咽喉の痛みや炎症が慢性化した場合	荊芥連翹湯	50	→ p213
神経症の傾向があり，咽喉の閉塞感，咽を絞めつけられるような痛みがある場合	半夏厚朴湯	16	→ p170
半夏厚朴湯の症状に，胸脇苦満，胸部の閉塞感などを伴う場合	柴朴湯	96	→ p261

処方のポイント

- 桔梗湯は，清熱解毒，排膿の作用があり，かぜや扁桃腺炎の早期，あるいは喋りすぎなどによる咽喉部の痛みや違和感がある場合に用いる．
- 小柴胡湯加桔梗石膏は，清熱利咽の作用があり，かぜで発熱があり，寒熱往来（寒くなったり熱くなったりする），胸苦しいなどを伴う咽喉痛に用いる．
- 荊芥連翹湯は，養血涼血，清熱解毒の作用があり，慢性副鼻腔炎が原因で咽喉の炎症や痛みを起こし，鼻汁，鼻閉，後鼻漏などを伴う場合に投与する．
- 半夏厚朴湯は，行気開鬱，降逆化痰の作用があり，気滞・痰結が原因で咽喉の閉塞感・つかえ感・咽喉の痛みなどを引き起こした場合に用いる．寒熱往来，胸脇苦満，胸部の閉塞感などを伴う場合には，柴朴湯を投与する．

咽喉閉塞感

概説

のどのつまりや閉塞感は，食道・咽頭・喉頭部の腫瘍や炎症などの器質的疾患が原因のものや，検査上は異常が認められない精神的なストレスが原因のものもある．

漢方医学では，精神的なストレスが原因のものを「梅核気」という．字のごとく，梅の種のようなものが咽喉部につまったような感じがする気滞の症状である．治療では，漢方製剤で効果がみられる．

症状による漢方製剤の使い方

器質的な異常はなく，食道・咽頭・喉頭部に物がつまった感じ（梅核気）がある場合	半夏厚朴湯 16 → p170
咽喉部の閉塞感，胸部の苦満感やソワソワ感，精神不安，過換気状態などがみられる場合	柴朴湯 96 → p261
イライラ，憂うつ気分，ため息，肩こりなどを伴う場合	加味逍遥散 24 → p180
咽頭部の閉塞感があり，イライラ，憂うつ気分，ため息，肩こりなどを伴う場合	加味逍遥散 24 → p180 ＋ 半夏厚朴湯 16 → p170

処方のポイント

- 半夏厚朴湯は，行気開鬱，降逆化痰の作用があり，気滞（精神的なストレスで気の流れが悪く局所に停滞すること）が原因で咽喉部の閉塞感（梅核気）を引き起こし，つかえ感，痰がつまって出しにくいなどを伴う場合に用いる．
- 柴朴湯は，疏肝解鬱，補気健脾，理気降逆，去痰止咳，和解少陽の作用があり，気滞が原因で咽喉部から胸にかけての閉塞感があり，胸脇苦満，精神不安，過換気状態などがみられる場合に用いる．
- 加味逍遥散は，疏肝清熱，健脾養血の作用があり，肝気鬱結が原因で咽喉部の閉塞感を起こし，イライラ，憂うつ気分などを伴う場合に用いる．咽喉部の閉塞感が著しい場合には，半夏厚朴湯を併用する．

嗄声(させい)

概説

嗄声は，声の質の病的変化であり，多くは咽頭，とくに声帯に生じる病態で炎症，炎症性腫瘤，良性および悪性腫瘍，運動障害などが原因となる．

漢方医学では，風寒や風熱の侵入，肺陰虚，肺気虚，気滞，瘀血などが原因と考えられている．治療では，体質，症状，発病の原因に応じた漢方製剤を用いて治療する．

症状による漢方製剤の使い方

症状	漢方製剤
嗄声に発熱，咳，少量の痰，喘鳴，顔のむくみなどがみられる場合	麻杏甘石湯 55 → p218
嗄声に扁桃腺や咽頭部の腫れや痛みがみられる場合	桔梗湯 138 → p300
嗄声に口や咽喉部の乾燥感，空咳，痰がからんで出しにくいなどがみられる場合	麦門冬湯 29 → p189
嗄声に口乾，粘稠痰，空咳，痰に血液が混じるなどがみられる場合	滋陰降火湯 93 → p259
嗄声に咽喉の閉塞感・異物感・痛みなどがみられる場合	半夏厚朴湯 16 → p170

処方のポイント

- 麻杏甘石湯は，辛涼宣泄，清肺平喘の作用があり，外感風邪・肺熱の咳喘が原因で嗄声を起こし，発熱，咳，喘鳴などを伴う場合に用いる．
- 桔梗湯は，清熱解毒・排膿の作用があり，熱邪が原因で咽喉痛や嗄声を起こした場合に用いる．また喋りすぎによる嗄声にも用いる．
- 麦門冬湯は，益胃潤肺，降逆下気の作用があり，肺胃陰虚，肺気上逆が原因で嗄声・咽喉痛・空咳・口や咽喉部の乾燥感などを生じた場合に用いる．
- 滋陰降火湯は，滋陰清熱，疏肝健脾の作用があり，陰虚火旺，肝鬱脾虚が原因で嗄声を起こし，口乾や空咳などを伴う場合に用いる．
- 半夏厚朴湯は，行気開鬱，降逆化痰の作用があり，気滞が原因で嗄声を起こし，咽喉部の閉塞感・異物感，つかえ感などを伴う場合に用いる．

頭　痛

概説

　頭痛には器質的なものと，機能的なものがある．治療は，頭痛の原因・タイプを診断することから始まる．

　漢方医学では，頭痛を，風寒の頭痛，風熱の頭痛，肝陽上亢の頭痛，痰湿の頭痛，気虚の頭痛，陽虚の頭痛，陰虚の頭痛，気血両虚の頭痛などに分類し，各証に応じた漢方薬を用いることが重要であるとされる．

　臨床では，患者の体質や頭痛に伴う症状や発症の原因に応じた漢方製剤を用いることで症状の軽減，体質の改善，発作回数の軽減などの効果が得られる．

症状による漢方製剤の使い方

症状	漢方製剤	番号	ページ
外傷やむち打ち症の既往があり，頸部の痛みやこわばり，肩こりを伴う頭痛の場合	葛根湯 ＋ 桂枝茯苓丸加薏苡仁	1 125	→p148 →p290
寒冷や冷たい風に当たると，頭痛が誘発される場合	川芎茶調散	124	→p289
四肢の冷感，胃腸の虚弱，悪心，嘔吐，頭痛を繰り返す場合	呉茱萸湯	31	→p192
高血圧で顔面の紅潮，ふらつき，頭重感を伴う頭痛の場合	釣藤散	47	→p211
低血圧で疲れやすい，立ちくらみ，ふらつき，胃腸が弱い，手足の冷えを伴う頭痛の場合	桂枝人参湯	82	→p247
頭重感，頭冒感，めまい，悪心，嘔吐などを伴う頭痛の場合	半夏白朮天麻湯	37	→p201
気候の変化で誘発あるいは悪化，頭重感，むくみ，悪心，嘔吐を伴う場合	五苓散	17	→p172
顔色の蒼白，疲労倦怠感，手足の冷えなどを伴う頭痛の場合	当帰四逆加呉茱萸生姜湯	38	→p202

処方のポイント

- 葛根湯は，辛温解表，発汗，舒筋の作用があり，桂枝茯苓丸加薏苡仁は，活血化瘀，利水の作用がある．頭部外傷，むち打ち症，頸椎の病変などが原因で後頭部・頸部・肩・背部の痛みを引き起こした場合に葛根湯＋桂枝茯苓丸加薏苡仁を投与する．
- 川芎茶調散は，疏風止痛の作用があり，風寒邪が原因で頭痛を引き起こした場合に用いる．
- 呉茱萸湯は，散寒止嘔，温胃止痛，健脾益気の作用があり，寒邪が原因で頭痛を繰り返し，体質の虚弱，四肢の冷えを伴う場合に用いる．
- 釣藤散は，平肝潜陽，補気健脾，化痰清熱の作用があり，肝陽上亢（高血圧）が原因で頭痛を引き起こし，顔面紅潮，ふらつき，頭重感などの症状を伴う場合に投与する．
- 桂枝人参湯は，温中散寒，健脾益気，辛温解表の作用があり，虚寒が原因で頭痛を引き起こし，低血圧，立ちくらみ，冷え症，ふらつきなどの症状を伴う場合に投与する．
- 半夏白朮天麻湯は，化痰熄風，補気健脾，利水消食の作用があり，痰湿（湿濁が体内に長時間停滞しているために生じる痰）が原因で頭痛を起こし，頭重感，めまい，悪心，嘔吐などの症状を伴う場合に投与する．
- 五苓散は，利水滲湿，通陽化気の作用があり，水湿が原因で頭痛を起こし，頭重感，浮腫などの症状を伴う場合に用いる．
- 当帰四逆加呉茱萸生姜湯は，温経散寒，養血通脈の作用があり，肝経に寒邪が停滞した頭頂部の疼痛に用いる．臨床では顔色の蒼白，疲労倦怠感，手足の冷えなどの症状がみられる場合に適している．

頭重感

🌓 概説

頭重感は，頭部が重く頭を布で締め付けられたような感じがする症状である．

漢方医学では，外感の湿邪，痰湿内阻，気虚，陽虚，気血の虚弱，陽明経の実熱などが原因と考えられている．治療では，体質，臨床症状，発病の原因に応じた漢方製剤を処方して治療する．

症状による漢方製剤の使い方

症状	漢方製剤
頭重感に頭冒感，めまい，悪心，嘔吐などを伴う場合	半夏白朮天麻湯 37 → p201
頭重感に，むくみ，悪心，嘔吐，尿量減少などを伴う場合	五苓散 17 → p172
頭重感に身体が重い，むくみ，手足の冷えなどを伴う場合	苓桂朮甘湯 39 → p204
頭重感に高血圧，顔面の紅潮，ふらつき，めまいなどを伴う場合	釣藤散 47 → p211
頭重感に低血圧，立ちくらみ，ふらつき，手足の冷えを伴う場合	桂枝人参湯 82 → p247
頭重感に疲れやすい，食欲不振，やせ，内臓下垂などを伴う場合	補中益気湯 41 → p206
頭重感に顔色が悪い，貧血や貧血気味，疲れやすいなどを伴う場合	十全大補湯 48 → p212

処方のポイント

- 半夏白朮天麻湯は，化痰熄風，補気健脾，利水消食の作用があり，痰湿が原因で頭重感を生じ，めまい，悪心，嘔吐などの症状がみられる場合に投与する．
- 五苓散は，利水滲湿，通陽化気の作用があり，水湿が原因で頭重感を生じ，むくみ，悪心，嘔吐などの症状がみられる場合に用いる．
- 苓桂朮甘湯は，温化痰飲，健脾利湿の作用があり，寒湿停滞が原因で頭重感を生じ，身体が重たい，手足の冷え，むくみなどの症状がみられる場合に投与する．
- 釣藤散は，平肝潜陽，補気健脾，化痰清熱の作用があり，肝陽上亢（高血圧）が原因で頭重感を生じ，顔面紅潮，ふらつきなどの症状がみられる場合に投与する．
- 桂枝人参湯は，温中散寒，健脾益気，辛温解表の作用があり，虚寒が原因で頭重感を生じ，低血圧，立ちくらみ，冷え症，ふらつきなどの症状を伴う場合に使用する．
- 補中益気湯は，補中益気・昇陽の作用があり，脾胃気虚，中気下陥が原因で頭重感を生じ，食欲不振，疲労倦怠感，内臓下垂などの症状がみられる場合に用いる．
- 十全大補湯は，温補気血の作用があり，気血の虚弱が原因で頭重感を生じ，貧血や貧血気味，疲労倦怠感，顔色が悪いなどを伴う場合に用いる．

のぼせ

概説

のぼせは，高血圧，自律神経失調症，神経症，更年期障害などによくみられる症状である．
漢方医学では，熱が原因で発症することが多いと考えられ，その熱は実熱と虚熱に分けられる．治療では，体質，症状の違いや発症の原因に応じた漢方製剤を投与することで症状の軽減，体質の改善などの効果が得られる．

症状による漢方製剤の使い方

症状	漢方製剤
ストレスが多い，ため息，イライラ，憂うつ気分，ホットフラッシュ，発汗などを伴う場合	加味逍遥散 24 → p180
手足のほてり，口やのどの乾燥感，寝汗，腰や下肢の脱力感を伴う場合	六味丸 87 → p252
のぼせに高血圧，顔面の紅潮，頭痛，めまいなどを伴う場合	釣藤散 47 → p211
体力がある人で，顔面の紅潮，熱感，高血圧，鼻の出血，結膜下出血などがみられる場合	黄連解毒湯 15 → p168
体力がある人で，怒りやすい，イライラ，興奮しやすい，便秘を伴う場合	三黄瀉心湯 113 → p278

処方のポイント

- 加味逍遥散は，疏肝清熱，健脾養血の作用があり，肝気鬱結が原因でのぼせを生じ，イライラ，憂うつ気分，ホットフラッシュなどの症状を伴う場合に投与する．
- 六味丸は，滋陰補腎の作用があり，腎陰虚が原因でのぼせの症状を引き起こし，腰と下肢の脱力感，ほてり，寝汗などを伴う場合に投与する．イライラ，憂うつ気分などがみられる場合には，加味逍遥散を併用する．
- 釣藤散は，平肝潜陽，補気健脾，化痰清熱の作用があり，肝陽上亢が原因でのぼせを生じ，顔面の紅潮，頭痛などの症状を伴う場合に投与する．
- 黄連解毒湯は，清熱瀉火，解毒，清熱化湿，止血の作用があり，高血圧の人でのぼせ，顔面の紅潮，鼻出血，結膜下出血などがみられる場合に用いる．
- 三黄瀉心湯は，清熱瀉火，解毒，瀉下，清熱化湿，止血の作用があり，実熱が原因ののぼせに，興奮しやすい，神経症，便秘などを伴う場合に用いる．

ほてり

概説

ほてりは，手足のほてりがほとんどで，のぼせと合わせて現れることが多いが，ほてりのみで発症することもある．臨床では，自律神経失調症，神経症，更年期障害などにみられる．

漢方医学では，腎陰虚，陰陽両虚，肝陽上亢，実熱などが原因と考えられている．治療では，体質，ほてりに伴う症状，発症の原因に応じた漢方製剤を投与することで体質の改善，症状の軽減などの効果が期待できる．

症状による漢方製剤の使い方

症状	漢方製剤
手足のほてり，寝汗，口渇，咽喉部の乾燥感，腰や下肢の脱力感がみられる場合	六味丸 87 → p252
足の熱感が夜間に著しく，皮膚の掻痒感・乾燥・熱感などを伴う場合	三物黄芩湯 121 → p286
手足のほてりに，顔面の紅潮，熱感，高血圧，鼻の出血，結膜下出血などを伴う場合	黄連解毒湯 15 → p168
手足のほてりに，怒りやすい，イライラ，興奮しやすい，便秘を伴う場合	三黄瀉心湯 113 → p278
手足のほてりに，のぼせ，イライラ，憂うつ気分，寝汗，口渇などを伴う場合	加味逍遥散 24 → p180 ＋ 六味丸 87 → p252

処方のポイント

- 六味丸は，滋陰補腎の作用があり，腎陰虚が原因でほてりの症状を引き起こし，腰と下肢の脱力感，のぼせ，寝汗などを伴う場合に投与する．
- 三物黄芩湯は，滋陰，清熱，涼血の作用があり，陰虚・血熱が原因でほてりを生じ，特に夜間の足の熱感が著しい場合に投与する．
- 黄連解毒湯は，清熱瀉火，解毒，清熱化湿，止血の作用があり，実熱が原因で手足のほてりを起こし，熱感，顔面の紅潮，鼻出血などを伴う場合に用いる．
- 三黄瀉心湯は，清熱瀉火，解毒，瀉下，清熱化湿，止血の作用があり，実熱が原因でほてりを生じ，興奮しやすい，神経症，便秘などを伴う場合に用いる．
- 加味逍遥散は，疏肝清熱，健脾養血の作用があり，六味丸は滋陰補腎の作用がある．肝気鬱結，肝腎陰虚が原因でほてりを生じ，のぼせ，イライラ，憂うつ気分，ホットフラッシュ，寝汗などがみられる場合に合方して投与する．

ふらつき

概説

　ふらつきは，日常よくみられる症状の一つであり，高血圧，低血圧，貧血，薬物の副作用，自律神経失調症，神経症などの疾患にみられる．

　漢方医学では，肝陽上亢，気虚，気虚下陥，血虚，陰虚，陽虚，血瘀などが原因と考えられている．治療では，これらの証候に応じた漢方製剤を用いることで，症状の改善や回復などの効果が期待できる．

症状による漢方製剤の使い方

症状	漢方製剤
ふらつき，血圧が高い，頭痛，顔面の紅潮などがみられる場合	釣藤散 47 → p211
ふらつきに低血圧，立ちくらみ，頭痛，胃腸が弱い，手足の冷えなどを伴う場合	桂枝人参湯 82 → p247
ふらつきに疲れやすい，食欲不振，やせ，内臓下垂などを伴う場合	補中益気湯 41 → p206
ふらつきに貧血や貧血気味，動悸，不眠，精神不安などの症状を伴う場合	帰脾湯 65 → p229
ふらつきに顔色が悪い，貧血，食欲不振，疲れやすい，冷えなどを伴う場合	十全大補湯 48 → p212
頸椎症によるふらつきに首の痛み，肩こり，上肢の痛みやしびれなどを伴う場合	葛根湯 1 → p148 + 桂枝茯苓丸加薏苡仁 125 → p290
ふらつきに立ちくらみ，めまい，むくみ，四肢や腰の冷えを伴う場合	苓桂朮甘湯 39 → p204

処方のポイント

- 釣藤散は，平肝潜陽，補気健脾，化痰清熱の作用があり，肝陽上亢（高血圧）が原因でふらつきやめまいを生じた場合に用いる．
- 桂枝人参湯は，温中散寒，健脾益気，辛温解表の作用があり，陽虚または気虚が原因でふらつきを起こし，めまい，立ちくらみなどを伴う場合に投与する．
- 補中益気湯は，補中益気，昇陽挙陥の効能があり，気虚や気虚下陥が原因でふらつきを引き起こし，疲れやすい，内臓下垂，食欲不振などの症状を伴う場合に用いる．
- 帰脾湯は，益気健脾，養心補血の作用があり，心脾両虚が原因でふらつきを生じ，動悸，不安感，不眠などを伴う場合に投与する．
- 十全大補湯は，温補気血の作用があり，気血両虚が原因でふらつきを引き起こし，疲労倦怠感，疲れやすい，食欲不振，貧血などを伴う場合に投与する．
- 葛根湯は，辛温解表，発汗・舒筋の作用があり，桂枝茯苓丸加薏苡仁は，活血化瘀・利水の作用がある．血瘀・水湿内停が原因で生じたふらつきに，首の痛み，肩こり，上肢の痛みやしびれなどを伴う場合に合方して用いる．
- 苓桂朮甘湯は，温化痰飲，健脾利湿の作用があり，寒湿が原因でふらつきを生じ，むくみ，四肢や腰の冷えなどを伴う場合に投与する．

イライラ感

概説

イライラ感は，更年期障害，自律神経失調症，抑うつ，神経症，高血圧などに伴いよくみられる症状である．

漢方医学では，肝気鬱結，肝熱，肝火，肝陽上亢，陰虚火旺，熱毒などが原因と考えられている．治療では，体質状態，臨床症状，発症の原因などに応じた漢方製剤を投与することで症状の軽減，体質の改善，再発の予防などの効果がある．

症状による漢方製剤の使い方

症状	漢方製剤
ストレスが多い，ため息，気分がすっきりしない，ホットフラッシュなどを伴う場合	加味逍遥散 24 → p180
胸がソワソワし，落ちつきがない，不眠，手足や舌のふるえなどを伴う場合	抑肝散 54 → p217
動悸，怒りやすい，不眠，驚きやすい，音に敏感，耳鳴りなどを伴う場合	柴胡加竜骨牡蛎湯 12 → p164
血圧が高い，頭痛，肩こり，めまいなどを伴う場合	釣藤散 47 → p211
顔面の紅潮，皮膚の掻痒，鼻血が出やすい，眼の充血などを伴う場合	黄連解毒湯 15 → p168
イライラに顔面の紅潮，怒りやすい，興奮しやすい，便秘を伴うのぼせ	三黄瀉心湯 113 → p278

処方のポイント

- 加味逍遥散は，疏肝清熱，健脾養血の作用があり，肝気鬱結が原因でイライラを引き起こし，気にしやすい，憂うつ気分，潮熱，発汗などを伴う場合に用いる．
- 抑肝散は，平肝解痙，補気血の作用があり，肝熱が原因でイライラを引き起こし，落ち着きがない，手足のふるえ，顔面筋肉のけいれんなどを伴う場合に投与する．
- 柴胡加竜骨牡蛎湯は，疏肝和脾，重鎮安神の作用があり，肝気不疏・心神不安が原因でイライラを引き起こし，怒りやすい，動悸，耳鳴り，難聴などを伴う場合に用いる．
- 釣藤散は，平肝潜陽，補気健脾，化痰清熱の作用があり，肝陽上亢が原因でイライラの症状を引き起こし，顔面紅潮，ふらつき，頭重感などの症状を伴う場合に投与する．
- 黄連解毒湯は，清熱瀉火，解毒，清熱化湿，止血の作用があり，実熱や熱毒が原因でイライラを起こし，顔面の紅潮，鼻出血，ニキビ，湿疹，皮膚掻痒症などを伴う場合に用いる．
- 三黄瀉心湯は，清熱瀉火，解毒，瀉下，清熱化湿，止血の作用があり，実熱が原因でイライラを生じ，顔面の紅潮，興奮しやすい，怒りやすい，便秘などを伴う場合に用いる．

顔面紅潮

概説

　急に顔が熱くなって紅潮し，しばらくすると治まる．このような症状を繰り返すことは，更年期障害，自律神経失調症，高血圧などにみられる．

　漢方医学では，熱（肝火，肝熱，胃火，熱毒など）が原因と考えられている．治療では，発症の時期，体調，病気の原因に応じた漢方製剤を投与することで，症状の軽減，体質の改善などの効果が得られる．

症状による漢方製剤の使い方

症状	処方	番号	参照
高血圧頭痛，頭重感，めまいなど伴う場合	釣藤散	47	→p211
怒りやすい，イライラ，眼の充血，急性の耳鳴りや難聴など伴う場合	竜胆瀉肝湯	76	→p240
頭痛，頭重，腹部膨満感，胸苦しい，便秘を伴う場合	大柴胡湯	8	→p156
顔の熱感，鼻出血，結膜下出血，ニキビ，かゆみなどを伴う場合	黄連解毒湯	15	→p168
黄連解毒湯の症状に怒りやすい，興奮状態，便秘などを伴う場合	三黄瀉心湯	113	→p278
胃部の不快感や胸やけ，口臭，便秘などを伴う場合	調胃承気湯	74	→p238

処方のポイント

- 釣藤散は，平肝潜陽，補気健脾，化痰清熱の作用があり，肝陽上亢が原因で顔面紅潮の症状が現れ，ふらつき，頭重感，頭痛などを伴う場合に投与する．
- 竜胆瀉肝湯は，清肝瀉火，疏肝解鬱，清熱利湿の作用があり，肝火上炎が原因で顔面紅潮が現れ，怒りやすい，イライラ，眼の充血，突発性難聴などを伴う場合に投与する．
- 大柴胡湯は，和解少陽，通瀉熱結，疏肝解鬱，理気止嘔の作用があり，少陽熱鬱，陽明実滞が原因で顔面紅潮が現れ，腹部膨満感，胸苦しい，便秘などを伴う場合に投与する．
- 黄連解毒湯は，清熱瀉火，解毒，清熱化湿，止血の作用があり，熱邪や熱毒が原因で顔面紅潮が現れ，鼻出血，結膜下出血，ニキビ，湿疹などを伴う場合に用いる．
- 三黄瀉心湯は，清熱瀉火，解毒，瀉下，清熱化湿，止血の作用があり，熱毒旺盛が原因で顔面紅潮が現れ，怒りやすい，興奮状態，出血，便秘などを伴う場合に用いる．
- 調胃承気湯は，和中調胃，緩下熱結の作用があり，胃気不和，便秘内結が原因で顔面紅潮が現れ，胃部の不快感，口臭，便秘を伴う場合に用いる．

発汗の異常

概説

　通常の発汗は，運動時や気温上昇に伴う体温調節や感冒などの熱を伴う疾患の解熱時，緊張などによるものが多い．しかしそれ以外の突然の発汗や局部の異常発汗は，治療が困難である．

　漢方医学では，異常な発汗を自汗（少し動くと汗が出る，あるいは動かなくても汗がにじんでくる），寝汗（寝ているときに汗が出て目が覚めると止まる），局所の異常発汗に分ける．

　治療では，発汗の時期，部位，体質，発症の原因に応じた漢方製剤を投与することで症状の軽減，体質の改善などの効果が得られる．

症状による漢方製剤の使い方

症状	漢方製剤	番号	ページ
ホットフラッシュ，体の熱感，上半身や顔の発汗，イライラ，憂うつ気分などがみられる場合	加味逍遥散	24	→ p180
寝汗に腰や下肢の脱力感，手足のほてり，のぼせを伴う場合	六味丸	87	→ p252
自汗に疲労倦怠感，体がだるい，食欲不振，息切れなどを伴う場合	補中益気湯	41	→ p206
高血圧の傾向があり，緊張すると汗が出る，イライラ，怒りやすいなどの場合	柴胡加竜骨牡蛎湯	12	→ p164
汗が出やすい，風邪を引きやすい，悪風（風に当たるのを嫌う）などの場合	桂枝湯	45	→ p209
水太りで色白の傾向があり，疲れやすく，体が重だるいなどを伴う場合	防已黄耆湯	20	→ p175
性行為後に汗が多く出て止まりにくい，寝汗，性的神経衰弱，手足の冷えなどがみられる場合	桂枝加竜骨牡蛎湯	26	→ p184

処方のポイント

- 加味逍遥散は，疏肝清熱，健脾養血の作用があり，肝気鬱結が原因で上半身に発汗し，ホットフラッシュ，イライラ，憂うつ気分などを伴う場合に用いる．
- 六味丸は，滋陰補腎の作用があり，腎陰虚が原因で寝汗がみられ，手足のほてり，のぼせ，腰や下肢の脱力感などを伴う場合に投与する．
- 補中益気湯は，補中益気，昇陽挙陥，甘温除熱の作用があり，気虚や気虚下陥が原因で自汗がみられ，疲労倦怠感，疲れやすい，内臓下垂などを伴う場合に用いる．
- 柴胡加竜骨牡蛎湯は，疏肝和脾，重鎮安神の作用があり，肝気不疏，心神不安が原因で緊張すると汗が出る場合に用いる．
- 桂枝湯は，辛温解肌，調和営衛の作用があり，風寒の感冒に発熱，悪風，汗が出やすいなどの症状がみられる場合に投与する．
- 防已黄耆湯は，補気健脾，利水消腫，去風止痛の作用があり，気虚水停が原因の多汗に，水太り，むくみ，疲れやすいなどを伴う場合に投与する．
- 桂枝加竜骨牡蛎湯は，調補陰陽，収斂固渋の作用があり，陰陽両虚・失精が原因で疲労倦怠感，四肢の冷え，性行為後に汗が多く出て止まりにくい場合に投与する．

動 悸

🌀 概 説

　動悸は，不整脈，心疾患，心臓神経症，うつ病，自律神経失調症，神経症などにみられる．
　漢方治療では，陰陽両虚，心血虚，心気虚，気陰両虚，心火，心神不安，心腎不交などが原因と考えられている．治療は，体質，発病原因，症状の違いに応じた漢方製剤を投与する．

症状による漢方製剤の使い方

症状	漢方製剤
息切れ，疲れやすい，手足のほてり，のぼせ，口渇を伴う場合	炙甘草湯 64 → p228
イライラ，怒りやすい，血圧が高い，顔面の紅潮などを伴う場合	柴胡加竜骨牡蛎湯 12 → p164
疲労倦怠感，盗汗，手足の冷え，神経過敏などを伴う場合	桂枝加竜骨牡蛎湯 26 → p184
顔色が悪く貧血気味で，精神不安，不眠などを伴う場合	加味帰脾湯 137 → p299
不眠，睡眠が浅くてよく目が覚める場合	酸棗仁湯 103 → p268

処方のポイント

- 炙甘草湯は，益気通陽，滋陰補血の作用があり，気血両虚・気陰両虚が原因で動悸を引き起こし，疲れやすい，手足のほてり，のぼせ，口渇などを伴う場合に投与する．
- 柴胡加竜骨牡蛎湯は，疏肝和脾，重鎮安神の作用があり，肝気不疏・心神不安が原因で動悸を起こし，イライラ，怒りやすいなどを伴う場合に用いる．
- 桂枝加竜骨牡蛎湯は，調補陰陽，収斂固渋の作用があり，陰陽両虚・失精が原因で動悸を起こし，疲労倦怠感，手足の冷え，神経過敏などを伴う場合に投与する．
- 加味帰脾湯は，益気健脾，養血補血，疏肝清熱の作用があり，心脾両虚・肝鬱化熱が原因で動悸を起こし，顔色が悪く貧血気味で，精神不安，不眠などを伴う場合に投与する．
- 酸棗仁湯は，養血安神，清熱除煩の作用があり，動悸に不眠，熟睡ができない，睡眠が浅いなどの症状を伴う場合に投与する．

冷え症

概説

　冷え症は，臨床によくみられる症状の一つである．
　漢方医学では，気虚，血虚，気血両虚，陽虚，陰陽両虚，気滞，血瘀などが原因と考えられている．冷える部位と冷えに伴う症状の違いによって処方を使い分け，さまざまなタイプの冷え症に対応することができる．
　冷え症は，食事，運動，衣類などの生活習慣を見直すことでかなり改善されるため，漢方治療に合わせて考慮する．

症状による漢方製剤の使い方

症状	処方	番号	参照
手足の冷え，しもやけができやすい場合	当帰四逆加呉茱萸生姜湯	38	→ p202
腰や下半身の冷え，夜間頻尿，足と腰に脱力感がある場合	八味地黄丸	7	→ p154
腹部の冷え，温かい飲食物を好み冷たいものを嫌う場合	人参湯 あるいは 附子理中湯	32 410	→ p194 → p301
疲労倦怠感，疲れやすい，顔色が悪い，四肢の冷えなどがみられる場合	十全大補湯	48	→ p212
腹部の冷え，朝に軟便や下痢がある場合	真武湯	30	→ p190
四肢の冷え，生理不順，貧血や貧血気味，むくみなどがある場合	当帰芍薬散	23	→ p178
イライラ，落ち込み，ため息，憂うつ気分，肩こりを伴う場合	加味逍遥散	24	→ p180
四肢の冷え，しびれ，皮膚の紫暗，舌質の紫斑などがみられる場合	桂枝茯苓丸	25	→ p182
貧血や貧血気味，月経量が少なく，皮膚につやがない場合	四物湯	71	→ p235

自律神経の症状

処方のポイント

- 当帰四逆加呉茱萸生姜湯は，温経散寒，養血通脈の作用があり，血虚寒滞・血脈不通が原因で四肢の冷え，しもやけ，凍傷などがみられる場合に投与する．
- 八味地黄丸は，温補腎陽の作用があり，陽虚（陽気の不足）が原因の冷えで，腰と下肢の脱力感，夜間頻尿，寒がりなどを伴う場合に投与する．
- 人参湯は，温中散寒，補益脾胃の作用があり，脾胃虚寒が原因で腹部に冷えを生じ，腹部の冷痛，食欲不振，温かい飲食物を好み冷たいものを嫌うなどの症状を伴う場合に用いる．また，腹部の冷えが著しい場合には，附子理中湯を投与する．
- 十全大補湯は，温補気血の作用があり，気血両虚が原因で四肢の冷え・寒がりを発症し，疲労倦怠感，顔色が悪い，食欲不振などの症状を伴う場合に用いる．
- 真武湯は，温陽利水の作用があり，陽虚水停が原因で腹部の冷えを起こし，朝に軟便や下痢，むくみなどがみられる場合に用いる．
- 当帰芍薬散は，補血活血，健脾利水，調経止痛の作用があり，血虚肝鬱・脾虚湿滞が原因で四肢の冷えを生じ，貧血や貧血気味，むくみ，生理不順などの症状がみられる場合に用いる．
- 加味逍遥散は，疏肝清熱，健脾養血の作用があり，肝気鬱結が原因で冷えを生じ，イライラ，気分がスッキリしない，ため息，肩こりなどがみられる場合に投与する．
- 桂枝茯苓丸は，活血化瘀，緩消癥塊の作用があり，瘀血内停が原因で冷えを生じ，子宮筋腫，子宮内膜症，生理痛，下腹痛などを伴う場合に用いる．
- 四物湯は，補血活血，調経の作用があり，血虚・血滞が原因で冷えを生じ，貧血や貧血気味などを伴う場合に投与する．

抑うつ

概説

抑うつの症状は，うつ病，心身症，神経症，不安神経症，自律神経失調症，更年期障害や不眠症などによくみられる．西洋薬の治療によって効果が乏しい場合に漢方薬を使用，もしくは併用すると効果が得られる．漢方医学では，気滞，気滞血瘀，肝気鬱結，心肝火旺，心脾両虚などが原因と考えられている．治療では，発病の誘因，体質，臨床症状に応じた漢方製剤を選択することで，症状の軽減，体質の改善，西洋薬の減量などが期待できる．

症状による漢方製剤の使い方

症状	漢方製剤
気分がスッキリしない，イライラ，ため息，憂うつ気分，肩こりなどを伴う場合	加味逍遙散 24 → p180
加味逍遙散の症状に手足のほてり，のぼせ，寝汗，疲労倦怠感などを伴う場合	加味逍遙散 24 → p180 ＋ 六味丸 87 → p252
動悸，怒りやすい，イライラ，不眠，精神不安などを伴う場合	柴胡加竜骨牡蛎湯 12 → p164
咽喉部や食道の閉塞感，胃部の停滞感・膨満感などを伴う場合	半夏厚朴湯 16 → p170
胸部のソワソワ感・圧迫感・閉塞感，発作性過換気などを伴う場合	柴朴湯 96 → p261
精神不安，食欲不振，不眠，動悸などを伴う場合	加味帰脾湯 137 → p299
落ちつきがない，ひきつけ，不眠，手足のふるえ，目の周囲のけいれんなどを伴う場合	抑肝散 54 → p217

処方のポイント

- 加味逍遙散は，疏肝清熱，健脾養血の作用があり，肝気鬱結が原因で抑うつ状態を生じ，イライラ，気分がスッキリしないなどを伴う場合に投与する．さらに手足のほてり，のぼせ，寝汗などを伴う場合には，加味逍遙散＋六味丸を用いる．
- 柴胡加竜骨牡蛎湯は，疏肝和脾，重鎮安神の作用があり，肝気不疏・心神不安が原因で憂うつ気分を起こし，興奮しやすい，神経過敏，イライラなどがある場合に用いる．
- 半夏厚朴湯は，行気解鬱，降逆化痰の作用があり，咽喉や食道の閉塞感（梅核気），腹部膨満感などを伴う抑うつに投与する．さらに胸部のソワソワ感・圧迫感・閉塞感，発作性過換気などを伴う場合には，柴朴湯を用いる．
- 加味帰脾湯は，益気健脾，養心補血，疏肝清熱の作用があり，心脾両虚・肝鬱化熱が原因で憂うつ気分を起こし，精神不安，不眠，動悸などがみられる場合に投与する．
- 抑肝散は，平肝解痙，補気血の作用があり，肝熱が原因で抑うつを引き起こし，落ち着きがない，イライラ，手足のふるえなどがみられる場合に投与する．

精神不安

概 説

　精神の不安は，抑うつ症や神経症，自律神経失調症，統合失調症，不眠症，更年期障害などによくみられる症状である．通常は不安感だけでなく，抑うつや不眠，動悸，めまい，咽喉や胸部の閉塞感などの症状を伴っていることが多い．

　漢方医学では，心脾両虚，肝気鬱結，心肝火旺，陰陽両虚，心腎不交，気滞，気滞血瘀などが原因と考えられている．治療では体質，症状の違いに応じた漢方製剤を用いることで症状の解消，西洋薬の減量などが期待できる．

症状による漢方製剤の使い方

症状	漢方製剤	番号	頁
精神不安に，貧血や貧血気味，顔色が悪い，疲労倦怠感，不眠などを伴う場合	帰脾湯	65	→p229
帰脾湯の症候に，精神不安が著しい，動悸，イライラなどを伴う場合	加味帰脾湯	137	→p299
比較的体力があり，動悸，怒りやすい，イライラ，不眠，耳鳴りなどを伴う場合	柴胡加竜骨牡蛎湯	12	→p164
体力がない，神経過敏，疲れやすい，動悸，不眠，四肢の冷えなどを伴う場合	桂枝加竜骨牡蛎湯	26	→p184
胸の圧迫感や煩悶感，咽喉や食道の閉塞感，過換気の症状などを伴う場合	柴朴湯	96	→p261
喉頭や食道の異物感，閉塞感を伴う場合	半夏厚朴湯	16	→p170

処方のポイント

- 帰脾湯は，益気健脾，養心補血の作用があり，心脾両虚が原因で精神不安を起こし，不眠，食欲不振，貧血気味などを伴う場合に投与する．さらに肝鬱化火や心神不安の症状（憂うつ気分，心悸亢進，不眠，イライラ，怒りやすいなど）を伴う場合には，加味帰脾湯を投与する．
- 柴胡加竜骨牡蛎湯は，疏肝和脾，重鎮安神の作用があり，肝気不疏・心神不安が原因で精神不安を起こし，興奮しやすい，イライラ，動悸などを伴う場合に用いる．
- 桂枝加竜骨牡蛎湯は，調補陰陽，収斂固渋の作用があり，陰陽両虚が原因で精神不安を生じ，神経過敏，動悸，四肢の冷え，夢精や性機能低下などを伴う場合に用いる．
- 柴朴湯は，疏肝理気，化痰の作用があり，肝鬱気結・痰結が原因で精神不安を起こし，過換気，胸の圧迫感や煩悶感，胸のソワソワ感などを伴う場合に投与する．
- 半夏厚朴湯は，行気解鬱，降逆化痰の作用があり，気滞・痰結が原因で精神不安を起こし，咽喉や食道の閉塞感（梅核気）などを伴う場合に投与する．

パニック障害

概説

　パニック障害は，突然，理由もなく強い不安感に襲われ，同時に激しい動悸，息苦しさ，胸苦しさ，めまいなどの症状が現れ，それを繰り返すことが特徴である．

　漢方医学では，肝気鬱結，心肝火旺，心脾両虚，心腎不交，気滞，気鬱化火などが原因と考えられている．治療では，体質，症状の違いに応じた漢方製剤を用いることで発作の抑制，体質の改善，症状の軽減などの効果が得られる．

症状による漢方製剤の使い方

症状	漢方製剤	番号	頁
女性に多く，興奮状態，強い不安感，息苦しさ，泣き出す，感情の起伏が激しい場合	甘麦大棗湯	72	→p236
胸の圧迫感や閉塞感，胸苦しさ，精神不安，過換気の症状などを伴う場合	柴朴湯	96	→p261
動悸，不安感，怒りやすい，イライラ，不眠などを伴う場合	柴胡加竜骨牡蛎湯	12	→p164
憂うつ気分，落ち込み，イライラ，ため息などを伴う場合	加味逍遙散	24	→p180
神経過敏，動悸，四肢の冷え，性機能低下などを伴う場合	桂枝加竜骨牡蛎湯	26	→p184
精神不安，動悸，不眠，貧血や貧血気味などを伴う場合	加味帰脾湯	137	→p299

処方のポイント

- 甘麦大棗湯は，養心安神，和中緩急の作用があり，心気陰虚が原因でパニック障害を起こし，煩躁不安，急に泣き出す，感情の起伏が激しいなどの場合に用いる．
- 柴朴湯は，疏肝理気，化痰の作用があり，肝鬱気結・痰結が原因でパニック障害を起こし，過換気，胸の圧迫感や煩悶感，精神不安などを伴う場合に投与する．
- 柴胡加竜骨牡蛎湯は，疏肝和脾，重鎮安神の作用があり，肝気不疏・心神不安が原因でパニック障害を起こし，動悸，興奮状態，怒りやすい，イライラなどを伴う場合に用いる．
- 加味逍遙散は，疏肝清熱，健脾養血の作用があり，肝気鬱結が原因でパニック障害を起こし，イライラ，憂うつ気分，ため息などを伴う場合に投与する．
- 桂枝加竜骨牡蛎湯は，調補陰陽，収斂固渋の作用があり，陰陽両虚が原因でパニック障害を起こし，神経過敏，動悸，四肢の冷え，性機能低下などを伴う場合に用いる．
- 加味帰脾湯は，益気健脾，養心補血，疏肝清熱の作用があり，心脾両虚・肝鬱化熱が原因でパニック障害を起こし，精神不安，動悸，不眠，貧血気味などを伴う場合に投与する．

不眠

概説

不眠症は，精神的なストレス，過度の思慮，抑うつ，神経症，自律神経失調症，更年期障害などが原因で発症することが多い．

漢方医学では，心脾両虚，心腎不交，心気陰両虚，心血虚，肝気鬱結，心肝火旺などが原因と考えられている．治療では，体質，不眠に伴う症状，発症の原因に応じた漢方製剤を投与することで，不眠の改善，睡眠の質の向上，体質改善などの効果が得られる．また西洋薬の安定剤や睡眠剤に併用することで，これらの減薬にもつながる．

症状による漢方製剤の使い方

症状	漢方製剤	番号	参照
心身ともに疲れて眠れない，熟睡できないなどの場合	酸棗仁湯	103	→ p268
顔色が悪い，貧血気味，疲れやすい，精神不安，動悸などを伴う場合	帰脾湯	65	→ p229
帰脾湯の症状に著しい精神不安，イライラ，心悸亢進などを伴う場合	加味帰脾湯	137	→ p299
咽喉部や食道の閉塞感，胃部の停滞感・膨満感などを伴う場合	半夏厚朴湯	16	→ p170
疲労倦怠感，動悸，頭汗，口渇，軟便，冷え症などを伴う場合	柴胡桂枝乾姜湯	11	→ p162
落ちつきがない，手足のふるえ，顔面のチック症状や筋肉のピクピクとしたけいれんなどを伴う場合	抑肝散	54	→ p217
憂うつ気分，イライラ，胸部煩悶感，ため息，肩こりなどを伴う場合	加味逍遥散	24	→ p180
体力が充実した人で，上腹部が張って苦しい，腹部膨満感，便秘を伴う場合	大柴胡湯	8	→ p156
顔面の紅潮，熱感，皮膚のかゆみ，頭がさえて眠れない場合	黄連解毒湯	15	→ p168

処方のポイント

- 酸棗仁湯は，養血安神，清熱除煩の作用があり，血虚（営血の不足）が原因の心煩（心の悩みや煩燥）や不眠に投与する．また，ほかの漢方製剤を投与している場合には，就寝前に屯服として投与してもよい．
- 帰脾湯は，益気健脾，養心補血の作用があり，心脾両虚が原因で不眠を起こし，顔色が悪い，貧血気味，動悸などを伴う場合に投与する．さらに肝鬱化熱が原因でイライラ，怒りやすいなどがみられる場合には，加味帰脾湯を用いる．
- 半夏厚朴湯は，行気解鬱，降逆化痰の作用があり，気滞・痰結が原因で不眠を起こし，咽喉や食道の閉塞感，腹部膨満感などを伴う場合に投与する．
- 柴胡桂枝乾姜湯は，和解少陽，通陽化痰の作用があり，少陽病・水飲内停が原因の不眠に，疲労倦怠感，頭汗，軟便，冷え症などを伴う場合に用いる．
- 抑肝散は，平肝解痙，補気血の作用があり，肝熱が原因の不眠に，落ちつきがない，手足のふるえ，顔面のけいれんなどを伴う場合に投与する．
- 加味逍遥散は，疏肝清熱，健脾養血の作用があり，肝気鬱結が原因の不眠に，イライラ，憂うつ気分，潮熱などの症状を伴う場合に投与する．就寝前に酸棗仁湯を併用するとさらに効果的である．
- 大柴胡湯は，和解少陽，通瀉熱結の作用があり，少陽熱鬱・陽明実滞が原因で不眠を起こし，頭痛，頭重感，耳鳴り，便秘などを伴う場合に用いる．
- 黄連解毒湯は，清熱瀉火，解毒，清熱化湿，止血の作用があり，熱毒が原因で不眠を起こし，顔面の紅潮，熱感，頭がさえて眠れない場合に用いる．

精神の症状

傾　眠

概説

　傾眠とは，軽度の意識障害と考えられ，刺激すると目を覚ますが，すぐにまた眠り込む状態をいう．原因は肝機能の障害や脳の障害などさまざまであるが，特別な疾患が認められない場合もある．

　漢方医学では，気虚，陽虚，気血両虚，陰陽両虚，食滞などが原因と考えられている．治療では，体質，傾眠に伴う症状，発症の原因に応じた漢方製剤を投与することで症状の改善や治癒が期待できる．

症状による漢方製剤の使い方

症状	漢方製剤
元気がない，食事後の嗜眠，食欲不振，軟便などを伴う場合	六君子湯 43 → p208
疲れやすい，疲労倦怠感，食欲の低下，内臓下垂などを伴う場合	補中益気湯 41 → p206
四肢の冷え，寒がり，温かい飲食物を好む，疲れやすい，腹部の冷えなどを伴う場合	附子理中湯 410 → p301
頭が重い，四肢の沈重感，食べすぎ，悪心，上腹部のつかえ感を伴う場合	平胃散 79 → p244
疲労倦怠感，顔色が悪い，疲れやすい，食欲不振，貧血などを伴う場合	十全大補湯 48 → p212

処方のポイント

- 六君子湯は，益気補中，健脾養胃，化痰行気の作用があり，疲れやすい，食欲不振，食後に眠くなるなどを伴う気虚の傾眠に用いる．
- 補中益気湯は，補中益気，昇陽の作用があり，疲れやすい，著しい疲労倦怠感，元気がない，内臓下垂などを伴う中気下陥の傾眠に投与する．
- 附子理中湯は，温陽去寒，益気健脾の作用があり，寒がり，四肢の冷え，腹部の冷痛，温かい飲食物を好み冷たいものを嫌うなどの陽虚の傾眠に投与する．
- 平胃散は，燥湿健脾，行気和胃の作用があり，暴飲暴食，腹部の膨満感，つかえ感などを伴う食滞の傾眠に用いる．
- 十全大補湯は，温補気血の作用があり，虚弱体質，疲労倦怠感，疲れやすい，貧血，顔色が悪いなどを伴う気血両虚の傾眠に用いる．

多 夢

概説

多夢は，自律神経失調症，神経症，神経衰弱，抑うつ，更年期障害，慢性消耗性疾患などにみられる症状である．

漢方医学では，心脾両虚，心気陰虚，心血虚，心腎不交，肝気鬱結，心肝火旺などが原因と考えられている．治療では，体質，多夢に伴う症状，発症の原因に応じた漢方製剤を投与する．

症状による漢方製剤の使い方

症状	漢方製剤		
多夢に精神不安，疲れやすい，食欲の低下，動悸などを伴う場合	加味帰脾湯	137	→ p299
心身ともに疲れて夢が多い，何度も目が覚めて熟睡できない場合	酸棗仁湯	103	→ p268
神経過敏，疲れやすい，動悸，不眠，四肢の冷えなどを伴う場合	桂枝加竜骨牡蛎湯	26	→ p184
動悸，イライラ，怒りっぽい，驚きやすい，興奮しやすいなどの場合	柴胡加竜骨牡蛎湯	12	→ p164
憂うつ気分，イライラ，胸部煩悶感，ため息，肩こりなどを伴う場合	加味逍遥散	24	→ p180
落ちつきがない，手足のふるえ，顔面のチック症状などを伴う場合	抑肝散	54	→ p217

処方のポイント

- 加味帰脾湯は，益気健脾，養心補血，疏肝清熱の作用があり，心脾両虚が原因で多夢を起こし，精神不安，貧血気味，顔色が悪い，動悸などを伴う場合に投与する．
- 酸棗仁湯は，養血安神，清熱除煩の作用があり，血虚不眠・陰虚内熱が原因で多夢を起こし，煩躁，不眠，夜中に何度も目が覚める，熟睡できないなどの場合に用いる．
- 桂枝加竜骨牡蛎湯は，調補陰陽，収斂固渋の作用があり，陰陽両虚が原因で多夢を起こし，神経過敏，四肢の冷え，夢精，性機能低下などを伴う場合に用いる．
- 柴胡加竜骨牡蛎湯は，疏肝和脾，重鎮安神の作用があり，肝気不疏・心神不安が原因で多夢を起こし，興奮しやすい，イライラ，動悸などを伴う場合に用いる．
- 加味逍遥散は，疏肝清熱，健脾養血の作用があり，肝気鬱結が原因で多夢を起こし，イライラ，憂うつ気分，潮熱，不眠などの症状を伴う場合に投与する．
- 抑肝散は，平肝解痙，補気血の作用があり，肝熱が原因で多夢を起こし，落ちつきがない，手足のふるえ，顔面のけいれんなどを伴う場合に投与する．

もの忘れ

概説

もの忘れは，一般的なもの忘れと器質性疾患（認知症，脳血管障害，アルツハイマー病，皮質下痴呆など）に伴うもの忘れに分けられている．

漢方医学では，脳髄空虚，腎虚，血瘀，気滞血瘀，心血虚，肝熱，肝陽上亢などが原因と考えられている．治療では，発症の時期，体調，発病の原因に応じた漢方製剤を投与することで，体質や臨床症状の改善，認知症周囲症状の軽減などの効果が得られる．

症状による漢方製剤の使い方

症状	漢方製剤	番号	頁
もの忘れにイライラ，落ちつかない，眠りが浅い，手足のふるえなどを伴う場合	抑肝散	54	→ p217
抑肝散の症状に咽喉部に痰がからんでごろごろ鳴り，咳を伴う場合	抑肝散加陳皮半夏	83	→ p248
貧血あるいは貧血気味，顔色が悪い，むくみ，皮膚につやがない，手足の冷えなどを伴う場合	当帰芍薬散	23	→ p178
顔面の熱感，イライラ，興奮しやすい，高血圧，めまいなど伴う場合	釣藤散	47	→ p211
顔面紅潮，怒りっぽい，イライラ，眼の充血，鼻血，高血圧などなどを伴う場合	黄連解毒湯	15	→ p168
疲労倦怠感，疲れやすい，食欲不振，四肢の冷え，精神不安などを伴う場合	人参養栄湯	108	→ p273
手足のほてりやのぼせ，耳鳴り，小便不利，腰や下肢の脱力感などを伴う場合	六味丸	87	→ p252
四肢の冷え，寒がり，小便不利，夜間頻尿，腰や足の脱力感などを伴う場合	八味地黄丸	7	→ p154

処方のポイント

- 抑肝散は，平肝解痙，補気血の作用があり，肝熱が原因でもの忘れを発症し，落ちつきがない，手足のふるえ，顔面のけいれんなどを伴う場合に投与する．また，咽喉部に痰がからんでごろごろ鳴る，咳を伴うなどの場合には，抑肝散加陳皮半夏を用いる．
- 当帰芍薬散は，補血調肝，運脾除湿の作用があり，肝血虚・脾虚湿滞が原因でもの忘れを発症し，貧血や貧血気味，顔色が悪い，手足の冷え，むくみなどを伴う場合に投与する．
- 釣藤散は，平肝潜陽，補気健脾，化痰清熱の作用があり，肝陽上亢が原因でもの忘れを発症し，高血圧，ふらつき，頭重感，頭痛などを伴う場合に投与する．
- 黄連解毒湯は，清熱瀉火，解毒，清熱化湿，止血の作用があり，熱邪や熱毒が原因でもの忘れを発症し，顔面紅潮，怒りっぽい，イライラ，鼻血，妄想などを伴う場合に用いる．
- 人参養栄湯は，益気養血，安神の作用があり，気血両虚が原因でもの忘れを起こし，疲労倦怠感，四肢の冷え，精神不安などの症状がみられる場合に用いる．
- 六味丸は，滋陰補腎の作用があり，腎陰虚が原因でもの忘れを起こし，腰と下肢の脱力感，ほてり，寝汗，小便不利などを伴う場合に投与する．
- 八味地黄丸は，温補腎陽の作用があり，腎陽虚が原因でもの忘れを起こし，腰と下肢の脱力感，夜間頻尿，寒がりなどがみられる場合に投与する．

更年期障害

概説

更年期障害は，閉経前後に現れるさまざまな体の不調のことを指す．臨床では，「ホルモン失調型」と「心因型」に分けられる．

漢方医学では，肝気鬱結，心肝火旺，心脾両虚，腎陰虚，腎陽虚，気滞，気滞血瘀，気血両虚などが原因と考えられている．

治療では，発病の原因，体質，臨床症状などに応じた漢方製剤を選んで投与することで，症状の改善などの効果が期待できる．

症状による漢方製剤の使い方

症状	漢方製剤	番号	ページ
イライラ，怒りやすい，憂うつ気分，疲れやすい，生理不順，肩こり，のぼせなどがみられる場合	加味逍遥散	24	→ p180
月経血量の減少，全身疲労倦怠感，四肢の冷え，むくみなどがみられる場合	当帰芍薬散	23	→ p178
生理不順，手足の冷え，下腹部に抵抗・圧痛を訴え，子宮筋腫や子宮内膜炎などがみられる場合	桂枝茯苓丸	25	→ p182
貧血や貧血気味，顔色が悪い，もの忘れ，動悸，不眠などの場合	帰脾湯	65	→ p229
帰脾湯の症候に精神不安，神経過敏，イライラなどを伴う場合	加味帰脾湯	137	→ p299
顔色が悪い，眼精疲労，皮膚の乾燥感，手足の冷えなどがみられる場合	四物湯	71	→ p235
咽喉部や食道の閉塞感，胃部の停滞感・膨満感などがみられる場合	半夏厚朴湯	16	→ p170
煩燥，イライラ，不眠，動悸，耳鳴り，胸脇苦満などを伴う場合	柴胡加竜骨牡蛎湯	12	→ p164
腰や下肢の脱力感，腰痛，夜間頻尿，手足の冷え，などがみられる場合	八味地黄丸	7	→ p154
体力があり，下腹部膨満感，脹痛，圧痛，月経不順，便秘がみられる場合	桃核承気湯	61	→ p224

処方のポイント

- 加味逍遥散は，疏肝清熱，健脾養血の作用があり，肝気鬱結が原因で更年期障害を起こし，イライラ，怒りやすい，気分がスッキリしない，生理不順などを伴う場合に投与する．
- 当帰芍薬散は，養血疏肝，健脾利湿の作用があり，血虚肝鬱・脾虚湿滞が原因で更年期障害を起こし，経血量の減少，全身疲労倦怠感，四肢の冷え，むくみなどがみられる場合に用いる．
- 桂枝茯苓丸は，活血化瘀，緩消癥塊の作用があり，瘀血（血行障害）が原因で更年期障害を起こし，子宮筋腫，子宮内膜症などを伴う場合に用いる．
- 帰脾湯は，益気健脾，養心補血の作用があり，心脾両虚が原因で更年期障害を起こし，貧血や貧血気味，動悸，もの忘れ，不眠などを伴う場合に用いる．さらに精神不安，神経過敏，イライラなどを伴う場合には，加味帰脾湯を用いる．
- 四物湯は，補血活血，調経の作用があり，血虚（営血の不足）が原因で更年期障害を起こし，顔色が悪い，眼精疲労，皮膚の乾燥感，手足の冷えなどを伴う場合に用いる．
- 半夏厚朴湯は，行気解鬱，降逆化痰の作用があり，気滞が原因で咽喉や食道の閉塞感（梅核気），腹部膨満感などがみられる場合に用いる．
- 柴胡加竜骨牡蛎湯は，疏肝和脾，重鎮安神の作用があり，肝気不疏・心神不安が原因で更年期障害を起こし，興奮しやすい，神経過敏，イライラなどを伴う場合に用いる．
- 八味地黄丸は，温補腎陽の作用があり，腎陽虚が原因で更年期障害を起こし，腰や下肢の脱力感，膝関節に力が入りにくい，夜間頻尿などを伴う場合に用いる．
- 桃核承気湯は，破血下瘀，通便の作用があり，瘀血（子宮内膜症，子宮筋腫，卵巣腫瘍，月経困難症など）が原因で更年期障害を起こし，下腹部の痛み・膨満感・圧痛，便秘などを伴う場合に用いる．

生理不順

概説

　生理不順とは，生理の周期や日数，量や色などの異常，また生理前後の不快な症状などをさす．原因には腫瘍や子宮筋腫などの器質的なものと機能的なものがある．後者は漢方製剤のよい適応症となる．機能的な原因は，ストレスや生活習慣の乱れ，無理なダイエットによる栄養障害，ホルモンバランスの乱れなどがある．

　漢方治療では，肝気鬱結，血虚，気滞，血瘀，気血両虚などが原因と考えられている．治療では，体質，症状，発症の原因に応じた漢方製剤の投与により効果が認められる．

症状による漢方製剤の使い方

症状	漢方製剤
ストレスでイライラ，怒りやすい，憂うつ気分，生理周期が短い場合	加味逍遥散 24 → p180
顔色が悪い，冷え症，むくみ，生理が遅れがちで量が少ない場合	当帰芍薬散 23 → p178
生理周期が短い，1カ月に2回生理がある，量は多い，暗紅色，などの場合	温清飲 57 → p220
生理周期の乱れ，生理痛，冷え症，子宮筋腫や子宮内膜症などを伴う場合	桂枝茯苓丸 25 → p182
生理周期の乱れ，下腹部や足の冷え，口唇の乾燥，生理痛などを伴う場合	温経湯 106 → p271

処方のポイント

- 加味逍遥散は，疏肝清熱，健脾養血の作用があり，肝気鬱結が原因で生理不順を発症し，イライラ，怒りやすい，胸苦しいなどを伴う場合に用いる．
- 当帰芍薬散は，養血疏肝，健脾利湿の作用があり，血虚肝鬱・脾虚湿滞が原因で生理が遅れがちで量が少ない，貧血，皮膚につやがない，四肢の冷え，むくみなどを伴う場合に用いる．
- 温清飲は，養血活血，清熱瀉火の作用があり，血虚・血熱が原因で生理の周期が短く，出血量が多く，色は黒みを帯びた赤色，体や手足の熱感などを伴う場合に用いる．
- 桂枝茯苓丸は，活血化瘀，緩消癥塊の作用があり，瘀血が原因で子宮筋腫，子宮内膜症を起こし，生理痛，生理不順，下腹痛や手足の冷えなどがみられる場合に用いる．
- 温経湯は，温経散寒，養血活血の作用があり，血虚・血瘀・虚寒が原因で生理周期の乱れ，下腹部や足の冷え，口唇の乾燥，生理痛などがみられる場合に投与する．

月経困難症

概説

　月経困難症とは，月経に伴う下腹部痛や腰痛などをさし，臨床では原発性（機能性）と続発性（器質性）に分けられる．

　漢方医学では，寒滞肝脈，血瘀，肝気鬱結，気滞血瘀などが原因と考えられている．治療では，体質，症状の違いに応じた漢方製剤を投与する．

症状による漢方製剤の使い方

症状	漢方製剤
生理痛，腹痛，腰痛，四肢の冷え，子宮筋腫や子宮内膜症などの場合	桂枝茯苓丸 25 → p182
強い生理痛，下腹部痛・膨満感・圧痛，腰痛，のぼせ，便秘がみられる場合	桃核承気湯 61 → p224
イライラ，怒りやすい，憂うつ気分，生理痛，のぼせなどがみられる場合	加味逍遥散 24 → p180
生理痛，腰痛，性交痛，排便痛，下腹部痛，冷えると痛みが増悪するなどの場合	疏経活血湯 53 → p216
生理痛，生理周期の乱れ，下腹部や足の冷え，口唇の乾燥などがみられる場合	温経湯 106 → p271
生理中のけいれん性疼痛，下肢のこむら返りなどがみられる場合	芍薬甘草湯 68 → p232

処方のポイント

- 桂枝茯苓丸は，活血化瘀，緩消癥塊の作用があり，瘀血が原因で月経困難症を起こし，生理不順，下腹部痛，四肢冷えなどを伴う場合に用いる．
- 桃核承気湯は，破血下瘀，通便の作用があり，下焦瘀血が原因で月経困難症を起こし，激しい生理痛，下腹部痛，便秘などを伴う場合に用いる．
- 加味逍遥散は，疏肝清熱，健脾養血の作用があり，肝気鬱結が原因で月経困難症を起こし，イライラ，怒りやすい，憂うつ気分などを伴う場合に用いる．
- 疎経活血湯は，活血疏経，去風除湿の作用があり，瘀血内停が原因で月経困難症を起こし，腰痛，性交痛，排便痛，下腹部痛などを伴う場合に用いる．
- 温経湯は，温経散寒，養血活血の作用があり，血虚・血瘀・虚寒が原因で月経困難症を起こし，生理周期の乱れ，下腹部や足の冷えなどを伴う場合に投与する．
- 芍薬甘草湯は，平肝，解痙止痛の作用があり，筋脈拘急が原因で生理中のけいれん性疼痛，下肢のこむら返りなどがみられる場合に用いる．

不正性器出血

概説

　不正性器出血とは，生理時以外の性器からの出血をいい，原因は子宮筋腫，子宮内膜症，悪性腫瘍，ホルモンの分泌異常などがあげられる．器質的病変以外の機能的な原因による不正性器出血は漢方薬の良い適応症となる．

　漢方治療では，血熱，血瘀，肝気鬱結，気滞血瘀，脾気虚，脾不統血などが原因と考えられている．治療では，出血の期間や色，量，性質などから弁証し，適応する漢方製剤を選択して使用することが重要である．

症状による漢方製剤の使い方

症状	漢方製剤
生理の量は多く，色は赤く，体に熱感があり，生理の周期が短い場合	温清飲 57 → p220
出血が長引いて貧血や貧血気味，ふらつき，手足の冷えなどを伴う場合	芎帰膠艾湯 77 → p242
出血が長引くが量は少なく，色は淡，貧血，疲労倦怠感などを伴う場合	帰脾湯 65 → p229
子宮内膜症や子宮筋腫で出血がある場合	桂枝茯苓丸 25 → p182
生理前後にイライラ，ほてり，のぼせ，出血量が多い場合	加味逍遥散 24 → p180 ＋ 六味丸 87 → p252

処方のポイント

- 温清飲は，養血活血，清熱瀉火の作用があり，血虚，熱毒が原因で不正出血を起こし，生理の周期は短く，出血量は多いなどを伴う場合に用いる．
- 芎帰膠艾湯は，補血止血，調経安胎の作用があり，血虚・経血不調が原因で不正出血を起こし，出血が長引く，量は少ない，色は淡，冷え症などを伴う場合に用いる．
- 帰脾湯は，気血双補，補脾，養心安神の作用があり，心脾両虚が原因で不正出血を起こし，出血の量は少ない，出血が長引く，貧血などを伴う場合に投与する．
- 桂枝茯苓丸は，活血化瘀，緩消癥塊の作用があり，子宮筋腫，子宮内膜症などの瘀血が原因で不正出血を発症し，下腹痛や手足の冷えなどを伴う場合に用いる．
- 加味逍遥散は，疏肝清熱，健脾養血の作用があり，肝気鬱結が原因で不正出血を起こし，イライラ，胸苦しいなどを伴う場合に用いる．さらに潮熱，手足のほてり，のぼせなどを伴う場合には加味逍遥散合六味丸を投与する．

無月経

概説

性成熟期の女性に月経がない状態をいう．無月経は大きく分けて，18歳を過ぎても初経が起きない原発性無月経と，3カ月以上生理が止まった状態の続発性無月経がある．原因は，貧血，ホルモンの異常などのほか，ストレスや栄養障害などが原因で起きる．

漢方医学では，血虚，腎虚，肝気鬱結，血瘀，気滞血瘀などが原因と考えられている．治療では，無月経にいたった状況，心身の状態，症状，発症の原因により弁証し，証に応じた漢方製剤を用いると体質や症状の改善に効果がある．

症状による漢方製剤の使い方

月経が遅れて量が減り，色は淡い，徐々に無月経となる場合	十全大補湯 48 → p212 あるいは 人参養栄湯 108 → p273
18歳になっても月経がない，あるいは生理中に大きな驚きや恐怖を感じた後に無月経となる。虚弱体質，寝汗，のぼせ，ほてりなどを伴う場合	六味丸 87 → p252
ストレスが原因で無月経になり，イライラ，怒りやすい，潮熱などを伴う場合	加味逍遥散 24 → p180
加味逍遥散の症候に寝汗，手足のほてり，のぼせなどを伴う場合	加味逍遥散 24 → p180 ＋ 六味丸 87 → p252
子宮内膜症や子宮筋腫で下腹部の脹痛，四肢の冷えなどを伴う場合	桂枝茯苓丸 25 → p182

処方のポイント

- 十全大補湯は，温補気血の作用があり，貧血や貧血気味が原因で徐々に月経が遅れて無月経となり，疲労倦怠感，疲れやすい，食欲不振などを伴う場合に投与する．
- 人参養栄湯は，気血双補，安神，去痰，止咳の作用があり，十全大補湯の症状に精神不安，咳，喀痰などを伴う場合に用いる．
- 六味丸は，滋陰補腎の作用があり，原発性無月経で虚弱体質などを伴う場合に投与する．また，生理中に突然の事故などで，大きな驚きや恐怖を感じた後に月経が止まった場合にも六味丸は有効である．
- 加味逍遥散は，疏肝清熱，健脾養血の作用があり，肝気鬱結が原因で無月経を発症し，イライラや，胸脇の苦満，憂うつ気分などを伴う場合に用いる．さらにこの症状に寝汗，手足のほてり，のぼせ，口の乾燥感などを伴う場合には，加味逍遥散＋六味丸を用いる．
- 桂枝茯苓丸は，活血化瘀，緩消癥塊の作用があり，子宮筋腫・子宮内膜症などの瘀血が原因で月経が止まり下腹痛や手足の冷えなどがみられる場合に用いる．

不 妊

🔵 概 説

　不妊とは，健康なカップルが避妊をせずに定期的に性生活を営んでいて，2年以上が経過しても妊娠しない状態をいう．不妊症は男性不妊症と女性不妊症があり，それぞれに原因がある．
　漢方医学では，血虚，腎虚，気血両虚，肝気鬱結，血瘀，気滞血瘀などが原因と考えられている．治療では，器質性疾患があれば，その原因治療を施すが，ない場合には適応した漢方製剤を投与することで，妊娠しやすい心身状態をつくり，不妊治療の効果を高める．

症状による漢方製剤の使い方

症状	漢方製剤	番号	ページ
顔色や口唇または爪の色が悪い，冷え症，月経量が少なく生理周期が長い場合	当帰芍薬散	23	→p178
月経量は少ない，色は淡，やせ，顔色が悪い，疲れやすい場合	十全大補湯	48	→p212
虚弱体質，冷え症，特に下腹部の冷えと痛みがある場合	温経湯	106	→p271
ストレスでイライラや怒りやすい，月経前後に腹痛や頭痛，むくみ，過食などがある場合	加味逍遥散	24	→p180
虚弱体質，やせ，手足のほてり，のぼせ，寝汗，足腰の脱力感などがみられる場合	六味丸	87	→p252

処方のポイント

- 当帰芍薬散は，養血疏肝，健脾利湿の作用があり，婦人科の検査で異常はなく，貧血，貧血気味，冷え，むくみなどを伴う場合に用いる．
- 十全大補湯は，温補気血の作用があり，気血両虚が原因で不妊を発症し，疲労倦怠感，四肢の冷え，顔色が悪い，貧血などの症状がみられる場合に投与する．
- 温経湯は，温経散寒，養血活血の作用があり，血虚・血瘀・虚寒が原因で不妊を発症し，生理周期の乱れ，下腹部や足の冷えなどを伴う場合に投与する．
- 加味逍遥散は，疏肝清熱，健脾養血の作用があり，肝気鬱結が原因で不妊を発症し，イライラ，怒りやすい，憂うつ気分などを伴う場合に用いる．これらの症状に潮熱，手足のほてり，のぼせ，寝汗を伴う場合には，加味逍遥散＋六味丸を処方する．
- 六味丸は，滋陰補腎の作用があり，腎陰虚が原因で不妊を発症し，手足のほてり，のぼせ，寝汗などを伴う場合に用いる．また子宮発達不良の不妊症に投与する．

帯下の異常
たいげ

● 概説

帯下（おりもの）は，女性の腟内から分泌される粘液であり，腟や子宮などを守る役割をもっている．帯下の異常は，器質性疾患のほかに体調不良や抵抗力の低下，精神的なストレス，感染症や炎症などのさまざまな原因がある．

漢方医学では，帯下を，白帯下（白い粘液または透明で薄い液体），黄帯下（黄色や茶色で粘りけがあり臭いがするもの），赤帯下（血液が混じったもの），黒帯下（黒豆の汁のような粘液）の4つに分けて考える．

臨床では，原因治療とともに患者の体質，発症の原因，症状の違いに応じた漢方製剤を投与することで，体質の改善，症状の軽減が期待できる．

症状による漢方製剤の使い方

症状	漢方製剤
帯下は白く，量は多い，疲れやすい，自汗，子宮脱，内臓下垂などがみられる場合	補中益気湯 41 → p206
帯下は白く，顔色が悪い，口唇や爪の色が淡白，疲労倦怠感，貧血などがみられる場合	帰脾湯 65 → p229
帯下は白く透明，四肢の冷え，寒がり，腰痛，腰と足の脱力感，夜間頻尿などがみられる場合	八味地黄丸 7 → p154
帯下は白く，憂うつ気分，胸部の煩燥感，イライラ，口苦などがみられる場合	加味逍遥散 24 → p180
下腹部の痛み，腰痛，月経痛，子宮筋腫や内膜症などがみられる場合	桂枝茯苓丸 25 → p182
帯下は白く量は多い，四肢の冷え，むくみ，食欲不振などなどがみられる場合	当帰芍薬散 23 → p178
帯下は黄色，粘稠性があり，ときに血液が混じる場合	温清飲 57 → p220
帯下は黄褐色，悪臭，下腹部の痛み，両脇の脹痛，口苦，外陰部の瘙痒，湿疹などがみられる場合	竜胆瀉肝湯 76 → p240

婦人科の症状

処方のポイント

- 補中益気湯は，補中益気，昇陽の作用があり，気虚や気虚下陥が原因で帯下の異常がみられ，疲れやすい，自汗，子宮脱などを伴う場合に用いる．食欲不振がある場合はまず六君子湯を処方し，食欲が出た後は補中益気湯に変更する．
- 帰脾湯は，気血双補，補脾，養心安神の作用があり，心脾両虚が原因で帯下の異常がみられ，白く米のとぎ汁のような帯下，疲れやすい，貧血や貧血気味などがみられる場合に用いる．
- 八味地黄丸は，温補腎陽の作用があり，腎陽虚が原因で帯下の異常がみられ，腰痛，腰と下肢の脱力感，冷え，夜間の頻尿などを伴う場合に用いる．
- 加味逍遥散は，疏肝清熱，健脾養血の作用があり，肝気鬱結が原因で帯下の異常がみられ，イライラ，乳房の張痛，煩燥感などを伴う場合に用いる．
- 桂枝茯苓丸は，活血化瘀，緩消癥塊の作用があり，子宮筋腫，子宮内膜症などの瘀血が原因で帯下の異常がみられ，腹痛や手足の冷えなどを伴う場合に用いる．
- 当帰芍薬散は，養血疏肝，健脾利湿の作用があり，血虚肝鬱・脾虚湿滞が原因で帯下の異常がみられ，四肢の冷え，むくみなどを伴う場合に投与する．
- 温清飲は，養血活血，清熱瀉火の作用があり，血虚，熱毒が原因で腟に炎症があり，黄色の帯下がみられる場合に用いる．
- 竜胆瀉肝湯は，瀉肝胆実火，清熱利湿の作用があり，肝経実火・三焦湿熱が原因で腟内の著しい炎症，黄色で粘稠の帯下，外陰部の湿疹，掻痒，熱感などの症状が認められる場合に用いる．

陰部湿疹

概 説

　陰部湿疹は，その原因・誘因は多彩である．治療の際は局所症状や基礎疾患の有無より，その原因が局所性か全身性かの鑑別が必要である．

　漢方医学は，湿熱や熱毒の侵入，肝胆の鬱熱，肝経湿熱の下注，血熱などが原因と考えられている．治療では，局部の治療に合わせて，発病の原因，体質，臨床症状の違いなどに応じた漢方製剤を投与する．

症状による漢方製剤の使い方

陰部の湿疹に，著しい炎症やびらん，熱感や掻痒感が強い，顔面の紅潮，怒りやすい，口苦などを伴う場合	竜胆瀉肝湯 76 → p240
皮膚の炎症性湿疹，かゆみ，痂皮の形成を認める場合	柴胡清肝湯 80 → p245
湿疹の症状が著しい，滲出液が多い，かゆみが強い，熱感などを伴う場合	黄連解毒湯 15 → p168
散在的な湿疹，皮膚の熱感や乾燥感，湿疹を繰り返し治りにくい場合	温清飲 57 → p220
皮膚の熱感が著しい，乾燥感，湿疹を繰り返し治りにくい場合	温清飲 57 → p220 ＋ 黄連解毒湯 15 → p168

処方のポイント

- 竜胆瀉肝湯は，瀉肝胆実火，清熱利湿の作用があり，肝経実火が原因で陰部に湿疹を起こし，怒りっぽい，顔面の紅潮，口が苦いなどがみられる場合の治療に用いる．
- 柴胡清肝湯は，瀉火解毒，疏肝活血の作用があり，火毒・肝鬱・血瘀が原因で皮膚の炎症性湿疹，かゆみ，痂皮の形成を認める場合に投与する．
- 黄連解毒湯は，清熱瀉火，解毒，清熱化湿，止血の作用があり，三焦熱盛・火毒が原因で陰部に湿疹を起こし，皮膚の炎症が強い，かゆみや熱感を伴う場合に用いる．
- 温清飲は，養血活血，清熱瀉火の作用があり，血虚瘀滞，熱毒が原因で湿疹，皮膚の熱感，掻痒感，乾燥感などがみられる場合に用いる．皮膚の熱感やかゆみが強い場合には，黄連解毒湯を併用する．

陰部の搔痒

概説

　陰部のかゆみは，細菌などの感染症による炎症が原因で起こることが多いが，それ以外の原因で発症することもある．

　漢方医学では，肝の経絡は陰部を通るため，肝熱，肝火がある場合は，その熱が陰部に留まり症状を引き起こすと考えられている．臨床では，体質，発症の原因，臨床症状の違いに応じた漢方製剤を投与することで症状の改善が得られる．特に原因が不明で症状を繰り返し慢性化している場合は，漢方治療の適応となる．

症状による漢方製剤の使い方

陰部のかゆみが著しく，皮膚に湿疹や炎症を認め，イライラ，怒りやすい，排尿異常などみられる場合	竜胆瀉肝湯 76 → p240
陰部のかゆみ，熱感，イライラなどの症状がみられる場合	柴胡清肝湯 80 → p245
陰部の乾燥感，かゆみを繰り返し，夜間に増悪する，分泌物は少なく，ほてり，のぼせなどがみられる場合	六味丸 87 → p252 ＋ 温清飲 57 → p220
患部の熱感やかゆみが著しい，ヒリヒリとした痛み，搔き傷からの出血などを伴う場合	黄連解毒湯 15 → p168
全身皮膚の乾燥感，陰部のかゆみ，皮膚のカサカサ，落屑などがみられる場合	当帰飲子 86 → p251

処方のポイント

- 竜胆瀉肝湯は，瀉肝胆実火，清熱利湿の作用があり，肝経実火が原因で陰部の搔痒感を発症し，皮膚の湿疹，びらん性炎症，熱感，イライラなどがみられる場合に用いる．
- 柴胡清肝湯は，瀉火解毒，疏肝活血の作用があり，火毒・肝鬱・血瘀が原因で陰部にかゆみがあり，皮膚の熱感などがみられる場合に投与する．
- 六味丸は，滋陰補腎の作用があり，腎陰虚が原因で陰部の乾燥感・熱感・かゆみを起こし，手足のほてり，のぼせなどの症状が認められる場合には，温清飲と併用する．
- 黄連解毒湯は，清熱瀉火，解毒，清熱化湿，止血の作用があり，三焦熱盛・火毒が原因で陰部の搔痒感を発症した場合に用いる．
- 当帰飲子は，養血去風の作用があり，血虚風盛が原因で陰部の搔痒感を発症し，皮膚の乾燥感などがみられる場合に用いる．

習慣性流産

概 説

習慣性流産は，連続3回以上の自然流産の繰り返しを指す．その原因は胎児側，母体側，母児関連に分けられる．

漢方医学では，習慣性流産を「滑胎」と呼び，腎虚，陰虚火旺，血虚，気虚，気血両虚，瘀血などが原因と考えられている．治療では，原因治療とともに患者の体質，発症の原因，症状の違いに応じた漢方製剤を投与する．

症状による漢方製剤の使い方

月経過少，顔色が悪い，貧血気味，疲れやすい，四肢の冷え，むくみなどを伴う場合	当帰芍薬散 23	→ p178
妊娠時の出血，下腹部の痛み，手足の冷え，貧血などを伴う場合	芎帰膠艾湯 77	→ p242
胃腸の虚弱，食欲不振，やせ，悪心，嘔吐，軟便などを伴う場合	六君子湯 43	→ p208
月経過少，疲労倦怠感，皮膚の乾燥感，手足の冷えなどを伴う場合	十全大補湯 48 あるいは 人参養栄湯 108	→ p212 → p273
疲れやすい，めまい，息切れ，やせ，内臓下垂などを伴う場合	補中益気湯 41	→ p206
月経過少，手足のほてり，のぼせ，口や咽喉部の乾燥感などを伴う場合	六味丸 87 ＋ 四物湯 71	→ p252 → p235

処方のポイント

- 当帰芍薬散は，養血疏肝，健脾利湿の作用があり，血虚肝鬱・脾虚湿滞が原因で流産を起こし，貧血や貧血気味，四肢の冷え，むくみなどを伴う場合に投与する．安胎の薬としてよく使われる．
- 芎帰膠艾湯は，補血止血，調経安胎の作用があり，血虚・経血不調が原因で妊娠時の出血を起こし，下腹部痛，手足の冷えを伴う場合に用いる．
- 六君子湯は，益気補中，健脾養胃，化痰行気の作用があり，脾胃虚弱・痰停気滞が原因で流産を起こし，食欲不振，疲れやすいなどを伴う場合に用いる．
- 十全大補湯は，温補気血の作用があり，気血両虚が原因で流産を起こし，疲労倦怠感，疲れやすい，貧血，食欲不振などを伴う場合に投与する．
- 人参養栄湯は，気血双補，安神，去痰，止咳の作用があり，十全大補湯の症状に精神不安，咳などを伴う場合に用いる．
- 補中益気湯は，補中益気，昇陽の作用があり，気虚や気虚下陥が原因で流産を起こし，疲労倦怠感，自汗，内臓下垂などを伴う場合に用いる．
- 六味丸は，滋陰補腎の作用があり，腎陰虚・血虚が原因で流産を起こし，貧血，手足のほてり，のぼせ，寝汗などを伴う場合には，四物湯と併用する．

産褥精神障害

概説

産褥期は，内分泌を中心とする母体の生理機能の激変と，母親になったことによる環境の変化や育児に伴う不安や疲労などが相まって，女性の一生の中でも特に精神障害が起こりやすい時期である．臨床では産後うつ病や産褥精神病などがよくみられる．

漢方医学では，血虚，瘀血，腎虚，心腎不交，心脾両虚などが原因と考えられている．治療では，患者の体質，臨床症状に応じた漢方製剤を投与することで体質の改善,症状の軽減が得られる．

症状による漢方製剤の使い方

症状	漢方製剤
産後に下腹部の脹痛・圧痛，精神不安，イライラ，怒りやすい，便秘，はなはだしいときに狂燥状態を呈する場合	桃核承気湯 61 → p224
悪露，出血の継続，腹痛，腰痛，腹部の冷えなどを伴う場合	桂枝茯苓丸 25 → p182
出血性悪露の継続，出血による貧血，手足の冷えなどを伴う場合	芎帰膠艾湯 77 → p242
精神不安が著しい，顔色が悪い，疲労倦怠感，動悸，不眠などを伴う場合	加味帰脾湯 137 → p299
憂うつ気分，イライラ，怒りやすい，のぼせなどを伴う場合	加味逍遥散 24 → p180
貧血，疲労倦怠感，皮膚の乾燥感，手足の冷え，食欲不振などを伴う場合	人参養栄湯 108 → p273

処方のポイント

- 桃核承気湯は，破血下瘀，通便の作用があり，下焦瘀血が原因で精神障害を患い，下腹部痛，のぼせ，便秘などを伴う場合に用いる．
- 桂枝茯苓丸は，活血化瘀，緩消癥塊の作用があり，瘀血が原因で精神障害を患い，悪露，下腹部痛，腹部の冷えなどを伴う場合に用いる．
- 芎帰膠艾湯は，補血止血，調経安胎の作用があり，血虚・経血不調が原因で精神障害を患い，出血性悪露の継続，貧血，手足の冷えを伴う場合に用いる．
- 加味帰脾湯は，気血双補，補脾，養心安神の作用があり，心脾両虚が原因で精神障害を患い，疲れやすい，動悸，不眠，貧血や貧血気味などを伴う場合に用いる．
- 加味逍遥散は，疏肝清熱，健脾養血の作用があり，肝気鬱結が原因で精神障害を患い，イライラ，怒りやすい，憂うつ気分などを伴う場合に用いる．
- 人参養栄湯は，気血双補，安神，去痰，止咳の作用があり，気血両虚が原因で精神障害を引き起こし，疲労倦怠感，貧血，不安感などを伴う場合に用いる．

子宮筋腫

概 説

　子宮筋腫は，性成熟期女性の30～40％にみられる良性平滑筋腫瘍である．主訴は過多月経，月経困難および不正性器出血で，不妊症や貧血症の原因にもなる．
　漢方医学では，瘀血，腎虚，肝気鬱結，気滞などが原因と考えられている．治療では，患者の体質，臨床症状に応じた漢方製剤を投与する．

症状による漢方製剤の使い方

症状	漢方製剤
激しい月経痛，赤黒い血塊，経血は紫暗色，下腹部痛，四肢の冷えなどを伴う場合	桂枝茯苓丸 25 →p182
下腹部痛，月経痛，無月経，頭痛，便秘などを伴う場合	桃核承気湯 61 →p224
月経痛，血塊，経血は暗紅色，月経不順，便秘などを伴う場合	通導散 105 →p270
憂うつ気分，イライラ，怒りやすい，月経痛などを伴う場合	加味逍遥散 24 →p180

処方のポイント

- 桂枝茯苓丸は，活血化瘀，緩消癥塊の作用があり，瘀血が原因で子宮筋腫ができ，月経痛，赤黒い血塊，下腹部痛などを伴う場合に用いる．
- 桃核承気湯は，破血下瘀，通便の作用があり，下焦瘀血が原因で子宮筋腫ができ，下腹部痛，無月経，便秘などを伴う場合に用いる．
- 通導散は，活血化瘀，通下の作用があり，瘀血内停が原因で子宮筋腫ができ，月経痛，血塊，経血の色は暗紅色，便秘などがみられる場合に用いる．
- 加味逍遥散は，疏肝清熱，健脾養血の作用があり，肝気鬱結が原因で子宮筋腫ができ，憂うつ気分，イライラなどを伴う場合に用いる．

小児の喘息

概説

　小児の喘息は，小児臨床ではよくみられる症状である．近年では吸入性ステロイド薬の使用によって，治療効果が高まっている．

　漢方医学では，寒邪，熱邪，気虚，気滞，気逆，腎虚などが原因と考えられている．臨床では，体質，発症の原因，症状の違いを弁証し，それに応じた漢方製剤を投与することで，発作時の症状の軽減，体質の改善，再発の予防，ステロイド薬の減量などの効果が期待される．

症状による漢方製剤の使い方

症状	漢方製剤	番号	頁
気管支炎に伴う喘息に，激しい咳，黄色の痰，発熱などを伴う場合	麻杏甘石湯	55	→ p218
比較的体力がある小児で，喘息，口渇，激しい咳がみられる場合	五虎湯	95	→ p260
寒くなると喘息が誘発され，水様性の鼻汁，泡沫水様の痰を伴う場合	小青竜湯	19	→ p174
喘息，咳，イライラ，精神不安，抑うつ傾向をみとめる場合	神秘湯	85	→ p250
ストレスで喘息が誘発され，胸や喉のつかえ感，胸苦しい，過換気などを伴う場合	柴朴湯	96	→ p261
虚弱体質，疲れやすい，成長の遅延，喘息を繰り返し治りにくい場合	六味丸	87	→ p252

処方のポイント

- 麻杏甘石湯は，辛涼宣泄，清肺平喘の作用があり，熱邪が原因の喘息に用いる．気管支の炎症が著しい場合には，清肺湯と抗菌薬を併用する．
- 五虎湯は，宣瀉肺熱，平喘止咳の作用があり，熱邪が原因で喘息を引き起こした場合に用いる．
- 小青竜湯は，解表散寒，温肺化飲の作用があり，寒邪が原因で喘息を生じた場合に用いる．
- 神秘湯は，平喘止咳，疏肝解鬱，理気化痰の作用があり，ストレスが原因で喘鳴を起こし，呼吸困難，胸苦しい，イライラ，精神不安などを伴う場合に用いる．
- 柴朴湯は，疏肝解鬱，補気健脾，理気降逆，去痰止咳，和解少陽の作用があり，肝鬱気滞・痰結が原因で喘息を起こし，過換気，煩燥感，精神不安，胸苦しいなどを伴う場合に用いる．
- 六味丸は，滋陰補腎の作用があり，腎陰虚・腎不納気が原因で喘息を起こし，虚弱体質，手足のほてり，寝汗，成長の遅延などを伴う場合に体質改善や発作予防の目的で投与する．

小児心身症

概説

　小児心身症とは，心と体の発達過程にある小児期にみられ，精神的な問題や行動障害などが原因で身体に現れる多彩な症状の総称である．

　漢方医学では，小児が成人と異なり，臓器，脳，精神などの身体全体が発達途中にあることを重視し，体質，臨床症状に応じた漢方製剤を用い，生体のエネルギーバランスを調整し，自律神経の働きを改善し，治癒力を高めることで，自覚症状を軽減，消失させる．

症状による漢方製剤の使い方

症状	漢方製剤	番号	参照
落ちつきがない，イライラ，手足のふるえ，顔面のチック，不眠，夜泣きなどがみられる場合	抑肝散	54	→ p217
抑肝散の症状より体力低下，症状が慢性化している場合	抑肝散加陳皮半夏	83	→ p248
興奮状態，精神不安，息止め発作，夜泣き，感情の変化が激しい場合	甘麦大棗湯	72	→ p236
イライラ，怒りやすい，不眠，動悸，夜泣きなどがみられる場合	柴胡加竜骨牡蛎湯	12	→ p164
手足の冷え，神経過敏，虚弱傾向，夜尿，無気力の場合	桂枝加竜骨牡蛎湯	26	→ p184
咽喉部の違和感，吐き気，不安，緊張しやすく小声，声のふるえ，質問すると緊張してふるえるような場合	半夏厚朴湯	16	→ p170
体質虚弱の子どもで緊張すると下腹部痛があり，リラックスすると楽になる場合	小建中湯	99	→ p264
精神不安が著しい，動悸，顔色が悪い，食欲不振，不眠などの場合	加味帰脾湯	137	→ p299

小児疾患の症状

> **処方のポイント**
> - 抑肝散は，平肝解痙，補気血の作用があり，肝熱が原因で心身症を起こし，落ちつきがない，手足のふるえ，顔面のけいれんなどがみられる場合に投与する．抑肝散の症状より体力低下，症状が慢性化している場合には抑肝散加陳皮半夏を用いる．
> - 甘麦大棗湯は，養心安神，和中緩急の作用があり，心気陰虚が原因で心身症を起こし，夜泣き，感情の起伏が激しいなどがみられる場合に用いる．
> - 柴胡加竜骨牡蛎湯は，疏肝和脾，重鎮安神の作用があり，肝気不疏・心神不安が原因で心身症を起こし，興奮しやすい，イライラなどがみられる場合に用いる．
> - 桂枝加竜骨牡蛎湯は，調補陰陽，収斂固渋の作用があり，陰陽両虚が原因で心身症を起こし，虚弱傾向，神経過敏，夜尿などがみられる場合に用いる．
> - 半夏厚朴湯は，行気解鬱，降逆化痰の作用があり，気滞が原因で心身症を起こし，咽喉の違和感や閉塞感などがみられる場合に投与する．
> - 小建中湯は，補虚温中，和裏緩急の作用があり，脾胃の虚寒を温め補い，虚・寒・痛の病証を治療する．臨床では腹部の冷え，緊張すると腹痛がある場合に適応する．
> - 加味帰脾湯は，益気健脾，養心補血，疏肝清熱の作用があり，心脾両虚・肝鬱化熱が原因で心身症を起こし，不安感，動悸，不眠，貧血気味などがみられる場合に投与する．

起立性調節障害

概説

　起立性調節障害は，起立という動作に対する循環器系の反応，調節が不十分であるため，さまざまな症状を呈する．臨床では立ちくらみ，めまい，動悸，息切れ，食欲不振，疲れやすい，頭痛などの症状がみられる．

　漢方医学では，気虚，血虚，気血両虚，腎虚，心脾両虚，心腎不交などが原因と考えられている．治療では，体質，症状，発症の原因に応じた漢方製剤を投与することで効果が認められる．

症状による漢方製剤の使い方

症状	漢方製剤	番号	参照
立ちくらみ，ふらつき，低血圧，手足の冷え，胃腸が弱い，頭痛などを伴う場合	桂枝人参湯	82	→p247
立ちくらみ，めまい，ふらつき，動悸，むくみ，冷え症などを伴う場合	苓桂朮甘湯	39	→p204
ふらつき，食欲不振，疲れやすい，上腹部のつかえ感などを伴う場合	六君子湯	43	→p208
ふらつき，疲れやすい，やせ，内臓下垂などを伴う場合	補中益気湯	41	→p206
ふらつき，貧血や貧血気味，動悸，不眠，精神不安などを伴う場合	帰脾湯	65	→p229
体質虚弱の人でふらつき，緊張しやすい，緊張すると腹痛が現れる場合	小建中湯	99	→p264

処方のポイント

- 桂枝加人参湯は，温中散寒，健脾益気，辛温解表の作用があり，陽虚または気虚が原因で低血圧や起立性調節障害を起こした場合に投与する．
- 苓桂朮甘湯は，温化痰飲，健脾利湿の作用があり，寒湿が原因で起立性調節障害を起こし，めまい，むくみ，冷え症などがみられる場合に投与する．
- 六君子湯は，益気補中，健脾養胃，化痰行気の作用があり，脾胃虚弱が原因で起立性調節障害を起こし，食欲不振，疲れやすい，軟便や下痢などがみられる場合に投与する．
- 補中益気湯は，補中益気，昇陽挙陥の効能があり，気虚や気虚下陥が原因で起立性調節障害を起こし，ふらつき，疲れやすい，内臓下垂などの症状を伴う場合に用いる．
- 帰脾湯は，益気健脾，養心補血の作用があり，心脾両虚が原因で起立性調節障害を起こし，ふらつき，動悸，不安感，不眠，貧血などを伴う場合に投与する．
- 小建中湯は，補虚温中，和裏緩急の作用があり，脾胃の虚寒を温め補い，虚・寒・痛の病証を治療する．臨床では腹部の冷え，ふらつき，虚弱体質などがみられる場合に適応する．

夜尿症

概説

　夜尿症とは，5歳を過ぎても週2回以上の頻度で，3カ月以上連続して夜間睡眠中に遺尿を認めるものである．原因は睡眠中の抗利尿ホルモンの分泌不全，覚醒障害，機能的膀胱容量の減少，ストレスなどと考えられている．

　漢方医学では，腎気虚，肺気虚，脾気虚，肝気鬱結，虚寒，湿熱などが原因と考えられている．治療では，体質，症状の違いに応じた漢方製剤を投与する．

症状による漢方製剤の使い方

症状	漢方製剤	番号	ページ
疲れやすい，手足のほてり，口や咽喉の乾燥感，寝汗などを伴う場合	六味丸	87	→ p252
やせて顔色が悪い，手足の冷え，神経過敏，気力がないなどを伴う場合	桂枝加竜骨牡蛎湯	26	→ p184
体質虚弱，疲れやすい，腹痛などを伴う場合	小建中湯	99	→ p264
体力があり，睡眠が深く，なかなか目が覚めない，熱感などを伴う場合	越婢加朮湯	28	→ p188
落ちつかない，イライラ，怒りやすい，手足のふるえなどを伴う場合	抑肝散	54	→ p217

処方のポイント

- 六味丸は，滋陰補腎の作用があり，腎陰虚が原因で夜尿症を起こし，疲れやすい，手足のほてり，寝汗などを伴う場合に投与する．
- 桂枝加竜骨牡蛎湯は，調補陰陽，収斂固渋の作用があり，陰陽両虚が原因で夜尿症を起こし，やせ，手足の冷え，神経過敏などを伴う場合に投与する．
- 小建中湯は，補虚温中，和裏緩急の作用があり，脾胃虚寒が原因で夜尿症を起こし，疲れやすい，腹痛などを伴う場合に投与する．
- 越婢加朮湯は，散風清熱，宣肺行水の作用があり，湿熱が原因で夜尿症を起こし，睡眠が深くなかなか目が覚めない，熱感などを伴う場合に投与する．
- 抑肝散は，平肝解痙，補気血の作用があり，肝熱が原因で夜尿症を起こし，イライラ，落ち着かない，多動などを伴う場合に投与する．

慢性頭痛

概説

小児の慢性頭痛は，実態が明らかではないが，日常的によくみられる愁訴である．原因は多彩で，臨床では，原因を取り除く治療可能なものは，ただちに行う．

漢方医学では，気虚，水湿内停，肝熱，腎虚，血瘀などが原因と考えられている．治療では，臨床症状，体質，頭痛の性質などを弁証し，それに応じた漢方製剤を選択して用いる．

症状による漢方製剤の使い方

症状	処方	番号	ページ
低血圧，立ちくらみ，ふらつき，手足の冷えなどを伴う場合	桂枝人参湯	82	→p247
気候の変化で誘発あるいは悪化，時に悪心，嘔吐，吐き気，むくみなどを伴う場合	五苓散	17	→p172
冷えると頭痛が誘発され，頸部の痛みやこわばり，肩こりを伴う場合	葛根湯	1	→p148
寒冷や冷たい風に当たると頭痛が誘発される場合	川芎茶調散	124	→p289
胃腸の虚弱，手足の冷感，悪心，嘔吐，頭痛を繰り返す場合	呉茱萸湯	31	→p192

処方のポイント

- 桂枝加人参湯は，温中散寒，健脾益気，辛温解表の作用があり，気虚が原因で頭痛を起こし，低血圧，立ちくらみ，冷えなどを伴う場合に投与する．
- 五苓散は，利水滲湿，通陽化気の作用があり，水湿が原因で頭痛を生じ，頭重感，むくみ，悪心，嘔吐などを伴う場合に用いる．
- 葛根湯は，辛温解表，発汗，舒筋の作用があり，寒冷が原因で後頭部・頸部・肩・背部の痛みを起こした場合に投与する．
- 川芎茶調散は，疏風止痛の作用があり，風寒侵入が原因で後頭部や頭頂部の痛みを引き起こした場合に投与する．
- 呉茱萸湯は，散寒止嘔，温胃止痛，健脾益気の作用があり，寒滞肝脈が原因で頭痛を繰り返し，体質の虚弱，手足の冷え，悪心，嘔吐を伴う場合に用いる．

小児湿疹

概説

小児湿疹は，尋常性湿疹，内因性湿疹，脂漏性湿疹などがあり，原因はさまざまで，皮膚が外部からの何らかの刺激を受け，その結果炎症を引き起こしたものである．

漢方医学は，胎熱，陰虚化熱，血燥，湿熱，熱毒，血虚などが原因と考えられている．治療では，局部の治療に合わせて，発病の原因，体質，臨床症状の違いなどを弁証し，それに応じた漢方製剤を投与する．

症状による漢方製剤の使い方

症状	処方	番号	頁
炎症性湿疹，かゆみ，痂皮の形成などがみられる場合	柴胡清肝湯	80	→p245
顔面や頭部の湿疹，分泌物が多い，びらん，痂皮，掻痒感などがみられる場合	治頭瘡一方	59	→p222
患部は散発性，あるいはびまん性の発疹で覆われ，滲出液は少ない場合	十味敗毒湯	6	→p153
皮膚の熱感や炎症が強い，湿疹を繰り返し，激しい掻痒感がある場合	黄連解毒湯	15	→p168
全身の湿疹に皮膚の熱感や乾燥感，湿疹を繰り返し治りにくい場合	温清飲＋黄連解毒湯	57／15	→p220／→p168
慢性湿疹，皮膚の熱感や乾燥感，かゆみ，手足のほてりなどがみられる場合	六味丸	87	→p252

処方のポイント

- 柴胡清肝湯は，瀉火解毒，疏肝活血の作用があり，火毒・肝鬱・血瘀が原因で皮膚の炎症性湿疹，かゆみ，痂皮などがみられる場合に投与する．
- 治頭瘡一方は，去風燥湿，和血解毒の作用があり，風湿の侵入，熱毒などが原因で湿疹を起こし，皮膚の紅潮，分泌物が多く，かゆみや熱感がみられる場合に用いる．
- 十味敗毒湯は，発汗解表，消鬱止痛の作用があり，外感風寒湿邪が原因で湿疹を発症し，丘疹，散在的な皮膚の感染，ニキビなどがみられる場合に用いる．
- 黄連解毒湯は，清熱瀉火，解毒，清熱化湿，止血の作用があり，三焦熱盛，火毒が原因で湿疹を起こし，皮膚の炎症が強く，分泌物が多く，熱感が強い場合に用いる．
- 温清飲は，養血活血，清熱瀉火の作用があり，血虚瘀滞，熱毒が原因で湿疹を起こし，皮膚の熱感，掻痒感，乾燥感などがみられる場合に用いる．皮膚の熱感やかゆみが強い場合には，黄連解毒湯を併用する．
- 六味丸は，滋陰補腎の作用があり，腎陰虚が原因で皮膚の湿疹を起こし，皮膚の熱感や乾燥感，かゆみ，手足のほてりなどがみられる場合に投与する．

慢性下痢

概説

慢性下痢は，慢性胃腸炎，消化不良，潰瘍性大腸炎，クローン病，過敏性腸症候群などの慢性胃腸疾患にみられる症状である．

漢方医学では，脾気虚，脾胃虚寒，脾腎陽虚，肝鬱脾虚などが原因と考えられている．治療では，体質，臨床症状の違いによっていくつかのタイプに分け，それぞれのタイプ（証）に応じた漢方製剤を投与することで，下痢症状の軽減，体質の改善などの効果が得られる．

症状による漢方製剤の使い方

体力の低下，やせ，顔色が悪い，食欲不振，嘔吐，腹痛などを伴う場合	啓脾湯 128 → p293
上腹部の不快感，悪心，嘔吐，腹中雷鳴，不安などを伴う場合	半夏瀉心湯 14 → p166
食欲不振，疲れやすい，唾液分泌過多，温かい飲食物を好むなどの場合	人参湯 32 → p194
胃腸機能の低下，食欲不振，疲れやすいなどを伴う場合	四君子湯 75 → p239
心窩部の振水音，悪心，嘔吐，吐き気，むくみなどを伴う場合	五苓散 17 → p172
胸脇苦満，尿量減少，むくみ，口渇などを伴う水瀉性下痢の場合	柴苓湯 114 → p279

処方のポイント

- 啓脾湯は，健脾益胃，消食止瀉の作用があり，脾胃気虚が原因で下痢を起こし，食欲不振，嘔吐，腹痛などがみられる場合に投与する．
- 半夏瀉心湯は，和胃降逆，開結除痞の作用があり，胃気不和が原因で下痢を起こし，悪心，嘔吐などがみられる場合に投与する．
- 人参湯は，温中散寒，補益脾胃の作用があり，脾胃虚寒が原因で下痢を起こし，腹部の冷痛，温かいものを好み冷たいものを嫌う場合に用いる．
- 四君子湯は，益気補中，健脾養胃，化痰行気の作用があり，脾胃気虚が原因で下痢を起こし，食欲不振，疲れやすいなどがみられる場合に投与する．
- 五苓散は，利水滲湿，通陽化気の作用があり，水湿停滞が原因で下痢を起こし，むくみ，悪心，嘔吐などの症状がみられる場合に用いる．
- 柴苓湯は，疏肝和胃，利水滲湿の作用があり，肝胃不和・水湿停滞が原因で下痢を起こし，胃部のつかえ感，腹部膨満感，悪心，嘔吐などがみられる場合に用いる．

虚弱児

概説

虚弱児は，さまざまな疾患，あるいは病後の回復が遅れたことなどにより，心身が虚弱状態にある小児のことである．臨床では元気がない，活溌さに欠ける，易感染，食欲不振，疲労倦怠感，体重減少などがあげられる．

漢方医学では，気虚，血虚，気血両虚，陰虚，陽虚などが原因と考えられている．治療では，体質，臨床症状に応じた漢方製剤を投与することで体質の改善，成長の促進などの効果が期待される．

症状による漢方製剤の使い方

症状	漢方製剤	番号	頁
胃腸機能の低下，やせ，食欲不振，疲れやすい場合	四君子湯	75	→ p239
食欲不振，疲れやすい，軟便あるいは下痢便，上腹部の不快感などがみられる場合	六君子湯	43	→ p208
腹部の冷えや冷痛，温かい飲食物を好み，流涎，食欲不振などがみられる場合	人参湯	32	→ p194
胃腸が弱い，疲れやすい，風邪をひきやすい，やせ，脱肛などがみられる場合	補中益気湯	41	→ p206
体質虚弱，疲れやすい，腹痛などを伴う場合	小建中湯	99	→ p264
低身長，疲れやすい，手足のほてり，寝汗などがみられる場合	六味丸	87	→ p252

処方のポイント

- 四君子湯は，益気補中，健脾養胃，化痰行気の作用があり，脾胃気虚が原因で虚弱を起こし，食欲不振，疲れやすい，やせなどの症状がみられる場合に投与する．
- 六君子湯は，益気補中，健脾養胃，化痰行気の作用があり，脾胃虚弱が原因で虚弱を起こし，胃腸機能の低下，食欲不振，疲れやすいなどの症状がみられる場合に投与する．
- 人参湯は，温中散寒，補益脾胃の作用があり，脾陽虚や脾胃虚寒が原因で虚弱を起こし，腹部の冷え，温かい飲食物を好むなどがみられる場合に投与する．また腹部の冷えが強い場合には，附子理中湯を用いる．
- 補中益気湯は，補中益気，昇陽挙陥，甘温除熱の作用があり，気虚や気虚下陥が原因で虚弱を起こし，著しい疲労倦怠感，やせ，内臓下垂などの症状がみられる場合に投与する．
- 小建中湯は，補虚温中，和裏緩急の作用があり，脾胃の虚寒を温め補い，虚・寒・痛の病証を治療する．臨床では虚弱児の腹部の冷え，緊張すると腹痛がある場合に適応する．
- 六味丸は，滋陰補腎の作用があり，腎陰虚が原因で虚弱を起こし，発達遅延，低身長，やせ，寝汗などがみられる場合に投与する．

肥満症

概 説

　肥満とは，正常と比べて体重が重い，または体脂肪が過剰に蓄積した状態を指し，遺伝，年齢，飲食習慣，運動量，ストレスなどと深い関係がある．

　漢方医学では，痰湿，脾気虚，血瘀，肝気鬱結，気虚水滞，脾腎陽虚などが原因と考えられている．治療では，体質，臨床症状に応じた漢方製剤を投与することで体質の改善，体重軽減などの効果がみられる．

症状による漢方製剤の使い方

皮下脂肪が多く，太鼓腹，油濃いものや飲酒を好む，便秘などがある場合	防風通聖散 62 → p226
高血圧傾向，イライラ，落ちつきがない，顔面の紅潮，便秘，脂肪肝などがある場合	大柴胡湯 8 → p156
食べないとイライラする，落ちつきがないなどの過食症状を伴う場合	加味逍遥散 24 → p180
水太り体質で疲れやすく，汗が多い，むくみがある場合	防已黄耆湯 20 → p175
高血圧，頭痛，月経困難，不眠，のぼせ，便秘などがある場合	通導散 105 → p270

処方のポイント

- 防風通聖散は，疏風解表，瀉熱通下の作用があり，熱邪内停が原因で肥満を起こし，便秘，腹部の皮下脂肪が多い場合に投与する．
- 加味逍遥散は，疏肝清熱，健脾養血の作用があり，肝気鬱結が原因で肥満を引き起こし，イライラ，食べないと落ちつかないなどの症状を伴う場合に用いる．
- 大柴胡湯は，和解少陽，通瀉熱結の作用があり，少陽鬱熱・陽明実滞が原因で肥満を起こし，腹部膨満感，便秘，脂肪肝などを伴う場合に用いる．
- 防已黄耆湯は，補気健脾，利水消腫，去風止痛の作用があり，気虚水停が原因で肥満を起こし，水太り，多汗，むくみなどを伴う場合に用いる．
- 通導散は，活血化瘀，通下の作用があり，瘀血内停が原因で肥満を起こし，高血圧，頭痛，のぼせ，便秘などを伴う場合に用いる．

原因不明の発熱

概説

諸種の検査で異常はないが，発熱を繰り返す場合は治療に困難をきたすことがある．

漢方医学では，原因不明の発熱は気虚，血虚，陰虚，陽虚，気鬱などが原因と考えられている．治療では，熱の出方や程度，患者の体質，熱に伴う症状などにより弁証し，証に応じた漢方製剤を選択する．

症状による漢方製剤の使い方

疲労倦怠感が強く，疲れると発熱する場合	補中益気湯 41 → p206
微熱，悪寒があり，悪寒の後に発熱を繰り返す場合	柴胡桂枝湯 10 → p160
手足のほてり，のぼせ，口内の乾燥感，寝汗，午後や夜間に発熱を繰り返す場合	六味丸 87 → p252
皮膚につやがなく，顔・口唇・爪などの血色が悪い，微熱を繰り返す場合	温清飲 57 → p220
貧血や貧血気味，疲れやすい，精神不安，不眠，動悸などを伴う場合	加味帰脾湯 137 → p299
発熱，煩燥，胸脇苦満，口苦，イライラ，生理前後に熱が出る場合	加味逍遥散 24 → p180

処方のポイント

- 補中益気湯は，補中益気，昇陽挙陥，甘温除熱の作用があり，気虚が原因で発熱し，疲労倦怠感，疲れると発熱するなどがみられる場合に投与する．
- 柴胡桂枝湯は，和解少陽，解表の作用があり，かぜやインフルエンザの回復期に微熱，悪寒などの症状がみられる場合に用いる．
- 六味丸は，滋陰補腎の作用があり，陰虚内熱が原因で発熱し，午後や夜間になると熱が出やすい，手足のほてり，寝汗などを伴う場合に投与する．
- 温清飲は，養血活血，清熱瀉火の作用があり，血虚・血熱が原因で発熱し，貧血や貧血気味などを伴う場合に用いる．
- 加味帰脾湯は，益気健脾，養心補血，疏肝清熱の作用があり，心脾両虚が原因で発熱し，疲れやすい，貧血，精神不安などを伴う場合に投与する．
- 加味逍遥散は，疏肝清熱，健脾養血の作用があり，肝気鬱結が原因で発熱し，イライラ，生理前後に発熱する場合に投与する．

内臓下垂

🌓 概 説

　内臓下垂とは，胃下垂，腎下垂，子宮脱，脱肛などを指す．内臓下垂の有効な治療法はいまだ見つかっていない．

　漢方医学では，気虚や気虚下陥が原因で内臓下垂を引き起こすと考えられている．内臓下垂の初期の段階で，体質，臨床症状に応じた漢方製剤を投与すると，その効果が期待できる．また内臓下垂に伴う全身の症状も改善される．

症状による漢方製剤の使い方

内臓下垂があり，疲労倦怠感，疲れやすい，やる気が出ない，自汗などを伴う場合	………………… 補中益気湯 **41** → p206
内臓下垂があり，食欲不振，味を感じない，疲れやすい，下痢や軟便などを伴う場合	……………………… 六君子湯 **43** → p208

処方のポイント

- 補中益気湯は，補中益気，昇陽挙陥の作用があり，気虚や気虚下陥が原因で内臓下垂を起こし，疲れやすい，疲労倦怠感，食欲不振などの症状を伴う場合に投与する．
- 六君子湯は，益気補中，健脾養胃，化痰行気の作用があり，脾胃虚弱が原因で消化吸収機能が弱く，補中益気湯を投与すると胃もたれや吐き気がする場合に用いる．まず六君子湯を投与して胃の状態が改善した後に補中益気湯を投与する．

抗癌剤治療の副作用

概 説

　癌の診断や治療においては，まず西洋医学の手法を最優先し，必要に応じた手術や抗癌剤，放射線治療などを行う．しかし，抗癌剤や放射線療法には副作用を伴うことがあり，その副作用の防止や体力回復を目的に漢方薬を併用するとよい．

　さらに抗癌剤や放射線の治療が困難な場合は，漢方製剤による治療により，体力低下，全身疲労倦怠感，食欲不振，吐き気，嘔吐，下痢などの症状を改善し，患者の生活の質を向上させる．臨床では，体質，症状の違いに応じた漢方製剤を選択して用いることで治療効果を高めている．

症状による漢方製剤の使い方

食欲不振，味を感じない，悪心，嘔吐，下痢，疲れやすいなどがみられる場合	六君子湯 43 → p208
胃腸が弱い，疲れやすい，疲労倦怠感，内臓下垂，やせなどがみられる場合	補中益気湯 41 → p206
貧血，全身疲労倦怠感，皮膚につやがない，顔色が悪いなどの場合	十全大補湯 48 → p212
十全大補湯の症状に精神不安，咳，喀痰などを伴う場合	人参養栄湯 108 → p273
腹部の術後に伴う腹部膨満感，腹痛，腹部の冷えなどがみられる場合	大建中湯 100 → p265
手足のほてり，疲れやすい，頻尿，排尿困難などがある場合	六味丸 87 → p252

処方のポイント

- 六君子湯は，益気補中，健脾養胃，化痰行気の作用があり，抗癌剤の治療で胃腸機能障害を起こし，吐き気，嘔吐，食欲不振，下痢などの症状がみられる場合に投与する．
- 補中益気湯は，補中益気，昇陽挙陥，甘温除熱の作用があり，抗癌剤の治療で著しい疲労倦怠感，食欲不振，内臓下垂などの症状がみられる場合に投与する．
- 十全大補湯は，温補気血の作用があり，抗癌剤の治療で著しい貧血，顔色が悪い，疲労倦怠感，赤血球数や白血球数の減少などがみられる場合に投与する．
- 人参養栄湯は，気血双補，安神，去痰，止咳の作用があり，十全大補湯の症状に精神不安，咳などを伴う場合に用いる．
- 大建中湯は，温中補虚，降逆止痛の作用があり，腹部の手術後に腸管通過障害に伴う腹部膨満感，腹痛，腹部の冷えなどがみられる場合に投与する．
- 六味丸は，滋陰補腎の作用があり，抗癌剤の治療が原因で腎陰虚の症候を起こし，手足のほてり，疲れやすい，頻尿や尿閉などがみられる場合に投与する．

放射線治療の副作用

概説

現在，癌の治療は，手術，抗癌剤，放射線の3つの治療法が中心となっている．抗癌剤や放射線の治療に伴うさまざまな副作用に対して，患者の体質，臨床症状に応じた漢方製剤を投与することで副作用の予防，症状の軽減などの効果が得られる．

症状による漢方製剤の使い方

症状	漢方製剤
頭頸部の放射線治療で，口腔粘膜の発赤・びらん，熱感，痛みなどが著しい場合	黄連解毒湯 15 → p168
口内炎，舌炎，ビリビリする舌痛，胃の痛みなどがみられる場合	半夏瀉心湯 14 → p166
鼻や副鼻腔の慢性炎症で，鼻閉，鼻水，後鼻漏咽喉炎などがみられる場合	荊芥連翹湯 50 → p213
扁桃腺の炎症で局部の発赤，脹れ，痛み，発熱などがみられる場合	小柴胡湯加桔梗石膏 109 → p274
膀胱や前立腺の放射線治療で排尿痛，残尿感，頻尿，発熱などがみられる場合	五淋散 56 → p219
頻尿，残尿感，手足のほてり，のぼせ，寝汗，腰や足の脱力感などがみられる場合	六味丸 87 → p252

処方のポイント

- 黄連解毒湯は，清熱瀉火，解毒，清熱化湿，止血の作用があり，頭頸部の放射線治療が原因で口腔粘膜の発赤・糜爛，熱感，激しい痛みなどがある場合に用いる．
- 半夏瀉心湯は，和胃降逆，開結除痞の作用があり，頭頸部の放射線治療が原因で口内炎や潰瘍を発症した場合に用いる．
- 荊芥連翹湯は，養血涼血，清熱解毒の作用があり，頭頸部の放射線治療が原因で口腔・咽喉をはじめ，頭頸部領域の炎症が慢性化して粘稠な鼻汁が多く，鼻閉や後鼻漏がみられる場合に投与する．
- 小柴胡湯加桔梗石膏は，清熱利咽の作用があり，頭頸部の放射線治療が原因で局部の発赤，脹れ，痛み，発熱などがみられる場合に用いる．
- 五淋散は，清熱涼血，利水通淋の作用があり，膀胱や前立腺の放射線治療で発熱，排尿痛，頻尿，尿のきれが悪い，残尿感，下腹部の痛みや不快感などの症状がみられる場合に用いる．
- 六味丸は，滋陰補腎の作用があり，膀胱や前立腺の放射線治療で頻尿や尿閉，手足のほてり，のぼせ，寝汗などを伴う場合に投与する．

末期癌の対応

概説

末期癌とは，手術，抗癌剤，放射線療法などで積極的な治療ができない状態で，対症療法や緩和ケアを施す段階を指す．

漢方医学では，末期癌の患者に対する生活の質の改善を主な目的とし，体質，臨床症状に応じた漢方製剤を投与することで，癌との共存，延命効果，苦痛の軽減などが期待できる．

症状による漢方製剤の使い方

症状	漢方製剤
食欲不振，味を感じない，悪心，嘔吐，下痢，疲れやすいなどがみられる場合	六君子湯 43 → p208
食欲不振，悪心，下痢，腹部膨満感，疲れやすい，腹水などがみられる場合	六君子湯 43 → p208 ＋ 五苓散 17 → p172
胃腸が弱い，疲れやすい，疲労倦怠感，内臓下垂，やせなどの場合	補中益気湯 41 → p206
著しい貧血，疲労倦怠感，皮膚につやがない，顔色が悪いなどがみられる場合	十全大補湯 48 → p212 あるいは 人参養栄湯 108 → p273
精神不安，貧血，動悸，不眠，疲れやすいなどがみられる場合	加味帰脾湯 137 → p299
腹部の術後に腹部膨満感，腹痛，元気がない，便通が悪いなどがみられる場合	大建中湯 100 → p265
肝臓癌で右脇部の痛み，胸部苦満，上腹部の脹痛などがみられる場合	四逆散 45 → p209 ＋ 桂枝茯苓丸 25 → p182
疲れやすい，手足の冷え，寒がり，腰や足の脱力感，夜間頻尿などがみられる場合	八味地黄丸 7 → p154

処方のポイント

- 六君子湯は，益気補中，健脾養胃，化痰行気の作用があり，脾胃気虚が原因で食欲不振，味を感じない，疲れやすいなどがみられる場合に用いる．末期癌の患者に六君子湯を投与することで，消化吸収機能の低下を改善し栄養状態を整え，延命効果につなげる．
- 補中益気湯は，補中益気，昇陽挙陥，甘温除熱の作用があり，末期癌の患者に著しい疲労倦怠感，食欲不振，内臓下垂などの症状がみられる場合に投与する．
- 十全大補湯は，温補気血の作用があり，末期癌の患者に貧血が著しい，赤血球数や白血球数の減少がみられる場合に投与する．
- 人参養栄湯は，気血双補，安神，去痰，止咳の作用があり，十全大補湯の症状に精神不安，咳などを伴う場合に用いる．
- 大建中湯は，温中補虚，降逆止痛の作用があり，末期癌の患者に腸管蠕動の機能低下，腹部膨満感，腸閉塞などがみられる場合に投与する．
- 四逆散は，疏肝理脾，清熱通鬱の作用があり，桂枝茯苓丸は活血化瘀の作用がある．肝臓癌の末期に痛みや胸部苦満，上腹部の脹痛などの症状がみられる場合には，四逆散＋桂枝茯苓丸を投与する．
- 八味地黄丸は，温陽補腎の作用があり，末期癌の患者に腰や足の脱力感，寒がり，四肢の冷え，夜間頻尿などがみられる場合に投与する．

フレイル

概説

　フレイルとは，高齢者における健康状態から要介護状態に陥るまでの中間的な段階を指す．臨床では筋力が弱くなり，活動量の低下，歩く速度が遅く，疲労倦怠感，体重減少などがみられる．

　漢方医学では，高齢者の多くは，気虚，血虚，気血両虚，陰虚，陽虚，陰陽両虚などの体質であると考えられている．治療では，体質，臨床症状に応じた漢方製剤を投与することで体質の改善，健康寿命の延長，生活の質の向上などが期待できる．

症状による漢方製剤の使い方

症状	漢方製剤	番号	ページ
食欲不振，疲れやすい，軟便あるいは下痢便，上腹部のつかえ感などがみられる場合	六君子湯	43	→ p208
腹部の冷えや冷痛，温かい飲食物を好む，食欲不振，軟便や下痢などがみられる場合	人参湯	32	→ p194
胃腸が弱い，疲れやすい，疲労倦怠感，内臓下垂，やせ，脱肛などがみられる場合	補中益気湯	41	→ p206
貧血や貧血気味，疲労倦怠感，皮膚につやがない，皮膚の乾燥感，顔色が悪い場合	十全大補湯	48	→ p212
十全大補湯の症状に精神不安，咳，喀痰などを伴う場合	人参養栄湯	108	→ p273
腹部膨満感，腹痛，腸管蠕動不良などがみられる場合	大建中湯	100	→ p265
貧血や貧血気味，疲れやすい，顔色が悪い，食欲不振，不眠などがみられる場合	帰脾湯	65	→ p229
帰脾湯の症状に精神不安，動悸，不眠などが著しい場合	加味帰脾湯	137	→ p299
貧血や貧血気味，疲れやすい，もの忘れ，四肢の冷え，むくみなどがみられる場合	当帰芍薬散	23	→ p178
腰や足の脱力感，疲れやすい，手足の冷え，寒がり，夜間頻尿などがみられる場合	八味地黄丸	7	→ p154

| 八味地黄丸の症状に下肢のしびれや痛み，むくみなどを伴う場合 | ･･･････････････ 牛車腎気丸 **107** → p272 |

> **処方のポイント**
> - 六君子湯は，益気補中，健脾養胃，化痰行気の作用があり，脾胃虚弱が原因で胃腸機能の低下を起こした場合に投与する．
> - 人参湯は，温中散寒，補益脾胃の作用があり，脾陽虚や脾胃虚寒が原因で胃腸機能の低下や虚弱を起こした場合に投与する．また腹部の冷えが強い場合には，附子理中湯を用いる．
> - 補中益気湯は，補中益気，昇陽挙陥，甘温除熱の作用があり，気虚や気虚下陥が原因で胃腸機能の低下や虚弱を起こし，著しい疲労倦怠感，やせ，内臓下垂などの症状がみられる場合に投与する．
> - 十全大補湯は，温補気血の作用があり，気血両虚が原因で貧血や虚弱を起こし，顔色が悪い，疲労倦怠感，赤血球数や白血球数の減少がみられる場合に投与する．
> - 人参養栄湯は，気血双補，安神，去痰，止咳の作用があり，十全大補湯の症状に精神不安，咳，喀痰などを伴う場合に用いる．
> - 大建中湯は，温中補虚，降逆止痛の作用があり，脾胃の陽気を温めて虚弱な胃腸を補い，上逆した胃気を下降させ，寒邪による腹痛を抑える．臨床では虚証の腹痛や腹部膨満感，胃腸の動きが悪い場合に用いる．
> - 帰脾湯は，益気健脾，養心補血の作用があり，心脾両虚が原因で虚弱や貧血を起こし，動悸，不安，不眠，多夢などがみられる場合に投与する．
> - 加味帰脾湯は，益気健脾，養血補血，疏肝清熱の作用があり，心脾両虚・肝鬱化熱が原因で虚弱，精神不安，イライラを発症した場合に投与する．
> - 当帰芍薬散は，補血活血，健脾利水，調経止痛の作用があり，血虚肝鬱・脾虚湿滞が原因で虚弱を起こし，四肢の冷え，貧血，むくみなどの症状がみられる場合に用いる．
> - 八味地黄丸は，温陽補腎の作用があり，腎陽虚・陰陽両虚が原因で虚弱を起こし，腰や足の脱力感，寒がり，四肢の冷え，夜間頻尿などがみられる場合に投与する．
> - 牛車腎気丸は，温陽補腎，利水活血の作用があり，腎陽虚・瘀血が原因で虚弱を起こし，下肢のしびれや痛み，むくみなどがみられる場合に用いる．

第二編

常用漢方製剤の臨床応用

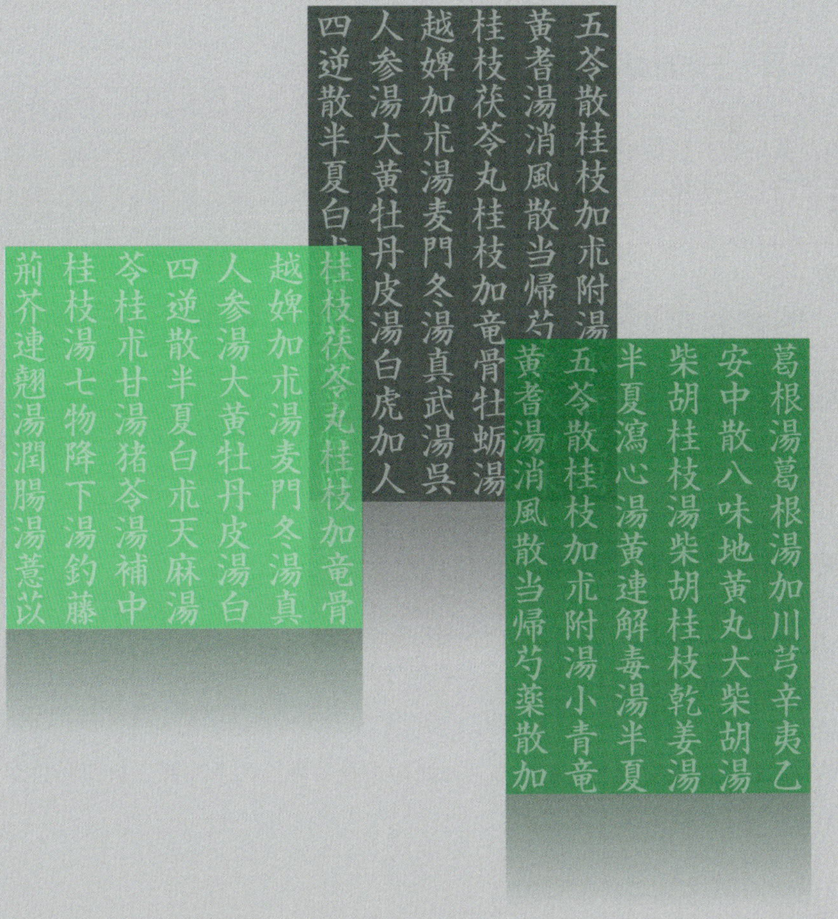

肩にある番号は，製剤の製品番号を示します

1 葛根湯 【傷寒論】

組　　成	葛根，麻黄，桂枝，芍薬，甘草，生姜，大棗
適 応 症	悪寒，発熱，首や背中の痛み，肩こり，頭痛，無汗，舌苔は白薄，脈は浮緊
臨床応用	本方は，辛温解表・発汗・舒筋の効能があり，外感風寒・項背部のこわばりの症候に適応する．臨床では比較的体力が充実した人で，感冒や流感などの熱性疾患の初期に，悪寒，発熱，頭痛，鼻閉，身体痛，項背部のこわばりなどがあり，自然発汗がない場合に用いる． そのほか，上半身の疼痛性疾患で局所の痛み，腫脹，こわばりなどがある場合や，皮膚疾患の初期で，患部に発赤，腫脹，かゆみを伴う場合に適応する．

※比較的体力が充実した人で，悪寒，発熱，無汗，頭痛，身体疼痛，項背部のこわばりなどの症状が本方を適応するうえでの重要なポイントとなる．

1) 感冒・流感・鼻カゼ・熱性疾患の初期・炎症性疾患（結膜炎・角膜炎・中耳炎・扁桃腺炎・リンパ腺炎・乳腺炎）

感冒などの熱性疾患の初期に，悪寒，発熱，頭痛，鼻閉，身体疼痛，項背部のこわばりなどがあり，自然発汗がない場合に用いる．投与の時期が早いほど効果が高い．自然発汗あるいは大汗が出るようになれば中止する．

2) 肩こり・五十肩・上半身の神経痛

偏頭痛，項背部の緊張や疼痛，肩こりや肩胛部の疼痛を伴う場合に用いると，血行を改善し症状を軽快させる．強い痛みで葛根湯のみでの治療が困難な場合には，桂枝茯苓丸，または桂枝茯苓丸加薏苡仁を併用して治療の効果を高める．

3) 胃腸型感冒

悪寒，発熱，下痢，悪心，嘔吐などの症状がみられる場合には，葛根湯＋黄連解毒湯を用いる．

4) 寒冷性じん麻疹

悪寒，寒がり，急に冷える，あるいは冷たいものを摂ると発症する場合，または症状が増悪する場合に用いる．

5) 特発性三叉神経痛・症候性顔面痛

三叉神経痛や症候性顔面痛などで，肩こりや頸項部または後頭部に痛みがあり，神経遮断薬ではあまり効果が得られない場合には，葛根湯＋桂枝茯苓丸を用いる．

6) 急性うつ滞性乳腺炎

葛根湯は乳汁の分泌を促進する作用がある．分娩後数日に乳汁のうつ滞と排出障害がみられ，肩こり，悪寒などを伴う場合に用いる．

7）後頭部神経痛

後頭部に神経痛があり，同時に肩のこわばりや痛みを伴う場合に本方が有効である．

8）脳炎・脳膜炎

脳炎，脳膜炎の早期に葛根湯を用いると，臨床症状の軽減や後遺症の予防効果がある．また，中後期の発熱，顔面の紅潮などの症状には，葛根湯＋黄連解毒湯を用いる．

9）めまい

葛根湯は，慢性鼻炎，低血圧，頸椎の退行変性によって生じるめまいやふらつきなどに効果がある．

10）顔面神経麻痺（ベル麻痺）

葛根湯は，発汗解表の作用があるため，顔面浮腫を解消し，顔面神経の虚血状態を改善する．早期に葛根湯を用いると，症状の軽減や後遺症の予防効果がある．3～4週後に瘀血（循環障害）の証候が現れた場合には，葛根湯＋桂枝茯苓丸を用いる．

11）頸椎症

首や肩に痛みやこわばりがある場合に用いる．上肢に痛みやしびれなどがみられる場合には，葛根湯＋桂枝茯苓丸を用いる．

12）流行性耳下腺炎

早期に葛根湯を用いると症状改善の効果が得られる．発熱を伴う場合には，葛根湯＋黄連解毒湯を用いる．

13）顎関節運動時疼痛・自発痛，咀嚼筋や頸部筋群の圧痛

顎関節運動時疼痛あるいは自発痛，咀嚼筋や頸部筋群の圧痛に，肩こり，頭痛，頭重感などの症状を伴う場合に用いると効果的である．

14）ノロウイルス感染症

早期に悪寒，発熱，吐き気，悪心，嘔吐，下痢などがみられる場合に葛根湯＋黄連解毒湯を用いる．

15）その他

炎症性疾患の初期，熱性疾患の初期，尋常性乾癬，慢性鼻炎，肩こり，上半身の神経痛，筋緊張性頭痛などにも効果がある．

使用上の注意
1. 本方は，虚弱体質で汗が出やすい人には適応しない．
2. 感冒・インフルエンザの回復期の人には投与しない．

2 葛根湯加川芎辛夷【本朝経験方】

組　　成　葛根, 麻黄, 桂枝, 甘草, 芍薬, 川芎, 辛夷, 生姜, 大棗
適 応 症　悪寒, 発熱, 前頭痛, 鼻閉, 鼻汁, 項背部の痛み, 肩こり, 舌苔は白薄, 脈は浮緊.
臨床応用　本方は, 宣肺散寒・開竅の効能があり, 寒邪侵入の症候に適応する. 臨床では比較的体力がある人で, 鼻閉, 鼻汁, 後鼻漏などの鼻症状を訴え, 頭痛, 項背部のこわばりや疼痛などの症状を伴う場合に用いる.

1）アレルギー性鼻炎・花粉症

　鼻閉が主症状の場合には, 本方を第一選択処方として用いる. 気候が寒くなると, あるいは体が冷えると鼻閉の症状が増悪することが本方を用いる際の要点である.
　特に鼻閉, 頭痛, 肩こり, 項背部のこわばりや痛みなどの症状を伴う場合に, 本方を用いると優れた効果が得られる. 多量で水様の透明な鼻水を伴う場合には, 小青竜湯を併用する.

2）副鼻腔炎（蓄膿症）

　本方は, 慢性蓄膿症にみられる鼻閉, 鼻漏, 後鼻漏などの鼻症状に対して有効な処方である. 特に鼻閉症状がひどく, 前頭痛, 項背部のこわばりや疼痛などの症状を伴い, 寒くなる, あるいは冷えるとその症状が増悪する場合に用いると有効である.
　後鼻漏の場合には, 荊芥連翹湯を併用する. 急性期で黄色の鼻汁や鼻部の熱感を伴う場合には, 本方の代わりに辛夷清肺湯を用いる.

3）その他

　急・慢性鼻炎, 肩こり, 肥厚性鼻炎などにも効果がある.

使用上の注意
1. 本方は, 虚弱体質で汗が出やすい人には適応しない.
2. 鼻部に熱感があり, 粘稠で黄色の鼻水がある場合には本方を投与しない.

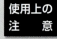

乙字湯 【原南陽経験方】 | 3

組　成　当帰，柴胡，黄芩，甘草，升麻，大黄

適応症　痔，痔核によって肛門部の腫れ，疼痛，脱肛，痔の出血，かゆみ，あるいは前陰部が痛がゆく，気分が落ちつかないもの，舌質は紅，舌苔は黄，脈は数．

臨床応用　本方は，涼血活血・昇提の効能があり，血熱血瘀・中気下陥の症候に適応する．臨床では痔，痔核によって肛門部の腫れ，疼痛，脱肛，痔の出血，かゆみなどの症状を認める場合に用いる．

1）痔・切れ痔・痔出血

　痔や痔核などにより，肛門部の腫れ・疼痛，痔の出血，かゆみ，便秘などの症状がみられる場合に用いる．痔核が腫れて色は紫暗，痛みが強い場合には，乙字湯＋桂枝茯苓丸を用いる．炎症反応がひどく，痔出血がみられる場合には，乙字湯＋黄連解毒湯を用いる．

2）脱肛・痔核の脱出

　脱肛，痔核の脱出，腫れ，残便感などの症状がみられ，便秘を伴う場合に用いる．脱出部分が還納しにくく，体がだるくて疲れやすい場合には，乙字湯＋補中益気湯を用いる．

3）産後の痔疾・会陰切開縫合部の局所的疼痛

　分娩後 2 週間以内に痔疾患を認め，肛門部に疼痛，腫れ，脱肛，痔の脱出などの症状があり，会陰切開の縫合部に局所的な痛みがある場合に本方を用いると，諸症状の改善が期待できる．

4）その他

　肛門周囲炎，便秘症，陰部掻痒症，陰部痛，肛門部疼痛などに用いる．

使用上の注意
1. 本方は，血圧が高く，顔面紅潮，怒りやすい人には適応しない．
2. 本方は，体がだるくて疲れやすい，下痢などの虚証がみられる場合には投与しない．

5　安中散【和剤局方】

組　　成	桂皮，延胡索，良姜，茴香，縮砂，牡蛎，甘草
適 応 症	腹部の冷痛（冷えや冷たい飲食物の摂取で発生し，冷感を伴う痛み），心窩部や腹部の膨満感，悪心，嘔吐，脇痛，舌質は淡あるいは淡紅，舌苔は薄白，脈はやや遅．
臨床応用	本方は，散寒止痛の効能があり，胃寒疼痛の症候に適応する．臨床では胃部や腹部の冷痛，心窩部や腹部の膨満感，悪心，嘔吐などの症状を認める場合に用いる．

1）慢性胃炎・神経性胃炎

　上腹部の痛みがあり，温めると緩和するが冷たい飲食物をとると増悪する，呑酸，吐き気，心窩部や腹部の膨満感などの症状がみられる場合に用いる．

　悪心や嘔吐が著しい場合には，小半夏加茯苓湯を併用する．腹部にガスが溜り，膨満感が強ければ半夏厚朴湯を合方する．食欲不振，元気がない，気力がないなどの症状を伴う場合には，六君子湯を併用する．

2）継続または繰り返す胃部痛

　特に器質的病変が認められず，胃部痛が続く，あるいは繰り返す場合に用いるとよい．

3）女性の下腹部冷痛・生理痛

　下腹部の冷痛，膨満感，四肢の冷えなどの症状を伴う場合に用いる．強い痛みには，桂枝茯苓丸を合方する．下腹部冷痛，膨満感，便秘を伴う場合には，桃核承気湯を併用する．

4）その他

　胃十二指腸潰瘍（陳旧性）・胃下垂・胃アトニー・慢性膵炎などにも用いる．

使用上の注意
1. 本方は，発熱，熱感，嘔吐を伴う急性胃腸炎には適応しない．
2. 本方は，補益性がないため，虚弱の人には慎重に投与する．

十味敗毒湯【華岡青洲経験方】 6

> **組　　成**　柴胡，桔梗，川芎，茯苓，防風，独活，荊芥，生姜，甘草，樸樕
> **適 応 症**　悪寒，発熱，頭重，頭痛，咳，痰などの外感風寒の表証，癰・瘡・湿疹・じん麻疹などの皮膚疾患の初期，舌苔は薄膩，脈は浮．
> **臨床応用**　本方は，解表発散・解毒の作用があり，外感風寒の表証および炎症や化膿傾向をもつ皮膚疾患の初期に適応する．皮膚の所見は膿疱，散発性・瀰漫性発疹（丘疹），浸出液は少ないなどの特徴がみられる．

1）じん麻疹
　風邪の初期にじん麻疹が発生し，顔や上半身に出やすい場合に用いる．また，食べ物によるアレルギー性のじん麻疹にも用いる．

2）急性湿疹・ニキビ
　突然，顔や上半身に湿疹やニキビが発生した場合に用いる．

3）感　冒
　悪寒，発熱，頭重，頭痛，咳，痰などの症状がみられる場合に用いると効果的である．

4）その他
　急性皮膚疾患の初期，膿皮症，白癬，尋常性痤瘡，接触性皮膚炎，中毒性皮膚炎，慢性中耳炎，副鼻腔炎，麦粒腫，リンパ節炎などにも用いる．

使用上の注意
1. 高熱，口渇，咽喉部の腫れや痛み，咳などの風熱感冒には投与しない．
2. 皮膚が赤い，腫れ，著しい炎症，痛みなどの熱毒証には禁忌である．

7 八味地黄丸【金匱要略】
はちみじおうがん

組　　成	地黄，山薬，山茱萸，沢瀉，茯苓，牡丹皮，桂枝，附子
適応症	腰や下肢がだるくて力が入らない，腰や下肢の冷感，四肢の冷え，ふらつき，耳鳴り，聴力減退，寒がり，インポテンツ，頻尿，排尿困難，夜間頻尿，遺尿，浮腫，歯の動揺，舌質は淡白，舌苔は白滑，脈は沈で無力など．
臨床応用	本方は，温補腎陽の効能があり，腎陽不足・陰陽両虚の症候に適応する．臨床では腰や下肢の脱力感，四肢の冷え，寒がり，頻尿，排尿困難，夜間頻尿などの症状が投与のポイントである．

1) 糖尿病
　糖尿病で腰や下肢の脱力感，腰痛，四肢の冷え，寒がり，頻尿などの症状を伴う場合に本方を用いると，臨床症状の改善がみられる．
　網膜脱落の症状がみられる場合には，八味地黄丸＋四物湯を用いる．四肢のしびれ，冷感，疼痛などの末梢神経障害の症状があれば，八味地黄丸＋桂枝茯苓丸を用いる．

2) 甲状腺機能低下
　本方は，甲状腺機能低下に寒がり，四肢の冷え，腰や下肢の脱力感，むくみ，小便不利，夜間頻尿などの症状を伴う場合に適応する．

3) 変形性膝関節症・リュウマチ性関節炎
　本方は，腰や膝の脱力感，関節の不安定感，冷感，痛み，寒がり，四肢の冷え，むくみなどの症状がみられる場合に用いる．関節の痛みや浮腫を伴う場合には，八味地黄丸＋防己黄耆湯を用いる．

4) 気管支喘息
　本方は，喘息に呼吸困難，腰痛，腰や下肢の脱力感，耳なり，寒がり，自汗，四肢の冷えなどの症状がみられる場合に適応する．特に高齢者の喘息に対して体質の改善，発作の予防などの効果が得られる．

5) 腎炎・ネフローゼ
　腰や下肢の脱力感，手足の冷え，寒がり，浮腫，蛋白尿，高血圧などの症状がみられる場合に適応する．

6) 男性不妊症
　精子の数が少ない，あるいは精子運動率の低下などがみられる人で，腰や下肢の脱力感，自汗，手足の冷え，寒がりなどの症状を伴う場合に用いる．疲れやすい，疲労倦怠感，精子運動率の低下が著しい場合には，補中益気湯を併用する．

7）前立腺肥大症・慢性前立腺炎・慢性膀胱炎

排尿困難，残尿感，頻尿あるいは夜間頻尿，排尿時不快感，陰部不快感，腰や下肢の脱力感，手足の冷え，寒がりなどの症状がみられる場合に用いると有効である．前立腺肥大症に対しては桂枝茯苓丸を併用する．

8）更年期症候群

本方は，腰や下肢の脱力感，ふらつき，耳なり，寒がり，頻尿，夜間頻尿，もの忘れ，手足の冷えなどの症状がみられる場合に適応する．

9）腰　痛

腰部に冷感，痛み，腰や下肢の脱力感，寒がり，頻尿，夜間頻尿，手足の冷えなどの症状がみられる場合に適応する．

10）骨粗鬆症

更年期に入ると，骨粗鬆症になりやすく，それに伴う腰部の冷感や痛み，腰や下肢の脱力感，寒がり，頻尿，夜間頻尿，手足の冷えなどの症状がみられる場合に用いる．

全身疲労倦怠感，疲れやすいなどを伴う場合には，補中益気湯を併用する．骨粗鬆症の人は長期に服用することで骨塩量の増加や全身の老化現象の改善などが期待できる．

11）白内障

白内障の患者に，腰痛，腰や下肢の脱力感，寒がり，夜間頻尿，手足の冷えなどの症状を伴う場合に用いる．

12）萎縮性膣炎（老人性膣炎）

血性帯下・白色帯下などの症状がみられ，腰部の冷感や痛み，腰や下肢の脱力感，手足の冷えなどの症状を伴う場合に用いる．

13）老化現象・老年性認知症

物の忘れ，意欲低下，焦燥感，不眠，腰痛，腰や下肢の脱力感，夜間頻尿，尿失禁，手足の冷えなどの症状を伴う場合に本方を用いると，臨床症状の改善が期待できる．

14）歯の痛み

歯科の検査では異常はないが，歯が痛くて硬いものが食べられない，歯の動揺などの歯の症状に加え，腰や下肢の脱力感，寒がり，夜間頻尿，手足の冷えなどの症状を伴う場合に用いる．

使用上の注意
1. 口や咽喉部の乾燥感，舌質は紅，舌苔は少ないなどの症候がみられる場合には投与しない．
2. 胃腸が弱く，軟便や下痢などがみられる場合には慎重に投与する．

8 大柴胡湯【傷寒論・金匱要略】

組　成　柴胡，半夏，黄芩，芍薬，枳実，大黄，大棗，生姜

適応症

①少陽陽明合病

寒熱往来，胸脇苦満，悪心，嘔吐，煩燥，心窩部のつかえ感，あるいは心窩部の膨満感と痛み，便秘，舌苔は黄，脈は弦で有力．

②肝鬱化火，胃気上逆

憂うつ感，イライラ，怒りっぽい，不眠，顔面潮紅，眼の充血，胸脇苦満，口内が苦い，悪心，嘔吐，上腹部膨満，便秘など，舌苔は黄，脈は弦数あるいは沈弦．

臨床応用　本方は，和解少陽・通瀉熱結の効能があり，少陽熱鬱・陽明実滞の症候に適応する．臨床では体力の充実した人で，胸脇苦満（みぞおちや両側の季肋部のつかえ感，圧迫感）が強く，悪心，嘔吐，食欲不振，便秘などの症状を伴う場合に用いる．また怒りや精神的ストレスによる頭痛，頭重，肩こり，めまい，耳鳴りなどの症状を伴う場合にも用いる．

※体格や体力が充実した人で，胸脇苦満，上腹部の痛み，怒りやすい，頭痛，便秘などの症状が本方を適応するうえでの重要なポイントとなる．

1）肝胆疾患（急性・慢性肝炎・黄疸・胆石症・胆嚢炎・肝硬変・脂肪肝）

季肋部の苦満感や疼痛を訴え，右肋骨弓下部に抵抗，圧痛がある胸脇苦満症状，悪心，嘔吐，便秘などの症状が認められる場合に用いる．黄疸の場合には，茵陳蒿湯を併用する．

2）慢性胃炎・胃十二指腸潰瘍・胃酸過多症

心窩部のつかえ感，疼痛あるいは季肋部の苦満感，みぞおちや肋骨弓下部に抵抗，または圧痛があり，食欲不振，悪心，むねやけ，便秘などの症状を伴う場合に用いる．さらに精神的ストレスにより，怒りやすい，上腹部の痛み，悪心，便秘などがみられる場合に用いる．

3）高血圧・ノイローゼ・不眠症・自立神経失調症

怒りやすい，胸脇苦満，頭痛，肩こり，めまい，耳鳴り，眼の充血や痛み，便秘などの症状を伴う場合に用いる．

4）急性特発性難聴・急性の耳鳴り

精神的ストレスにより，急に特発性難聴や耳鳴りが現れ，怒りやすい，イライラ，顔が赤い，眼の充血，頭痛，便秘などの症状を伴う場合に用いる．

5）脂肪肝

体力が充実した肥満のタイプの人で，胸脇苦満の自覚症状はなく，便秘や肋骨弓下部の抵抗，圧痛が認められる場合に用いる．

6）急性膵臓炎

発熱，上腹部の膨満感や痛み，肋骨弓下部に抵抗，圧痛があり，食欲不振，悪心，嘔吐，便秘

などの症状を伴う場合に用いる．特に浮腫性膵臓炎には，五苓散を併用すると効果的である．

7) その他
　高脂血症，神経症，糖尿病，じん麻疹，動脈硬化症，偏頭痛，不眠，肩こり，てんかん，急性腎盂腎炎などにも用いる．

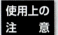
1. 体力がない人，または下痢の人には投与しない．
2. 投与中に下痢，腹痛，食欲不振などの胃腸障害が現れた場合には投与を中止する．
3. 妊娠および妊娠している可能性のある女性には投与しない．

9 　小柴胡湯【傷寒論・金匱要略】

組　　成	柴胡，半夏，黄芩，大棗，人参，甘草，生姜
適 応 症	寒熱往來，胸脇苦満，食欲不振，悪心，口内が苦い，咽喉の乾燥感，煩悶感，めまい，舌苔は薄白，脈は弦など．
臨床応用	本方は，和解少陽の効能があり，少陽証に適応する．臨床では発熱，熱感と悪寒が交互に現れる（寒熱往來），みぞおちや両側の季肋部のつかえ感，圧迫感（胸脇苦満），食欲不振，悪心，口内が苦い，咽の乾燥感，目がくらむ，全身倦怠感などの症状がみられる場合に用いる．また寒熱往來はないが季肋部の苦満感を訴え，肋骨弓下部に抵抗や圧痛があり，食欲不振，悪心，口苦などの症状が認められる場合にも適用する．

※寒熱往來と胸脇苦満が本方を適応するうえでの重要なポイントである．

1）感冒・流感・扁桃腺炎

本剤は，かぜ，インフルエンザ，扁桃腺炎などの上気道炎症に効果がある．発熱，あるいは発熱と悪寒が交互に現れる（寒熱往來），頭痛，頭重，食欲不振，悪心，口内が苦い，咽の乾燥感あるいは痛み，咳，全身倦怠感などがみられる場合に用いる．扁桃腺炎の場合には，小柴胡湯加桔梗石膏を用いる．

2）気管支炎・気管支喘息・肺炎

発熱と悪寒が交互に現れる（寒熱往來），みぞおちや両側の季肋部のつかえ感や圧迫感（胸脇苦満），全身倦怠感，食欲不振，悪心，咳，喀痰などの症状を伴う場合に用いる．

3）慢性肝炎・胆石症・胆嚢炎

季肋部の苦満感や，肋骨弓下部の抵抗，圧痛，目がくらむ，全身倦怠感，食欲不振，悪心，口内が苦いなどの症状に用いる．胆嚢炎では，発熱と悪寒が交互に現れる（寒熱往來）の症状を伴う場合に用いる．

4）胸膜炎・肺結核

微熱と悪寒が交互に現れる（寒熱往來），両側の季肋部のつかえ感，圧迫感（胸脇苦満），咳，全身倦怠感などを伴う場合に用いる．

5）てんかん

本方は，季肋部の苦満感，肋骨弓下部の抵抗や圧痛，発作性けいれん，口内が苦いなどの症状がみられる場合に用いるが，必ず桂枝加芍薬湯を併用する．

6）産後発熱（熱入血室）

産婦は，出血が原因で体が虚弱するため，外邪を受けやすく風邪を引きやすい．産後に発熱や悪寒を繰り返し（寒熱往來），胸脇部や下腹部の痛み，頭痛，口渇，食欲不振などの症状が認められる場合に用いる．

7）アレルギー性皮膚炎・慢性湿疹

発熱，湿疹，皮膚の熱感，かゆみ，胸部の苦満感などの症状がみられる場合には小柴胡湯＋温清飲を用いる．

8）その他

慢性胃腸障害，自律神経失調症，神経症，中耳炎，乳腺炎，産後回復不全，慢性腎炎，腎盂腎炎，再発性尿路感染症，膵臓炎，慢性胃腸炎，円形脱毛症，帯状疱疹，産後の回復不全，胆汁逆流性胃炎，耳下腺炎，耳管炎，めまいなどに，寒熱往來，胸脇苦満，全身倦怠感などが認められる場合に用いる．

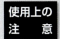

1. 手足が熱い，ほてり，のぼせなどの症状が顕著な場合には投与しない．
2. インターフェロンとの併用はしない．
3. 著しく体力が衰えている患者には慎重に投与する．

10 柴胡桂枝湯【傷寒論・金匱要略】

組　　成	柴胡，半夏，黄芩，人参，甘草，大棗，生姜，桂枝，芍薬
適 応 症	発熱，微悪寒，身体痛，あるいは四肢の関節痛，微嘔，吐き気，心窩部のつかえ感など．
臨床応用	本方は，和解少陽・解表の効能があり，少陽証と太陽証が同時にみられる場合に適応する．臨床では微熱がありなかなか治りにくい，やや悪寒，自然発汗があり，関節が痛い，心窩部のつかえ感や疼痛などの症状が認められる場合に用いる．また精神不安，イライラ，動悸，不眠，自汗，驚きやすい，心窩部の緊張や疼痛あるいは季肋部の苦満感を訴え，肋骨弓下部に抵抗や圧痛があり，食欲不振，疲れやすいなどの症状を伴う場合にも適応する．

1）感冒・流感・肺炎

感冒，流感，肺炎などの熱性疾患の回復期に微熱や熱感が続き，やや悪寒，自然発汗があり，関節痛，頭痛，不眠，食欲不振，疲れやすいなどの症状が現れる場合に用いる．また胃腸が弱い人，あるいはかぜ薬で胃が悪くなり，かぜの症状も残っている場合に適応する．

2）胃十二指腸潰瘍

本方は，潰瘍の再発予防作用があるため，胃十二指腸潰瘍があり，精神的ストレスが多く，心窩部のつかえ感や痛みを伴う場合に用いる．西洋薬に併用すると，西洋薬の減量や臨床症状の改善に効果がある．

3）胆石症・胆嚢炎・肝炎・肝硬変

右季肋部の苦満感を訴え，肋骨弓下部に抵抗や圧痛があり，食欲不振，悪心などがある場合に用いる．黄疸を伴う場合には，茵陳蒿湯を併用する．

4）慢性膵臓炎

腹痛，腹部膨満，微熱，食欲不振，悪心などの症状がみられる場合に本方を用いると効果的である．

5）心臓神経症・不安神経症・チック症・更年期障害・ヒステリー・不眠症

精神不安，イライラ，動悸，不眠，自汗，驚きやすい，心窩部のつかえ感や疼痛，あるいは季肋部の苦満感を訴え，食欲不振，疲れやすいなどの症状を伴う場合に用いる．

6）てんかん

本方は，鎮痙や抗てんかん作用があり，芍薬甘草湯を併用すると難治性てんかんに適応する．また抗てんかん薬に柴胡桂枝湯＋芍薬甘草湯を併用すると抗てんかん剤の減量あるいは中止が期待できる．

7）その他

急・慢性胃炎，潰瘍性大腸炎，筋緊張性頭痛，肋間神経痛，慢性腹膜炎，原因不明の発熱，上腹部不定愁訴などにも本方を用いる．

| 使用上の注意 | 1. 心臓病や腎臓病の患者には慎重に投与する．
2. 血圧の高い人，鼻血が出やすい人には投与しない．
3. 妊婦または妊娠の可能性のある人には慎重に投与する．
4. 手足のほてり，のぼせ，潮熱，寝汗がある場合には投与しない． |
|---|---|

11 柴胡桂枝乾姜湯【傷寒論・金匱要略】

組　　成　柴胡，黄芩，栝楼根，桂枝，牡蛎，甘草，乾姜

適 応 症
①半表半裏証
寒熱往来，頭汗，胸脇苦満とともに，発汗過多による口渇，動悸，尿量減少などの津液不足の症候と，瀉下の誤治による腹痛，腹部の冷え，上腹部膨満などの裏寒の症候を伴うもの，舌苔は薄膩，脈は弦やや滑．
②肝鬱・胃寒
イライラ，胸脇苦満，不眠，口渇の症状に，腹痛，腹部の冷え，上腹部膨満などを伴うもの，舌苔は薄膩，脈は弦やや滑．

臨床応用　本方は，和解少陽・通陽化飲の効能があり，少陽病・水飲停滞の症候に適応する．臨床では体力が低下した人で，冷えやすく，悪寒，微熱，イライラ，胸脇苦満，腹痛，上腹部の冷えなどの症状がみられる場合に用いる．

1）慢性胆嚢炎・胆石症合併感染

　発熱あるいは微熱が長引き，右季肋部の苦満感や痛み，肋骨弓下部の抵抗や圧痛，食欲不振，腹部の冷えなどの症状がある場合に用いる．黄疸を伴う場合には，茵陳蒿湯を併用する．

2）肝　炎

　右脇部の脹痛，口の中が苦い，腹部膨満感，軟便あるいは下痢，腹部の冷えなどの症状がみられる場合に用いる．

3）肝硬変腹水

　腹部膨満感，疲労倦怠，腹水，下肢のむくみ，軟便，両脇の脹満や痛み，口苦，口渇，腹部の冷えなどの症状がみられる場合に本方を用いると，諸症状の改善が期待できる．腹水とむくみが著しい場合には，五苓散を併用する．

4）感冒・インフルエンザ

　寒くなったり発熱なったりする（寒熱往来の症候）とともに，頭汗，口渇，咳，喀痰，腹部の冷え，小便不利などの症状がみられる場合に用いる．

5）胸膜炎・胸膜炎後遺症

　寒がり，微熱，胸部，または季肋部の苦満感，胸痛などの症状がみられる場合に用いる．胸水を伴う場合には，五苓散を併用する．

6）自律神経失調症・更年期症候群

　イライラ，怒りっぽい，胸脇部が脹って苦しい，動悸，不眠などの肝鬱化火の症状に，腹痛，腹部や手足の冷え，腹部膨満感などの胃虚寒の症状を伴う場合に用いる．

7）感冒・上気道感染症の遷延化

比較的体力が低下して冷え症の傾向がある人で，悪寒，微熱，咳，喀痰，だるさなどの症状が治らず長引く場合，または，かぜに罹りやすいなどの場合に用いる．

8）その他

胃腸神経症，急・慢性胃炎，不眠症，急・慢性肝炎，神経症，不眠症，気管支炎，肺結核などの疾患に，肝鬱化火の症候と胃虚寒の症候が同時にみられる場合にも本方を用いる．

> **使用上の注意** 手足のほてり，のぼせ，口渇や咽喉部の乾燥感などがある場合（陰虚火旺証）には投与しない．

12 柴胡加竜骨牡蛎湯【傷寒論】

組 成 柴胡, 黄芩, 半夏, 人参, 桂枝, 茯苓, 牡蛎, 竜骨, 大棗, 生姜

適応症
①心肝火旺・脾気虚・痰湿
イライラ, 怒りっぽい, 落ちつかない, 驚きやすい, 動悸, 不眠, 夢が多い, のぼせ, 胸脇苦満などの心肝火旺の症候に, 体がだるくて疲れやすい, 食欲不振, 悪心, 腹部膨満感などの脾気虚, 痰湿の症候を伴うもの, 舌質は紅, 舌苔は黄, 脈は弦数.

②少陽病（半表半裏証）
半表半裏証に, イライラ, 怒りっぽい, 落ちつかない, 驚きやすい, 動悸, 不眠, 多夢, 胸苦しいなどの心肝火旺の症候を伴うもの.

臨床応用 本方は, 疏肝和脾・重鎮安神の効能があり, 肝気不疏・心神不安の症候に適応する. 臨床では精神不安, イライラ, 動悸, 不眠, 驚きやすい, 落ちつかないなどの症状が本方投与のポイントである.

1）統合失調症
興奮しやすい, 精神不安, 驚きやすい, 怒りっぽいなどの症状を伴う場合に本方を投与する. 抗精神薬を併用することで症状の早期改善が期待できる.

2）てんかん
本方は, 抗てんかん作用があり, 興奮しやすい, 精神不安, 驚きやすい, 不眠, 動悸などの症状を伴う場合に投与する. 抗てんかん薬に本方を併用することにより, 西洋薬の減量, 臨床症状の改善, 再発の防止などが期待できる.

3）神経症・自律神経失調症
イライラ, 怒りっぽい, 落ちつかない, 驚きやすい, 動悸, 不眠, 夢が多い, のぼせ, 胸脇苦満などの症状がある場合に投与する. 特にストレスによる高血圧傾向を伴う場合には有効である.

4）不眠症
不眠に, イライラ, 怒りっぽい, 落ちつかない, 驚きやすい, 動悸などを伴う場合に本方を用いる. さらに精神不安, 食欲不振, 元気がないなどの症状を伴う場合には, 柴胡加竜骨牡蛎湯＋加味帰脾湯を用いる. 便秘を伴う場合には, 柴胡加竜骨牡蛎湯＋大黄甘草湯を用いる.

5）耳鳴り
耳鳴りに落ちつきがない, 動悸, 不眠などの症状を伴う場合に用いる. 特に神経過敏で, 精神的ストレスによる耳鳴りに対して有効である.

6）甲状腺機能亢進症
動悸, 興奮しやすい, 落ちつかない, 不眠などの症状を伴う場合に用いる. 西洋薬を併用することで臨床症状の早期改善につながる.

7）その他

神経性頭痛，ヒステリー性失明，円形脱毛症，更年期障害，慢性腎炎，慢性肝炎，心臓神経症，発作性頻尿，高血圧，手足の多汗症などの疾患に，精神不安，イライラ，動悸，不眠，驚きやすい，落ちつかないなどの症状を伴う場合に用いる．

1. 本方は，燥性がつよいので，ほてり，のぼせ，潮熱，寝汗などの陰虚・陰虚火旺の症候が認められる患者には投与しない．
2. 血圧が低い人には投与しない．

14 半夏瀉心湯【傷寒論・金匱要略】
はんげしゃしんとう

組　　成　半夏，黄芩，人参，黄連，乾姜，甘草，大棗

適 応 症　心窩部のつかえ感と膨満感，胸やけ，吐き気，嘔吐などの胃気上逆の症候に，腹鳴，下痢などを伴うもの，舌苔は薄黄で膩苔，脈は弦数あるいは滑．

臨床応用　本方は，和胃降逆・開結除痞の効能があり，胃気不和・心下痞の症候に適応する．臨床では心窩部の膨満感やつかえ感を訴え，腹中雷鳴があり，悪心，嘔吐，下痢などがみられる場合に用いる．また精神不安，不眠，食欲不振，胸やけ，口内炎などの症状を伴う場合にも適応する．

1）神経性胃炎・胃腸神経症
精神的ストレスにより心窩部の苦満感やつかえ感を訴え，あるいは心窩部に抵抗や圧痛があり，悪心，胸やけ，嘔吐などの症状がみられる場合に用いる．食欲不振の場合には，六君子湯を併用する．

2）口内炎
口内に炎症や潰瘍があり，痛みが強く，胸やけ，心窩部の膨満感やつかえ感，疼痛を伴う場合に用いる．口腔内の炎症や熱感が著しい場合には，黄連解毒湯を併用する．

3）口腔粘膜炎
本方は，抗酸化・抗炎症・鎮痛・抗菌作用があるため，化学療法や放射線療法に誘引されて発生する口腔粘膜の炎症，潰瘍，痛みなどがみられる場合に用いる．

4）胃十二指腸潰瘍，急・慢性胃炎
心窩部の膨満感や疼痛を訴え，あるいは心窩部に抵抗や圧痛があり，食欲不振，胸やけなどの症状が認められる場合に用いる．

5）急性・慢性膵炎
吐き気，嘔吐，上腹部の膨満感や疼痛，あるいは上腹部の抵抗と圧痛，食欲不振などの症候がみられる場合に用いる．

6）その他
小児消化不良，下痢，急性胃痛，消化管腫瘍手術後の下痢，頑固なしゃっくり，急・慢性胃腸炎，潰瘍性大腸炎，過敏性腸症候群，妊娠悪阻，逆流性食道炎などに胃気不和の症候を呈する場合にも用いる．

| 使用上の注意 | 本方は燥性が強いので，胃陰虚による悪心，嘔吐がみられる場合には投与しない． |

15 黄連解毒湯【外台秘要】

組　成　黄連, 黄芩, 黄柏, 山梔子

適 応 症　高熱, 熱感, 煩燥不眠, 狂燥状態, 言語錯乱, 口や咽喉の乾燥感, 鼻出血, 吐血, 皮下出血, 瘡癤などの皮膚化膿症, 舌質は紅, 舌苔は黄, 脈は数で有力など.

臨床応用　本方は, 清熱・瀉火・解毒の作用があり, 火毒熱盛証に適応する. 臨床では高熱, 熱感, 煩燥, 咽喉部の腫れや痛み, 狂燥状態, 鼻出血, 局部の赤腫熱痛（瘡癤などの皮膚化膿症）などの症状がみられる場合に用いる.

1）発熱性疾患（インフルエンザ・日本脳炎・流行性脳脊髄膜炎など）

高熱, 顔面紅潮, 眼の充血, 口内が苦い, 不眠, イライラ, あるいは狂燥状態, 言語錯乱, 舌質は紅, 舌苔は黄, 脈は数で有力などの症候がみられる場合に適応する.

2）鼻出血

血圧が高い, 顔面紅潮, イライラ, 怒りっぽい, 鼻出血, 舌質は紅, 舌苔は黄, 脈は弦数などを呈する場合に用いると効果的である.

3）炎症性の出血

おもに下血, 血尿, 痔出血などに発熱や熱感などの症状を伴う場合に適応する.

4）ウイルス性肺炎

発熱, 咳, 痰, 舌質は紅, 舌苔は黄色などの症候がみられる場合に用いる. 高熱や呼吸困難があれば麻杏甘石湯を合方する. 咳, 痰が多い場合には, 清肺湯を併用する.

5）急性腎盂腎炎

発熱, 熱感, 血尿, 頻尿, 排尿痛, 排尿困難, 舌質は紅, 舌苔は黄色などの症候がみられる場合に適応する. 尿路感染の症状が著しい場合には, 五淋散を合方する.

6）脳血管障害後遺症・脳血管障害性認知症

顔面紅潮, イライラ, 怒りっぽい, 血圧が高い, 舌質は紅, 舌苔は黄, 脈は弦数などの症候を呈する場合に用いる.

7）帯状疱疹

発熱, 疱疹が赤くて痛みを伴う場合に用いる. 黄連解毒湯を早期に用いると臨床症状の軽減, 治療期間の短縮, 後遺症の予防などの効果がある.

8）アトピー性皮膚炎

皮膚に炎症があり, 皮膚の熱感, 発赤, 腫脹, かゆみなどが著しい場合に用いる. 皮膚の乾燥やひびわれがみられる場合には, 温清飲を併用する. 症状が軽減すれば温清飲のみを用いる.

9）不 眠

　顔面の紅潮，熱感，煩躁不安，皮膚のかゆみ，頭が冴えて眠れない場合に用いる．

10）その他

　急・慢性胃炎，口内炎，胃十二指腸潰瘍，皮膚掻痒症，皮膚炎，更年期障害，高血圧，神経症，二日酔などにも用いる．

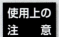
1. 寒がりや手足の冷えなどの寒証がみられる場合には投与しない．
2. 胃腸が弱く，温かい飲食物を好む患者には不適である．
3. 本方投与中に手足の冷えや寒がりなどの症状が現れると投与を中止する．

16 半夏厚朴湯【金匱要略】

組　　成	半夏, 茯苓, 厚朴, 蘇葉, 生姜

適応症　咽喉部に閉塞感や異物感があり嚥下しても喀出してもとれない, 胸部が脹って苦しい, 咳, 痰, 悪心, 嘔吐, 喘鳴, 腹部膨満感, 舌苔は白潤あるいは白膩, 脈は弦滑.

臨床応用　本方は, 行気開鬱・降逆化痰の効能があり, 気滞・痰結の症候に適応する. 臨床では咽喉部の閉塞感や異物感, 胸部の脹満感, 咳, 痰, 悪心, 嘔吐, 喘鳴, 腹部膨満感などの症状がみられる場合に用いる.

1）ヒステリー球（梅核気）・咽喉部の異物感

咽喉部に閉塞感や異物感があり嚥下しても喀出してもとれない, あるいは胸骨後や食道部に梗塞感や異物感があり, 気にしやすい, 気分がふさぐ, 不眠, 精神不安などの症状を伴う場合に用いる.

2）胃食道逆流症

胸焼け, 呑酸, 吐き気, 嘔吐などの症状がみられる場合に用いる. 効果が得られない場合や, 胸部の苦満感や胸痛を伴う場合には, 半夏厚朴湯＋四逆散を用いる.

3）神経性胃炎・胃炎

精神的ストレスにより心窩部の苦満感やつかえ感を訴え, あるいは心窩部に抵抗や圧痛があり, 胃痛, 吐き気などの症状がみられる場合に用いる.

4）気管支喘息

アレルギーが原因で気管支喘息を引き起こし, 呼吸困難, 喘鳴, 胸部の苦満感などの症状を伴う場合に用いる.

5）神経症・抑うつ・自律神経失調症

気にしやすい, 抑うつ状態, 精神不安, 不眠, 胸部の煩悶感, 腹部膨満感, 吐き気, 嘔吐, 食欲不振などの症状がみられる場合に用いる. 体が弱くて食欲不振を伴う場合には, 半夏厚朴湯＋六君子湯を用いる.

6）その他

過換気症候群, 神経性食思不振症, 食道神経症, 気管支炎, 咽喉炎, 声帯浮腫, 神経性嘔吐, 妊娠悪阻, 咽喉神経症, 放射線治療や化学療法による悪心, 嘔吐などに, 上述の胃気上逆や痰気鬱結の症候を呈する場合にも用いる.

| 使用上の注意 | 1. 本方は，燥性が強いので，ほてりやのぼせなどの陰虚証がみられる場合には投与しない．
2. 本方は，癌による咽喉部や食道部の閉塞感や異物感に対しては，効果が期待できない． |

17 | 五苓散【傷寒論・金匱要略】

- **組　　成**　沢瀉，茯苓，猪苓，白朮，桂枝
- **適 応 症**　浮腫，下痢，尿量減少，あるいは頭痛，めまい，口渇が強く水分を欲するが，水を飲むとすぐに吐く，舌苔は白滑，脈は濡など．
- **臨床応用**　本方は，利水滲湿・通陽化気の効能があり，水湿内停・気化不行の症候に適応する．臨床では浮腫，胸水，腹水，関節水腫，頭痛，めまい，小便不利，嘔吐，下痢などの症状がみられる場合に用いる．

1) 急・慢性腎炎・尿路感染症

　発熱，小便不利，むくみなどの症状がみられる場合に用いると，臨床症状の改善が得られる．寒熱往来の症状を伴う場合には，柴苓湯を用いる．むくみ，蛋白尿，排尿困難，疲労倦怠感などの症状を伴う場合には，防已黄耆湯＋五苓散を用いる．

2) 腹　水

　腹水，尿量減少，むくみ，嘔吐などの症状がみられる場合に投与すると利水効果により症状が改善する．食欲不振，疲労倦怠感などを伴う場合には，六君子湯＋五苓散を用いる．寒がり，腹部の冷え，温かい飲食物を好むなどの症状を伴う場合には，人参湯＋五苓散を用いる．黄疸を伴う場合には，茵蔯五苓散を用いる．

3) 関節水腫

　関節が腫れ，水が溜り，四肢のむくみ，肢体の重だるいなどの症状がみられる場合に適応する．関節水腫に発熱，関節痛，関節局部の熱感，関節周囲皮膚の紅腫などの症状を伴う場合には，越婢加朮湯＋五苓散を用いる．関節水腫に四肢の冷え，関節局部の冷感，寒くなると関節痛が悪化するなどの症状を伴う場合には，薏苡仁湯＋五苓散を用いる．関節水腫に体がだるくて疲れやすい，むくみなどの症状を伴う場合には，防已黄耆湯＋五苓散を用いる．

4) 下　痢

　下痢，悪心，嘔吐などの症状がみられる場合に用いる．夏に冷たいものを飲食しすぎたことが原因で下痢，嘔吐，腹部膨満などの症状がみられる場合には，胃苓湯を用いる．

5) 頭　痛

　頭重感，むくみ，悪心，嘔吐などを伴う頭痛の場合に用いる．

6) その他

　ネフローゼ症候群，急・慢性胃腸炎，尿路結石，腎水腫，腹水，胸水，腹部手術後の排尿困難，脳水腫，めまい，二日酔い，小便不利，むくみなどを伴う場合に用いる．

使用上の注意
1. 本方は，滲湿利水の作用があるため，長期間の投与はしない．
2. 体が虚弱した人には，補益脾胃の処方を併用する．
3. 大汗や嘔吐による津液欠乏の症候がみられる場合には投与しない．

桂枝加朮附湯【吉益東洞経験方】 18

組　成　桂枝，芍薬，白朮，附子，甘草，生姜，大棗

適応症　四肢や躯幹の痛み，冷え，しびれ，四肢関節の拘縮，冷痛，腫脹，運動障害などがあり，冷えると増悪し，温めると楽になる．軽度の浮腫，舌苔は白滑，脈は沈遅．

臨床応用　本方は，通陽散寒・止痛の効能があり，陽気不通・寒盛疼痛の症候に適応する．臨床では四肢の痛み，冷え，しびれ，四肢関節の拘縮，冷痛，腫脹，運動障害，軽度の浮腫などで，特に上肢あるいは上半身の症状が著しい場合に用いる．

1) 慢性関節リウマチ・慢性関節炎
四肢，特に上肢に関節の腫脹，冷痛，拘縮，運動障害，こわばり，冷えるとこれらの症状が増悪し，温めると楽になる場合に用いる．

2) 三叉神経痛
顔面三叉神経の分布区域に冷感，発作性疼痛，しびれなどがみられ，寒冷により症状が悪化する場合に用いる．

3) 感冒・インフルエンザ
悪風，汗がよく出る，身体痛あるいは関節痛，四肢のひきつり，むくみ，全身疲労倦怠感などの症状を伴う場合に用いる．

4) 腰痛症
腰部に冷痛があり，寒がり，手足の冷え，背中や腰部に冷感などがみられる場合に用いる．

5) 糖尿病性神経症
糖尿病性神経症に伴う四肢の痛み，しびれ感，冷えなどに用いると有効である．

6) その他
頸肩腕症候群，肩関節周囲炎，神経痛，変形性関節症，帯状疱疹後神経痛などで，痛み，冷え，しびれ，関節の拘縮，冷痛，腫脹，運動障害，軽度の浮腫などの寒湿痺証を呈する場合にも用いる．

使用上の注意
1. 関節に発赤，腫脹，熱感などがみられる場合には投与しない．
2. 発熱，高血圧の患者には投与しない．

19 小青竜湯【傷寒論・金匱要略】

組　成　麻黄, 桂枝, 半夏, 芍薬, 五味子, 炙甘草, 細辛, 乾姜

適応症

①外感風寒, 水飲内停

咳嗽, 呼吸困難, 喘鳴, 白色で薄い多量の痰あるいは粘液と泡のような痰, くしゃみ, 透明で多量の鼻水, 鼻閉などの寒痰の症候に悪寒, 無汗, 頭痛, 身体痛, 発熱などの表証を伴う. 舌苔は白潤, 脈は浮緊.

②寒痰の喘咳

気候が寒くなる, あるいは体が冷えると発作性の呼吸困難, 喘鳴, 咳嗽, 舌苔は白膩などの症候が現れる.

臨床応用　本方は, 解表散寒・温肺化飲の効能があり, 外感風寒・水飲内停の症候に適応する. 臨床では悪寒, 発熱, 無汗, 咳嗽, 痰は稀薄で白く, 量は多い, 呼吸困難, 胸部の苦満感などの症状がみられる場合に用いる.

1) 気管支喘息・気管支炎

呼吸困難, 喘鳴, 咳嗽, 多量の薄い痰に, 発熱, 悪寒, 頭痛, 身体痛などの表証を伴う場合に用いる. 稀薄な痰が多い, 胸苦しい, 咳嗽などの症状が主であれば小青竜湯＋二陳湯を用いる. 呼吸困難が著しく, 発熱, 口渇, イライラなどの症状がみられる場合には, 小青竜湯＋麻杏甘石湯を用いる. 小青竜湯は気管支平滑筋のけいれんを直接に抑制するので, 好酸性白血球増加性喘息にも適用する. 難治性気管支喘息と糖尿病の合併症に対しては八味地黄丸を併用する.

2) アレルギー性鼻炎

水のような鼻水があり, くしゃみを連発し, 体が冷えると症状が増悪する場合に用いる. 寒がり, 手足の冷えが著しい場合には, 小青竜湯＋麻黄附子細辛湯を用いる.

3) 急性腎炎

突発する全身の浮腫や身体が重だるくて痛むなどの症状に, 悪寒, 発熱などの表証を伴う場合に用いる. むくみが著しい場合には, 小青竜湯＋五苓散を用いる.

4) その他

感冒, インフルエンザ, 急・慢性鼻炎, 花粉症, 百日咳, 急・慢性上気道炎などで, 悪寒, 発熱, 無汗, 咳嗽, 痰は稀薄で白く量が多い, 呼吸困難, 胸苦しいなどの症状がみられる場合にも用いる.

使用上の注意
1. 本方は, 薬性が辛, 温, 燥であるため, 長期間の投与はしない. また空咳や咽喉部の乾燥感などの陰虚症状がみられる場合にも投与しない.
2. 発熱, 咳嗽, 喀血, 黄色い痰などの症状がみられる場合には投与しない.
3. 本方は, 麻黄が主薬であるため, 高血圧, 動脈硬化, 頻脈などの患者には注意を要する.

防已黄耆湯【金匱要略】　20

組　成　黄耆，防已，白朮，甘草，大棗，生姜

適応症　汗が出る，悪風，浮腫，体が重たい，小便不利，しびれ，関節の腫れや痛みなど．舌質は淡，舌苔は白，脈は浮．

臨床応用　本方は，益気去風・健脾利水の効能があり，気虚水停の症候に適応する．臨床では多汗，むくみ，小便不利，あるいは体が重たい，しびれ，関節の腫れや痛みなどの症状がみられる場合に本方を用いる．

1) リウマチ性関節炎・変形性膝関節症・関節痛

　関節の腫れや痛み，四肢のむくみ，体が重たく疲れやすいなどの症状がみられる場合に用いる．関節の発赤，腫脹，疼痛，局部の熱感を伴う場合には，防已黄耆湯＋越婢加朮湯を用いる．関節の冷え，冷痛，腫脹を伴う場合には，防已黄耆湯＋薏苡仁湯を用いる．関節の変形，冷感，痛みが激しく，舌質の紫暗などを伴う場合には，防已黄耆湯＋桂枝茯苓丸を用いる．関節の水腫が著しい場合には，防已黄耆湯＋五苓散を投与する．

2) 浮　腫

　本方は，心臓性浮腫，栄養不良性浮腫，非器質性浮腫，腎臓性浮腫などに対して有効である．浮腫に疲労倦怠感，疲れやすい，関節の痛みなどの症状を伴う場合には，防已黄耆湯＋五苓散を用いる．また，浮腫に寒がり，四肢の冷え，食欲不振，軟便や下痢などを伴う場合には，防已黄耆湯＋真武湯を用いる．

3) 多汗症

　汗がよく出る，局部の多汗，疲労倦怠感，むくみ，小便不利などの症状がみられる場合に本方を用いる．

4) 肥満症

　肥満に汗がよく出る，水太り，疲れやすい，むくみなどの症状を伴う場合に本方を用いる．

5) その他

　慢性腎炎，ネフローゼ，腎水疱，頸椎症，慢性じん麻疹，痛風，筋炎，甲状腺機能低下などで，多汗傾向，むくみ，小便不利，あるいは体が重たい，関節の腫れや痛みなどの症状がみられる場合にも本方を用いる．

使用上の注意
1. 本方は，気虚証候による浮腫を治療する処方であり，湿熱，瘀血による浮腫には適応しない．
2. 浮腫に悪心，嘔吐，腹部膨満，下痢などを伴う実証浮腫には適応しない．

21 小半夏加茯苓湯【金匱要略】
しょうはんげかぶくりょうとう

組　　成	半夏，茯苓，生姜
適 応 症	嘔吐，上腹部の膨満感・不快感，めまい，動悸，舌苔は白厚，脈滑．
臨床応用	本方は，小半夏湯に茯苓を加えた処方であり，和胃降逆・止嘔行水の作用があり，胃気上逆・痰水嘔吐の症候に適応する．臨床では嘔吐して食事ができず，胃部の膨満感や不快感，動悸，めまいなどの症状がみられる場合に用いる．

1) 胃　炎
　胃部の膨満感や不快感，胃痛，悪心，嘔吐などがみられる場合に用いる．食欲不振の症状を伴う場合には，六君子湯＋小半夏加茯苓湯を用いる．

2) 気管支炎
　咳，白い痰，胃部の不快感，悪心，嘔吐などの症状がみられる場合に用いる．痰の量が多い場合には，二陳湯＋小半夏加茯苓湯を用いる．黄色い痰がみられる場合には，清肺湯＋小半夏加茯苓湯を用いる．

3) 抗癌剤や放射線治療の副作用
　抗癌剤や放射線治療が原因で悪心や嘔吐で食事ができず，胃部の不快感などの症状がみられる場合に用いる．食欲不振や疲れやすいなどの症状を伴う場合には，六君子湯＋小半夏加茯苓湯を用いる．

4) その他
　妊娠嘔吐，小児嘔吐，急性胃腸炎，膵臓炎，胆嚢炎，めまい，胃癌などで胃気上逆・痰水嘔吐の症候がみられる場合にも用いる．

使用上の注意
1. 本方は化痰利水の作用があるため，長期間にわたって投与しない．
2. 口渇，ほてり，のぼせ，寝汗などの症状がみられる場合には投与しない．

消風散 【外科正宗】 22

組　成　当帰, 地黄, 防風, 蝉退, 知母, 苦参, 胡麻, 荊芥, 蒼朮, 牛蒡子, 石膏, 甘草, 木通

適応症　皮膚疹の色は赤く, 潮紅, あるいは全身に雲状斑点状の風疹, かゆみ, 滲出物が多い, 舌苔は白あるいは黄, 脈は浮数で有力.

臨床応用　本方は, 疏風, 清熱, 除湿, 養血の四つの治法から構成され, 皮膚病を治療する治療法則（疏風清熱法, 清熱利湿法, 清熱瀉火法, 養血潤燥法）を包括しているため, 皮膚疾患（湿疹, じん麻疹, アトピー性皮膚炎, 皮膚掻痒症, 薬物性皮膚炎など）を治療する常用方剤として使われる.

1) じん麻疹

熱が出ると, あるいは熱くなると, じん麻疹を発症する場合に用いる. 特に入浴後にじん麻疹が現れる場合に用いると効果的である.

2) 湿疹・アトピー性皮膚炎

皮膚の発赤, 腫れ, かゆみ, 滲出物がやや多いなどの症状がみられる場合に用いる. 皮膚に熱感があり, 赤味が強いときには, 黄連解毒湯を併用する. 皮膚の炎症やびらんが強い場合には, 竜胆瀉肝湯を加える.

3) その他

皮膚掻痒症, 薬物性皮膚炎, 汗疹, 尋常性乾癬, 尋常性痤瘡, 頑癬などの疾患にも用いる.

　使用上の注意
1. 本方服用中には刺激物, 脂っこい物, お酒, 魚介類をひかえる.
2. 本方に含まれる疏風・除湿の生薬が陰血を傷つけるので, 気血虚弱の人には慎重に投与する.
3. 寒冷性じん麻疹の患者には本方の投与を禁止する.
4. 外用薬を併用すると効果的である.

23 | 当帰芍薬散【金匱要略】
とうきしゃくやくさん

組　成　当帰，芍薬，白朮，川芎，茯苓，沢瀉
適応症　顔色が悪い，皮膚につやがない，手足のしびれ，筋のけいれん，頭痛，月経痛，月経不順，月経量が少ない，月経が遅れるなどの血虚の症候に，食欲不振，腹痛，むくみ，四肢の冷え，泥状便，あるいは水様便，白色帯下，尿量が少ないなどの脾虚湿滞の症候を伴うもの，舌質は淡胖，舌苔は白，脈は細あるいは弦細など．
臨床応用　本方は，養血疏肝・健脾利湿の効能があり，血虚肝鬱・脾虚湿滞の症候に適応するため，臨床では血虚の症候と脾虚湿滞の症候が同時にみられる場合に用いる．

1）不妊症
　本方は，滋養強壮，内分泌機能調整，子宮機能調整などの効能があり，種々な原因で引き起こる不妊症に有効である．特に子宮発育不全，卵巣機能低下，続発性無月経，黄体ホルモン低下などによる不妊症で，全身疲労倦怠感，四肢の冷え，むくみ，月経不順，無月経，月経痛などの症状を伴う場合に本方を投与すると，諸症状の改善とともに妊娠する可能性が高くなる．

2）習慣性流産
　本方は，胎児に対する副作用や毒性がなく，安全性が高い．特に妊娠の腹痛，流産しやすい人に適応する．流産予防の目的で妊娠3〜4カ月から本方を用いるとよい．

3）妊娠中の浮腫・妊娠中毒症・子癇前駆症
　本方は，血液粘稠度の低下作用，利尿作用があるため，妊娠中の浮腫，妊娠中毒症に対して優れた効果がある．妊娠中の浮腫が著しい場合には，当帰芍薬散＋五苓散を用いる．妊娠嘔吐がひどいときには当帰芍薬散＋小半夏加茯苓湯を用いる．

4）月経痛・月経不順・月経困難
　本方は，月経痛や月経不順などによく使用される代表処方の1つである．特に虚弱体質，貧血，顔色の蒼白や萎黄，あるいは灰暗，色素の沈着，皮膚につやがない，四肢の冷え，腹痛，疲労倦怠感などの症状を伴う場合に優れた効果がある．

5）不正性器出血
　不正性器出血があり，四肢の冷え，寒がり，むくみ，疲れやすい，貧血などの症状を伴う場合に用いる．

6）更年期障害
　更年期障害に伴う四肢の冷え，頭痛，腰痛，食欲不振，肩こり，疲労倦怠感などの症状がみられる場合に用いる．女性ホルモン剤に併用することでホルモン剤を減量できる．

7）冷え症
　冷え症は婦人科外来でよく診られる症状の1つであり，自律神経失調症，心身症，更年期障害

などの疾患によくみられる．軽症では四肢の冷えや寒がりなどがみられるが，重症では，腹部や腰部の冷えや痛みもみられる．夏でも全身の寒冷感が強く足が冷たくて靴下を履かないと眠れないものもいる．

　本方は，特に顕性，非顕性の浮腫があり，それにより血行が障害されて冷えるものに対して優れた効果がある．胃の冷えで悪心，嘔吐を伴う場合には，当帰芍薬散＋呉茱萸湯を用いるが，下腹部が冷えて腹痛，下痢，腰痛などを伴う場合には，人参湯あるいは真武湯を合方する．

8）帯　下

　水太りのタイプで四肢の冷えや寒がりなどの症状を伴い，白色半透明の多量の帯下がみられる場合に用いる．

9）老年性認知症・脳血管性認知症

　臨床では，認知症に対して本剤を用いることで患者の記憶障害，睡眠障害，書字能力，抑うつ気分，精神症状などに改善がみられる．

　ただし，本剤は顔色が悪い，皮膚につやがない，疲れやすい，疲労倦怠感，四肢の冷え，食欲不振などの虚証の症状を伴うものには効果があるが，他のタイプに対しては著しい効果は期待できない．

10）その他

　自律神経失調症，胃腸神経症，貧血，慢性腎炎，頭痛，眩暈，半身不随，心臓弁膜症，シミ，慢性肝炎，卵巣機能不全，卵巣水腫，子宮内膜症，胎位異常などの疾患に，疲れやすい，四肢の冷えやしびれ，むくみ，水太り，食欲不振，軟便あるいは下痢などの血虚・脾虚・湿盛の症候を伴う場合に用いる．

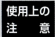
1. 手足のほてりやのぼせ，潮熱などの陰虚症候がみられる場合には投与しない．
2. 投与中にインフルエンザや感冒などを患い，発熱を伴う場合には中止する．

24 加味逍遙散【和剤局方】

組　　成	当帰，芍薬，白朮，茯苓，柴胡，甘草，牡丹皮，山梔子，生姜，薄荷
適 応 症	胸脇部が脹って苦しい，憂うつ感，イライラ，怒りっぽい，頭痛，潮熱，顔面の紅潮，口や咽喉部の乾燥感，疲れやすい．女性では，月経不順，月経痛，月経前の乳房脹痛，下腹部の脹痛，無月経など．舌質は紅，舌苔は薄黄，脈は弦細数．
臨床応用	本方は，疏肝清熱・健脾養血の効能があり，肝鬱化熱・脾虚血虚の症候に適応する．臨床では肝気鬱結・鬱久化熱が原因で生じた胸脇脹満，イライラ，ため息，微熱，頭痛，のぼせなどの症状がみられる場合に本方を用いる．

1）自律神経失調症・抑うつ症・ヒステリー・神経症

　本方は，精神的緊張や情緒変動による自律神経系の緊張を緩和し，抑うつの気持ちを和らげる効能があるため，イライラ，怒りっぽい，興奮しやすい，憂うつ感，潮熱などの症状を抑える作用がある．特に気にしやすい女性（肝気鬱結の病態になりやすいタイプ）に，精神不安，のぼせ，イライラ，肩こり，抑うつ，不眠や睡眠リズムの乱れ，腹部膨満感などの不定愁訴を伴う場合には効果が高い．

2）更年期障害

　本剤は，血中黄体形成ホルモン（LH）と卵胞刺激ホルモン（FSH）の量を抑制し，卵巣機能低下に対して女性ホルモン様の働きをすることで卵巣や黄体の機能を改善する．また自律神経系の興奮（肝鬱化火）を鎮めるなどの効能があるため，更年期不定愁訴の治療にも有効である．具体的には，発汗，のぼせ，頭痛，頭重感，冷え症，抑うつなどの症状に優れた効果を認め，肩こり，疲れやすい，疲労倦怠感，憂うつ気分，神経痛，背中の痛みなどにも効果がある．

3）月経不順・月経痛・不正性器出血・月経前期症候群

　気にしやすい，くよくよ考えすぎる，精神的ストレスなどは，肝気の流れを阻害し，肝気鬱結の病態をもたらし，さらに衝脈・任脈と胞宮（視床下部―脳下垂体―性腺軸，卵巣，子宮）へ影響を及ぼすため，月経不順などの病気を引き起こす原因となる．そこで肝気鬱結の病態を改善することが諸月経疾患の治療に対して重要である．

　本剤は，肝気鬱結の病態を改善する基本的処方であり，諸月経疾患に胸が苦しい，抑うつ感，イライラ，頭痛，潮熱，のぼせ，肩こり，疲れやすいなどの症状を伴う場合に用いる．

4）乳腺症・慢性乳腺炎

　気にしやすい，月経前期に乳腺の脹痛，イライラ，抑うつ感，疲れやすいなどの症状を伴う場合に適している．

5）慢性肝炎

　本方は，肝庇護作用があり，慢性肝炎の治療に用いる．右側季脇部に脹痛があり，気にしやすい，上腹部膨満感，イライラ，怒りっぽい，疲労倦怠感，疲れやすいなどの症状を伴う場合に本方を用いると，諸症状の解消や肝機能の改善などが期待できる．

6）微　熱

　慢性疾患に微熱があり，下がりにくい場合に用いる．特に肝鬱血虚が原因で消化吸収機能の低下や内分泌系の失調の状態を起こし，微熱，疲れやすい，上腹部膨満感，イライラ，抑うつ，不眠などの症状がみられる場合に用いる．

7）肩こり

　肩こりは女性の更年期によくみられる症状で，特に精神的ストレスが加わると増悪することが多い．臨床では肩こりに，頭痛，不眠，イライラ，のぼせなどの症状を伴う場合に適用する．

8）眼科疾患

　中医学では，肝は目に関連があり，肝気鬱結や肝火上炎などによって目が悪くなると考えられているため，眼科疾患を治療する際には，肝のバランスを修正する必要があるといわれる．本方は，疏肝解鬱，気血調整の効能があり，多種多様な眼科疾患に肝鬱血虚・化火の症候がみられる場合に用いる．

9）皮膚科疾患

　本方は，更年期肝斑（シミ），黒皮症，慢性じん麻疹，月経前のニキビなどの皮膚疾患に，疲れやすい，肩こり，頭痛，不眠，イライラ，潮熱，気にしやすいなどの症状を伴う場合に用いる．

10）その他

　慢性甲状腺炎，過敏性腸症候群，胃十二指腸潰瘍，神経性胃炎，神経性下痢，胆嚢炎，胆石症，不妊症，産後不眠症，統合失調症，児童視神経萎縮，皮質性失明，視神経炎，中心性網膜炎，網膜中央静脈梗塞，老年性白内障，化膿性角膜潰瘍などの疾患に，憂うつ気分，イライラ，怒りっぽい，頭痛，潮熱，口や咽喉部の乾燥感，疲れやすいなどの症状を伴う場合に用いる．

使用上の注意
1. 妊婦および妊娠している可能性のある女性には慎重に投与する．
2. 胃腸が虚弱しているもので下痢や腹痛を起こす恐れがある人には慎重に投与する．

25 桂枝茯苓丸【金匱要略】
けいしぶくりょうがん

組　成　桂枝，茯苓，芍薬，桃仁，牡丹皮

適応症
①女性瘀血証
下腹部の腫瘍，月経困難，月経痛，無月経，不正性器出血，子宮内膜症などに下腹部の疼痛や圧痛，抵抗などの症状を伴うもの，舌質は紫暗あるいは瘀斑，脈は渋あるいは弦.
②血瘀証（男女を問わず一般的な血瘀状態に使用可能）
四肢のしびれや痛み，冷え，静脈の拡張や蛇行，皮膚の瘀斑，関節の痛み，打撲による瘀血，頭痛，肩こりなどの一般的な血瘀症候があるもの，舌質は紫暗あるいは瘀斑，脈は渋あるいは弦.

臨床応用　本方は，活血化瘀・緩消腫塊の作用があり，瘀血内停・腫塊の症候に適応する．臨床では女性瘀血証によく使われ，また一般的な血瘀・瘀血の症候にも用いる．

1）婦人瘀血証（月経困難・月経痛・無月経・不正性器出血・子宮内膜症・子宮筋腫や卵巣腫瘍の初期・産後子宮復古不全・死胎・骨盤内炎症・乳腺腫瘍など）

下腹部の痛みや冷え，局部の圧痛や抵抗，四肢の冷え，舌質の紫暗あるいは瘀斑，舌の裏に静脈の拡張や蛇行などの瘀血症候を認める場合に投与する．

2）四肢のしびれや痛み

四肢のしびれや痛み，手足の冷え，寒がり，舌質の紫暗あるいは瘀斑などの症候がみられる場合に用いる．体がだるくて疲れやすいなどの症状を伴う場合には，防已黄耆湯＋桂枝茯苓丸を用いる．

また胃腸が弱い，体がだるくて疲れやすい，食欲不振などの症状を伴う場合には，六君子湯＋桂枝茯苓丸を用いる．さらに胃腸が弱い，腹部の冷えや冷感などの症状を伴う場合には，人参湯＋桂枝茯苓丸あるいは附子理中湯＋桂枝茯苓丸を用いる．

3）変形性膝関節症・リウマチ性関節症

関節の痛みが激しい，夜になると痛みで眠れない，関節の冷えなどの症状がみられ，局部を温めると痛みが軽減する場合には，桂枝茯苓丸＋薏苡仁湯を用いる．また疲労倦怠感を伴う場合には桂枝茯苓丸＋防已黄耆湯を用い，関節水腫を伴うときには，桂枝茯苓丸＋五苓散を用いる．

4）慢性前立腺炎・前立腺肥大

排尿困難，排尿後の不快感，残尿感，舌質の紫暗あるいは瘀斑などの症候がみられる際には，桂枝茯苓丸＋猪苓湯を用いる．腰や下肢の脱力感，夜間頻尿，小便不利などの症状を伴う場合には，桂枝茯苓丸＋八味地黄丸を用いる．

5）慢性多発性神経炎

手足末梢のしびれ，痛み，冷え，舌質の紫暗あるいは瘀斑などの症候を伴う場合に用いる．手のこわばりやむくみ，体の疲労倦怠感を伴う場合には，桂枝茯苓丸＋防已黄耆湯を用いる．

6）坐骨神経痛・強直性脊椎炎・脊椎狭窄症

腰椎間板ヘルニアやすべり症が長引き，下肢のしびれや痛みがあり，夜になると痛みで眠れない，手足の冷え，下肢の脱力感，舌質の紫暗あるいは瘀斑などの症候を認める場合には，桂枝茯苓丸＋牛車腎気丸を用いる．

7）脳梗塞・脳出血後遺症

半身不随，麻痺側の上肢あるいは下肢にしびれ，痛み，浮腫，冷えなどの症状がみられる場合に用いる．胃腸が弱くて食欲不振がみられる場合には，桂枝茯苓丸＋六君子湯を用いる．

8）痔疾患

痔や痔核などにより，肛門部の腫れ，疼痛，痔核が腫れて色が紫暗で痛みが強い場合には，桂枝茯苓丸＋乙字湯を用いる．産後の痔疾，会陰切開縫合部の局所的疼痛に対しても応用できる．

9）その他

慢性腎炎，レイノー症候群，閉塞性血栓血管炎，血栓性静脈炎，下肢静脈瘤，全身性進行性硬化症，肩こり，冷え症，頭痛，打撲，筋肉痛，腰痛症，慢性肝炎などの疾患に，四肢の冷え，舌質の紫暗あるいは瘀斑，舌の裏側に静脈拡張や蛇行，皮膚の瘀斑などの瘀血症候がみられる場合に用いる．

1. 妊婦には本方の投与を禁忌する．
2. 出血性疾患や月経量過多の患者には慎重に投与する．
3. 空咳や咽喉部の乾燥感などの陰虚症状がみられる場合には投与しない．
4. 著しく体力の衰えている患者や胃腸の弱い患者には慎重に投与する．

26 桂枝加竜骨牡蛎湯【金匱要略】

組　　成	桂枝，芍薬，甘草，大棗，生姜，竜骨，牡蛎
適 応 症	小腹部のひきつり，疼痛および陰頭（陰茎の先）の冷え，夢を伴う夜間の夢精と昼間の滑精，めまい，脱毛，夜尿症，動悸，精力減退など，舌質は淡，舌苔は薄白，脈は虚あるいは芤，微，動など．
臨床応用	本方は調補陰陽・収斂固渋の効能があり，陰陽両虚・失精の症候に適応する．臨床では「金匱要略」で男性の夢精，女性の夢交を治療する処方であり，神経症や自律神経失調症などの多種疾患に，陰陽両虚・失精の症候がみられる場合に用いる．

1) 性的神経衰弱

　男性の夢精・女性の夢交に対する第一選択処方として用いる．特に陰陽両虚や陽不固，陰不守によって夢精，夢交の症候が現れる場合には優れた効果が得られる．また陰陽両虚による男性性機能障害で，射精不能，陽萎，早漏，勃起不能などの症状がみられるときにも応用できる．

2) 多汗症

　自汗（何をしなくても汗がよく出る，あるいは少し動くと汗が出る），寝汗，半身のみに汗がよく出る，顔や手足などの局部に汗がよく出る，産後に汗が出て止まりにくくなる場合に用いる．遺精，滑精あるいは性行為過多による多汗や寝汗に対しても優れた効果がある．

3) 心臓神経症

　動悸，不整脈，疲労倦怠感，疲れやすい，寝汗，手足の冷えなどの症候がみられる場合に用いる．

4) うつ病・自律神経失調症・更年期障害

　憂うつ気分，イライラ，臍部の動悸，不眠，疲れやすい，汗がよく出る，精神不安，緊張感，神経過敏などの症状がみられる場合に用いる．

5) 小児夜尿症

　体質虚弱の小児で夜尿症に元気がない，やせて顔色が悪い，寒がり，驚きやすい，神経過敏，不安感などの症状を伴う場合に用いる．

6) 不　眠

　不眠の患者で，神経過敏，精神不安，よく目が覚める，睡眠が浅いなどの症状を伴う場合に用いる．特に陰陽失調が原因で不眠になり，遺精，滑精，性機能低下，多汗などの症状を伴う場合に用いると効果が高い．不眠がひどい場合には，酸棗仁湯を併用する．

7) その他

　慢性腸炎，前立腺肥大，慢性前立腺炎，過敏性腸症候群，円形脱毛症，夢遊症，めまい，じん麻疹，小児肺炎などの疾患に，神経過敏，精神不安，動悸，多夢，多汗，手足の冷えなどの症状がみられる場合にも本方を用いる．

| 使用上の注意 | 1. 本方投与中に発疹，かゆみなどの過敏症状が現れた場合には中止する．
2. 高血圧，顔面の紅潮，怒りやすい人には投与しない． |

27 麻黄湯 【傷寒論】

組　成　麻黄, 桂枝, 杏仁, 甘草
適応症　悪寒, 発熱, 頭痛, 身体痛, 無汗, 咳あるいは呼吸困難, 鼻塞, 鼻水, 舌苔は薄白, 脈は浮緊.
臨床応用　本方は, 辛温解表・発汗散寒・宣肺平喘の効能があり, 風寒の邪気が身体に侵入したことによって起こる風寒表実証に適応する. 臨床では悪寒, 発熱, 無汗, 喘息, 脈の浮緊などの症候が本方を適応するポイントである.

1) 感冒・インフルエンザ

悪寒, 発熱, 無汗, 身体痛, 頭痛などの外感風寒表実証に用いる. 服用後, 汗が出て症状が改善し次第使用を中止する. 発汗後もなお症状が改善しない場合は, 発汗過多の恐れがあるため桂枝湯に変方する.

2) 気管支喘息・気管支炎

本方には麻黄・杏仁が配合されているため, 感冒・インフルエンザを罹患していない人でも, 悪寒, 咳, 喘息を主とする肺の症状に適している. 炎症がみられる場合には, 清肺湯や抗菌薬を併用する.

3) 寒冷性じん麻疹

気候が寒くなるあるいは冷たいものを飲食することによって, じん麻疹が誘発, 増悪する場合には, 麻黄湯＋桂枝湯（麻黄桂枝各半湯）を第一選択処方として用いる.

4) 腎　炎

急性腎炎に発熱, 浮腫, 尿量減少などの症状がみられる場合に用いる. 本方は解表剤であるが, 麻黄の利水作用は浮腫の初期に効果がある. 特に小児の急性腎炎に表証を伴う場合には, 麻黄湯本来の発汗解表作用によって表証を治療しながら水邪を体外に排出できる. 浮腫が著しい場合には, 五苓散を合方する.

5) 乾　癬

小児乾癬に, 麻黄湯と四物湯を合方して用いる. 成人の乾癬には著しい効果は期待できない.

6) 結節性紅斑

結節性紅斑の治療に麻黄湯＋小柴胡湯を用いる.

7) その他

小児夜尿症, 急・慢性鼻炎, アレルギー性鼻炎, 凍瘡, 坐骨神経痛, 冷え症, 関節炎などの疾患にも麻黄湯を用いる.

| 使用上の注意 | 1. 本方は，発汗作用が強いため，外感風寒の表実証に適している．汗出が多い表虚証，体質虚弱の表証，産後の表証には用いてはならない．
2. 本方を服用した後は，布団を掛け，温かいものを摂り，発汗を促す．
3. 本方は，解表剤であるため，単方の長期服用を禁忌する．
4. 本方を投与した後，発汗が認められ次第使用を中止する． |

28 越婢加朮湯【金匱要略】

組　　成　麻黄，石膏，白朮，甘草，生姜，大棗
適 応 症　悪風，口渇，発汗，浮腫，尿量減少，舌苔は薄黄，脈は浮．
臨床応用　本方は，散風清熱・宣肺利水の効能があり，風水・風湿の邪気が体に侵入し，悪風，口渇，発汗，浮腫，尿量減少などの症状を生じた場合に適応する．臨床では急性腎炎，急性関節炎，変形性膝関節症，リウマチ性関節症などに用いる．

1）急性関節炎・変形性膝関節症・リウマチ性関節症

　関節の炎症が増悪し，関節の発赤・腫脹・疼痛・熱感があり，その痛みは患部を冷やすと軽快する，または発熱，発汗，口渇などの症状を伴う場合に用いる．関節の発赤・熱感・疼痛・腫脹などが本方投与のポイントである．
　本方は，清熱，利水，散風の作用があり，関節の炎症を伴う場合に用いる．たとえば，かぜをひき，手足の小さな関節，あるいは四肢の関節が赤く腫れて痛みがあり，発熱などを伴う場合や関節の慢性炎症が増悪した場合に本方を用いると炎症を抑え，痛みも緩和する．急性関節リウマチや慢性関節リウマチに伴う疼痛，腫脹，発赤，熱感などの症状にも適応する．ただし，四肢や関節の冷え，関節を触ると冷たいタイプには適応しない．関節の疼痛，腫脹，発赤，熱感があるが，体や手足が冷える寒熱挟雑のタイプには，越婢加朮湯＋防已黄耆湯を用いる．

2）アレルギー性鼻炎

　身体の熱感，鼻部の熱感，粘膜が赤いなどの症状がみられる場合に用いる．特に鼻粘膜が赤く，腫れ，鼻水が多いなどの症状に有効であり，花粉症やアレルギー性鼻炎にもよく用いる処方である．

3）小児夜尿症

　比較的体力のある小児で，睡眠が深くなかなか目が覚めない，体の熱感などの症状がみられる場合に用いる．

4）帯状疱疹

　帯状疱疹の急性期に発赤，水疱，腫脹を認める場合に抗ウイルス薬と黄連解毒湯を併用すると，治療効果を高めると同時に帯状疱疹後の神経痛を予防することができる．

5）その他

　腎炎，ネフローゼ症候群，痛風，気管支喘息，急・慢性結膜炎，じん麻疹，湿疹，リウマチ性紫斑病などの疾患にも本方を用いる．

使用上の注意
1. 四肢や関節の冷え，関節を触ると冷たいタイプには適応しない．
2. 発汗しやすいタイプには適応しない．
3. 本方投与中に寒がり，冷えの症状が現れた場合には中止する．

麦門冬湯【金匱要略】 29

> **組　成**　麦門冬，半夏，人参，甘草，粳米，大棗
> **適応症**
> ①肺陰不足
> 空咳，激しい咳こみ，痰が粘稠で切れにくい，口や咽喉部の乾燥感，咽喉や気管支の刺激感，舌質は紅で乾燥，舌苔は少ない，脈は細など．
> ②胃陰不足
> 胃痛，口渇，口や咽喉部の乾燥感，嘔吐，舌質は紅で乾燥，舌苔は少ない，脈は細など．
> **臨床応用**　本方は，益胃潤肺・降逆下気の効能があり，肺胃陰虚・肺気上逆の症候に適応する．臨床では空咳，少量の粘稠痰あるいは無痰，口や咽喉部の乾燥感，気管支の刺激感などの症状がみられる場合に用いる．

1) 呼吸器系疾患の喀痰困難や難治性咳嗽（急・慢性気管支炎・上気道感染症・肺炎の回復期・肺結核など）

空咳，痰が少ないあるいは痰が粘稠で切れにくい，咽喉部や気管支の乾燥感などの症状がみられる場合に用いる．特に空咳，コデイン抵抗性・難治性咳嗽に対して優れた鎮咳効果が得られる．

2) 口腔・咽喉乾燥症

咽喉部や口腔の乾燥感や痛み，唾液が少ない，嗄声などの症状がみられる場合に用いる．

3) 慢性萎縮性胃炎

胃痛，呑酸，心窩部の不快感，常に空腹を訴えるなどの症状がみられる場合に用いる．

4) その他

間質性肺炎，気管支拡張症，かぜ症候群，糖尿病，薬物性口渇，声帯ポリープ，慢性咽喉炎，虚熱による梅核気（咽喉や食道の異物感），胃潰瘍，塵肺などで空咳，痰が切れにくい，咽喉部や口の乾燥感などの陰虚症候を呈する場合にも用いる．

> **使用上の注意**
> 1. 本方は，痰が多いものには適応しない．
> 2. 本方は，消炎の効果が弱いため，発熱や炎症がある場合には，抗菌薬を併用する．

30 真武湯（しんぶとう）【傷寒論】

組　　成　附子，茯苓，白朮，芍薬，生姜

適 応 症
①腎陽虚，水湿内停
小便不利（尿量減少，排尿困難），肢体の浮腫，四肢が重だるく痛む，寒がり，四肢の冷え，腹痛や下痢，舌質は淡で，舌苔は白滑，脈は沈細など．
②過汗傷陽
過度の発汗による発熱，心窩部の動悸，めまい，筋肉がピクピクとひきつる，ふらつきなど．

臨床応用　本方は，温陽利水の効能があり，陽虚水停の症候に適応する．臨床では小便不利，むくみ，四肢が重苦しい，冷えや寒がりなどの症状が適応ポイントである．

1）腎性浮腫・心性浮腫・甲状腺機能低下による浮腫

全身あるいは四肢のむくみ，小便不利，肢体の沈重感，寒がり，冷えなどの症状を伴う場合に本方を用いると，臨床症状の改善がみられる．

2）慢性下痢

腹痛，腹部の冷感，下痢，口渇がないなどの症状がみられる場合に用いる．また毎朝夜明けになると何回となく下痢をする人（五更瀉）で四肢や腹部の冷え，やせ，疲れやすいなどの症状を伴う場合には，真武湯＋人参湯を用いる．

3）リウマチ性関節炎

四肢関節に痛みや冷感があり，肢体の冷え，浮腫などの症状を伴う場合には，真武湯＋防已黄耆湯を用いる．

4）慢性腎炎・ネフローゼ症候群

排尿困難，全身浮腫，四肢が重くてだるい，蛋白尿，寒がり，四肢の冷えなどの症状がみられる場合に用いる．

5）めまい

顔色が悪い，むくみ，寒がり，四肢の冷えなどの症状がみられる場合に用いる．

6）その他

難治性多尿，慢性胃腸炎，慢性腸炎，過敏性腸症候群，胃腸虚弱，消化不良，自律神経失調症，慢性甲状腺機能低下症などの病気があり，加えてむくみ，寒がり，四肢の冷え，小便不利，下痢あるいは軟便などの脾腎陽虚の症候がみられる場合にも用いる．

使用上の注意

1. 本方は陽虚による浮腫を治療する処方であり，実証の浮腫や気滞による浮腫には不適である．
2. 発熱あるいは手足のほてり，のぼせなどの陰虚内熱の症候がみられる場合には投与しない．

31 呉茱萸湯【傷寒論・金匱要略】

組　成　呉茱萸, 人参, 大棗, 生姜

適応症
①胃中虚寒
悪心, 嘔吐, 食欲不振, 上腹部のつかえ感, あるいは膨満感, 胃痛, 食べると吐き気や嘔吐がある, 唾液やよだれが多い, 舌質は淡, 舌苔は白滑, 脈は沈細遅.
②厥陰頭痛
頭頂部や側頭部の頭痛, 悪心, 乾嘔あるいは嘔吐, 唾液やよだれが多い, 手足の冷え, 舌質は淡, 舌苔は白滑, 脈は沈弦遅.
③少陰吐利
嘔吐, 下痢, 手足逆冷（手足の冷えがひどい）, 煩燥, 脈が細微など.

臨床応用　本方は, 温肝暖胃・降逆止嘔の効能があり, 肝胃虚寒・胃気上逆の症候に適応する. 臨床では悪心, 嘔吐, 食欲不振, 唾液やよだれが多い, 頭頂部や側頭部の頭痛, 手足の冷えなどの症状を認める場合に用いる.

1) 頭痛

　本方は, 習慣性頭痛, 偏頭痛, 神経性頭痛, 筋緊張性頭痛などによく用い, 特に嘔吐, 冷えなどを伴う頭痛に対して効果がある. 臨床では嘔吐, 唾液やよだれが多い, 手足の冷え, 冷たいものを飲食すると頭痛が現れるなどの陰寒症候を伴う人に適応する.

2) 神経性嘔吐

　神経性嘔吐は, 胃腸の器質性病変がなく, 自律神経の乱れで起こる症状であると考えられる. 臨床では悪心, 嘔吐に上腹部のつかえ感や不快感, 食欲不振, 胃部を温めると楽になる胃虚寒の症候が現れる場合に用いると効果的である.

3) めまい

　嘔吐を主症状とするめまいに, 食べるとすぐ吐く, 四肢の冷え, 疲労倦怠感等を伴う場合に用いると, 症状を抑制する.

4) 過敏性腸症候群

　悪心, 嘔吐, 下痢, 腹部の冷感, 四肢の冷えなどの症状がみられる場合に用いる.

5) その他

　急・慢性胃腸炎, 妊娠嘔吐, 慢性腎炎尿毒症の嘔吐, 幼児幽門けいれんによる嘔吐, 慢性下痢, 吃逆, 神経症などの疾患に悪心, 嘔吐, 食欲不振, 唾液やよだれが多い, 手足の冷えなどの症状を認める場合にも用いる.

使用上の注意	1. 本方の薬性は温性に偏っているため，熱性疾患による嘔吐，急性胃炎による胃痛や嘔吐には投与しない． 2. 高血圧による頭痛，発熱を伴う頭痛には投与しない．

32 人参湯【傷寒論・金匱要略】

組　成　人参，乾姜，甘草，白朮

適 応 症
①脾胃虚寒
食欲不振，口渇がない，腹痛，腹部膨満感，下痢，悪心，嘔吐，薄い唾液が多い，四肢の冷え，舌苔は淡白，脈は沈遅で無力など．
②陽虚不摂血
鼻出血，血便，不正性器出血などがみられ，顔色が悪く蒼白で，元気がない，疲れやすい，脈は細あるいは虚大無力など．

臨床応用　本方は，温中去寒・補益脾胃の効能があり，脾胃虚寒の症候に適応する．臨床では食欲不振，腹部の冷痛，下痢，悪心，嘔吐，四肢の冷え，温かい飲食物を好むなどの症状が，本方を適応するうえでの重要なポイントである．またすべての中気虚損，暴受風寒，霍乱吐利あるいは飲食不節の脾胃虚寒の症候も本方で治療する．

1）慢性萎縮性胃炎・胃十二指腸潰瘍
　上腹部に痛みがあり，その部位を温めると痛みが軽減するが，冷たいものを飲食すると，痛みが増幅する，胃の不快感，食欲不振，腹部膨満，四肢の冷えなどの症状がみられる場合に用いる．胃内視鏡検査の所見では，萎縮性胃炎があり，潰瘍の色は淡白で，粘膜の色は紫暗であることが特徴である．

2）慢性結腸炎・潰瘍性大腸炎
　下痢，腹痛があり，腹部の冷え，温かい飲食物を好む，全身倦怠感，食欲不振などの症状を伴う場合に用いる．

3）慢性下痢
　胃腸に炎症はないが下痢がなかなか止まらない，特に冷たい飲食物を摂ると下痢がひどくなる，また腹部や四肢の冷え，腹痛，疲れやすい，食欲不振などの症状を伴う場合に用いる．さらに毎朝夜明け方になると数回にわたり水様の下痢をし，腹部の冷え，冷痛，疲れやすい，疲労倦怠感などを伴う場合（五更瀉）には，人参湯＋真武湯を用いる．

4）男性不妊症
　男子では精子の量が少ないあるいは精子の運動率が低く，腰痛，腰や下肢の脱力感，四肢の冷え，寒がりなどの症状を伴う場合に人参湯＋八味地黄丸を用いる．

5）小児の虚弱体質および病後の流涎
　小児の虚弱体質は先天の不足，後天の失調，病後の栄養不足などが原因と考えられる．臨床ではやせ，腹部や手足の冷え，嘔吐，下痢，元気がない，流涎，食欲不振などの症状がみられる場合に用いる．

6）その他

急・慢性胃腸炎，上部消化管機能異常，急・慢性胃炎，慢性腎炎，慢性腎不全，貧血症，術後の体力低下などの疾患に，脾胃虚寒の症候を認める場合にも本方を用いる．

>
> 1. 本方は，温燥の性質を持つため，手足のほてりやのぼせ，潮熱などの症状がみられる場合には投与しない．
> 2. 発熱がある患者には投与しない．

33 大黄牡丹皮湯【金匱要略】

組　　成	大黄，牡丹皮，桃仁，冬瓜子，芒硝
適応症	腸癰（虫垂炎）初期に，右下腹部の疼痛，圧痛，抵抗があり，しばしば悪寒，発熱，発汗，右下肢を屈曲する，舌苔は薄黄あるいは黄膩，脈は弦数または滑数など．
臨床応用	本方は，瀉熱破瘀・散結消腫の効能があり，瘀熱の停滞・癰腫の症候に適応する．臨床では急性盲腸炎に効果があり，その他の腹部炎症にも効果がある．

1）急性虫垂炎

本方は，腸癰（虫垂炎）を治療する名方として広く知られている．主に腸癰の初期で化膿していないものに用いるが，臨床では化膿がある場合でも症状改善の効果が得られている．特に急性単純性虫垂炎の初期に優れた効果がある．また抗菌薬を併用すると，さらに効果が高まる．服用方法は，4時間ごとに1回投与し便通がみられるまで続け，便通が認められた後には，1日3回用いる．

2）急性胆道感染症・胆道回虫・膵臓炎・イレウス

発熱，便秘，腹痛，腹部膨満感などの症状がみられる場合に用いる．胆道感染症に黄疸を伴う場合には，茵蔯蒿湯を併用する．癒着性イレウスにも本方は有効である．

3）血栓性外痔

外痔で局部の腫脹，疼痛，発熱，排便困難などの症状がみられる場合には，大黄牡丹皮湯＋桂枝茯苓丸を用いる．

4）その他

麦粒腫，流行性出血性結膜炎，前立腺肥大症，月経困難症，卵巣機能不全，子宮内膜症，肛門周囲炎，血栓性静脈炎，直腸炎，骨盤内炎症などで，便秘，発熱あるいは局部の熱感，腫脹を呈する場合にも用いる．

使用上の注意	1. 四肢や腹部の冷え，寒がりなどがみられる場合には投与しない． 2. 著しく体力の衰えている患者，胃腸の弱い患者，下痢傾向がある患者には投与しない．

白虎加人参湯【傷寒論・金匱要略】 34

びゃっこかにんじんとう

- **組　成**　石膏，知母，甘草，人参，梗米
- **適応症**　高熱，悪熱，顔面紅潮，煩燥，呼吸促迫，頭痛，口渇，冷たい飲み物を欲する，汗が出る，舌質は紅，舌苔は黄で乾燥，脈は洪大あるいは滑数など．本方は白虎湯に人参を加えた方剤である．白虎湯が清熱除煩，生津止渇に働き，人参が益気養陰の効能があるので，熱が盛んで気陰を消耗した病態に適応する．
- **臨床応用**　白虎湯は，傷寒病の陽明熱証あるいは温熱病の気分熱盛証を治療する代表方剤であり，「大熱，大汗，大渇，脈洪大」の四大症状を特徴とする病態に適応する．また白虎加人参湯は白虎湯に適応する症候に，虚弱で抵抗力の低下などを伴うものに適応する．臨床では急性感染症の熱証に伴う気陰両虚のもの，中暑，糖尿病などにも応用される．

1）糖尿病

口渇が著しい，冷たいものを好む，顔面の紅潮，舌質は紅，舌苔は黄色などの症候がみられる場合に用いる．

2）口腔・咽喉乾燥症

顔色が赤く，著しい口と咽喉の乾き，唾液が少ない，舌質は紅などの症候がみられる場合に適応する．

3）インフルエンザ・肺炎・ウイルス脳炎

本方は，インフルエンザ，肺炎，ウイルス性脳炎に，高熱，口渇，汗がよく出るなどの症状がみられ，疲労倦怠感と疲れやすいなどの症状を伴う場合に用いる．

4）高熱

かぜ，インフルエンザ，感染症などで，高熱，口渇，汗が出る，脈洪大などの症候がみられる場合に本方を用いると，解熱効果が得られる．

5）その他

かぜ症候群，敗血症，急性感染症，熱中症，熱射病，多汗症，口内炎，歯周炎，胃炎などの疾患で，口渇，多飲，多食，口臭，顔面の紅潮，舌質は紅，舌苔は黄，脈は数などの症候を伴う場合にも本方を用いる．

使用上の注意
1. 悪寒，身体痛，汗が出ないなどの表証がみられる場合には投与しない．
2. 四肢の冷えや寒がりがみられる患者には投与しない．
3. 胃痛，冷たい飲食物を嫌がる脾胃虚寒証の者には投与しない．

35 四逆散（しぎゃくさん）【傷寒論】

組　　成　柴胡，芍薬，枳実，甘草

適 応 症
①肝気鬱結，肝脾不和
　抑うつ感，憂うつ感，精神不安，イライラ，胸が苦しい，胸脇部が脹って痛い，腹部膨満感，腹痛，食欲不振，便秘と下痢を交互に繰り返す，舌質は紅，舌苔は薄白，脈は沈弦あるいは弦．
②熱　厥
　発熱，体の熱感，胸脇部が脹って痛い，腹痛，下痢，口内が苦い，悪心，四肢の冷え，舌質は紅，舌苔は黄，脈は弦数．

臨床応用　本方は，疏肝理脾・清熱通鬱の効能があり，肝鬱脾虚・熱厥の症候に適応する．本方に適応する四肢厥冷とは，肝気鬱結が原因で気機不通となり，陽気が抑制され四肢末端に行きわたらないために現れる症状である．したがって，陽虚が原因で陰寒が盛んになる四肢厥冷とは病因が異なる．
　本方は肝脾を調整し，表裏を調和する作用があるため，現在では，和解剤の名方として広く使われている．

1）慢性肝炎
　季肋部の苦満感や疼痛を訴え，あるいは右肋骨弓下部に抵抗，圧痛がある胸脇苦満，悪心などの症状が認められる場合に用いる．黄疸がみられる場合には，茵蔯蒿湯を合方し，食欲不振の場合には，六君子湯を合方する．

2）胆嚢炎・胆石症
　心窩部のつかえ感，疼痛あるいは季肋部の苦満感を訴え，みぞおちや肋骨弓下部に抵抗，圧痛があり，食欲不振，悪心，胸やけなどの症状を伴う場合に用いる．

3）胃腸神経症・胃食道逆流症・慢性胃炎・胃潰瘍
　上腹部の痛み，悪心，嘔吐，胃部の不快感，胸やけ，腹部膨満感，食欲不振などの症状がある場合に用いる．腹部膨満感が著しい場合には，半夏厚朴湯を合方する．

4）神経症
　胸苦しい，胸部の煩悶感や痛み，腹部膨満感などの症状がみられる場合に用いる．精神不安，イライラ，動悸，不眠，抑うつ感などの症状を伴う場合には，甘麦大棗湯を併用する．

5）その他
　慢性膵炎，慢性腸炎，過敏性腸症候群，盲腸炎，月経前後症候群，更年期障害，胃十二指腸潰瘍，肋間神経痛，咽喉炎，神経性頭痛，三叉神経痛，てんかん，不安神経症，自律神経失調症などの疾患で，季肋部の苦満感（胸脇苦満），あるいは心窩部のつかえ感，精神不安，イライラ，緊張しやすい，動悸，不眠，抑うつなどの症状を伴う場合に用いる．

使用上の注意
1. 体力が著しく衰えている気虚の人には投与しない．
2. 慢性下痢がある人には，慎重に投与する．

36 木防已湯 【金匱要略】

組　　成	石膏，防已，桂枝，人参
適 応 症	咳，喀痰，喘息，胸部や胃部のつかえ感，息切れ，動悸，舌質は紅，舌苔は黄膩，脈沈．
臨床応用	本方は，温陽化飲・清熱益気の作用があり，膈間陽鬱熱飲の症候に適応する．臨床では咳，喘息（心臓性喘息，各種の肺性喘息），胸部や胃部のつかえ感や膨満感，息切れ，疲れやすい，動悸，小便不利などの症状がみられる場合に用いる．

1）心臓性喘息

心臓機能失調による喘息，息切れ，咳，動悸，心下部のつかえ感，疲れやすいなどの症状がみられる場合に用いる．むくみの症状を伴う場合には，木防已湯＋五苓散を用いる．

2）動　悸

動悸，息切れ，心下部のつかえ感，疲れやすいなどの症状がみられる場合に用いる．むくみがひどい場合には，木防已湯＋苓桂朮甘湯を用いる．

3）浮　腫

心臓性浮腫にむくみ，口渇，尿量減少，疲れやすいなどの症状がみられる場合に用いる．著しい浮腫の場合には，木防已湯＋五苓散を用いる．

4）その他

関節炎，関節リウマチ，腎性浮腫などの疾患で，膈間陽鬱熱飲の症候がみられる場合にも用いる．

使用上の注意
1. 胃腸が虚弱な人で，食欲不振や胃部の不快感がある場合には投与しない．
2. 軟便や下痢がみられる場合には投与しない．

半夏白朮天麻湯【脾胃論】 37

組　　成　半夏, 陳皮, 茯苓, 白朮, 黄耆, 沢瀉, 人参, 黄柏, 生姜, 天麻, 麦芽, 乾姜
適 応 症　めまい, 頭がふらつく, 頭痛, 頭帽感, 頭が重い, 悪心, 嘔吐, 胸苦しい, 元気がない, 疲れやすい, 食欲不振など, 舌質は淡白, 舌苔は白膩, 脈は滑.
臨床応用　本方は, 健脾去湿・化痰熄風の効能があり, 湿痰阻滞・肝風上攪・眩暈頭痛の症候に適応する. 臨床ではめまい, ふらつき, 頭痛, 頭が重い, 胸苦しい, 疲労倦怠感, 食欲不振などの症状が本方を適応するポイントである.

1）めまい（メニエール症候群など）

臨床ではめまい, 頭が重たい, 悪心, 嘔吐などの症状がみられる場合に用いる. 本方は, 内耳性眩暈（メニエール症候群などの痰湿中阻型）の患者に対して優れた効果があり, 頸椎症や血圧調節障害によるめまいに対しても臨床症状を改善することができる. しかし小脳梗塞や神経変性による中枢性めまいに対する治療効果はあまり期待できない.

2）てんかん

頭痛を発作的に繰り返す（頭痛型のてんかん発作）, 頭がふらつくあるいは頭が重い, 元気がない, 疲れやすい, 食欲不振などの症状がみられる場合に用いる.

3）その他

片頭痛, 筋緊張性頭痛, 自律神経失調症, 更年期障害, 脳動脈硬化症, 慢性胃腸炎, 前庭神経炎, ワリンベルグ症候群, 顔面神経麻痺, 脳血管障害などで, めまい, 頭痛, 頭帽感, 頭のふらつきあるいは頭が重い, 疲れやすいなどの症状を呈する場合に用いる.

使用上の注意
1. 高血圧によるめまいや頭痛などの肝陽上亢の症候がみられる場合には投与しない.
2. 著しく虚弱な患者に用いると下痢や腹痛などを引き起こす恐れがあるので, 慎重に投与する.

38 当帰四逆加呉茱萸生姜湯【傷寒論】

組 成 当帰，桂枝，芍薬，細辛，甘草，木通，大棗，呉茱萸，生姜

適応症
①血虚受寒
顔色が悪い，四肢の冷えあるいは厥冷，舌質は淡，舌苔は白，脈は沈細など．
②寒入経絡
寒邪が経絡に侵入し，腰，下肢や足の痛み，冷えを引き起こす．

臨床応用 本方は，温経散寒・養血通脈の効能があり，血虚寒凝・血脈不通の症候に適応する．臨床では閉塞性血栓血管炎，レイノー症候群，しもやけ，冷え症などの疾患で，血虚寒凝の症候を呈するものに適用する．

1) 閉塞性血栓血管炎

患肢が冷えて痛む，皮膚の色が蒼白で触ると氷の様に冷たい，寒くなると痛みが増強し温めると軽減する，間欠性跛行，足背動脈や後脛骨動脈の脈拍が減弱または消失するなどの症状がみられる場合に用いる．

2) レイノー症候群

手指や足趾が氷のように冷えて痛む，皮膚の色が蒼白，あるいは紫色，寒くなると冷えや痛みが増悪するなどの症状がみられる場合に用いる．

3) しもやけ・冷え症

四肢の冷え，しもやけ，手足を暖めると楽になるが寒くなると悪化するなどの症状がみられる場合に本方を用いる．

4) 腹痛（手術後の癒着によるもの）

手術後の腹痛とともに体が弱くて疲れやすい，顔色が悪いなどを伴う場合に適する．便秘を伴う場合には，大黄甘草湯を併用する．

5) 多発性ニューロパチー

四肢末梢が冷えて痛む，小さいナイフで切られたり針で刺されたりするような痛み，四肢や手足の冷え，手足を温めると痛みが軽減し冷やすと痛みが増悪するなどの症状がみられる場合に用いる．

6) 頭痛・片頭痛

顔色が悪い，発作性頭痛，手足の冷えなどの症状がみられる場合に用いる．特に神経血管性頭痛に効果がある．

7) その他

腰痛，膝痛，坐骨神経痛，帯状疱疹後神経痛，下肢静脈瘤，骨盤腹膜炎，月経困難症，生理痛，

胃の冷痛などの疾患にも本方を用いる．

1. 本方の薬性は温性に偏っているため，熱性疾患による頭痛，急性胃炎による胃痛には投与しない．
2. 高血圧による頭痛，発熱を伴う頭痛には投与しない．

39 苓桂朮甘湯【傷寒論・金匱要略】

りょうけいじゅつかんとう

組　　成	茯苓，桂枝，白朮，甘草
適 応 症	胸脇の痞満，めまい，心悸，息切れ，咳，舌苔白滑，脈弦滑.
臨床応用	本方は，温化痰飲・健脾利湿の効能があり，痰飲・脾虚の症候に適応する．臨床では胸脇の痞満，眩暈，動悸，息切れ，舌苔は白滑，脈は弦滑などの症候が本方を適応するポイントである．

1）痰飲病

　胸脇の痞満，めまい，動悸，息切れ，舌苔は白滑，脈は弦滑などの症候がみられる痰飲病（心膜炎，心不全，不整脈，自律神経失調症など）に用いることが多い．息切れ，疲労倦怠感などの症状が強い場合には，四君子湯を併用し，動悸，不眠など心血不足の症状が強い場合には，酸棗仁湯を併用する．

2）めまい・立ちくらみ

　本方は，痰飲が頭部を梗塞することによって起こるめまいを治療する．胸脇の痞満，めまい，立ちくらみ，ふらつき，舌苔は白滑，脈は弦滑などの症候みられる場合に用いる．

3）咳・痰

　慢性気管支炎の咳や喀痰に適応する．本剤は温性なので，痰が白くて量が多い，口渇がないなどの寒性痰飲証に適している．

4）その他

　神経症，不安神経症，不眠症，起立性調節障害，上部消化管機能異常，急・慢性腎炎，急・慢性腎盂腎炎などの疾患にも用いる．

使用上の注意
1. 本方は性質が辛温に偏るので，ほてり，のぼせ，潮熱などがみられる場合には投与しない．
2. 高血圧によるめまいには適応しない．

猪苓湯【傷寒論・金匱要略】 40

組　　成　猪苓，茯苓，沢瀉，滑石，阿膠
適 応 症　発熱，下痢，口渇，尿量減少，濃縮尿，血尿，小腹部の脹痛，残尿感，排尿痛，排尿困難など．舌質は紅，舌苔は白あるいは微黄，脈は細数．
臨床応用　本方は，利水清熱・養陰の効能があり，水熱互結・陰傷の症候に適応する．臨床では排尿痛，残尿感，血尿，排尿困難，発熱，口渇，尿量減少などが本方を適応するポイントである．

1）尿路結石

血尿，小腹部の脹痛，あるいは刺すような痛み，残尿感，排尿痛，排尿困難などがみられる場合に用いる．痛みがひどい場合には，芍薬甘草湯を併用する．

2）腎盂腎炎・膀胱炎・尿路感染症

急性期に発熱，残尿感，排尿痛，排尿困難，腹部の痛みなどがみられる場合には，五淋散を合方し，さらに抗菌薬を併用する．

3）下　痢

舌質は紅，舌苔は黄膩などで，腹痛，発熱，口渇を伴う下痢症に適応している．

4）その他

膀胱神経症，ネフローゼ症候群，特発性腎出血，無症候性血尿，前立腺肥大症，前立腺炎などにも用いる．

使用上の注意
1. 尿路の炎症が著しい場合には抗菌薬を併用する．
2. 胃腸が弱い人には慎重に投与する．
3. 発熱，脱水状態には投与しない．

41 補中益気湯【弁惑論】

組　成　黄耆，当帰，人参，白朮，甘草，陳皮，升麻，柴胡，生姜，大棗

適応症
①脾胃気虚
元気がない，疲労倦怠感，疲れやすい，四肢がだるい，立ちくらみ，眠くなる，汗をかきやすい，食欲不振，舌質は淡，舌苔は薄白，脈は虚など．
②気虚下陥
脾胃気虚の病態が進むと，骨格筋や平滑筋などの支持組織の緊張が低下するため，内臓下垂を引き起こす．脾胃気虚の症候に胃下垂，腎下垂，子宮脱出，脱肛，慢性下痢症，立ちくらみなどを伴うもの．
③気虚の発熱
慢性的に繰り返す微熱で，疲労倦怠感，疲れやすい，食欲不振などの気虚の症候があるものや，疲れると発熱するもの．

臨床応用　本方は，補中益気・健脾・昇陽の効能があり，脾胃気虚・中気下陥の症候に適応する．臨床では顔色が悪い，食欲不振，疲労倦怠感，疲れやすい，内臓下垂などの症状が本方を適応するポイントである．

1）慢性疲労症候群

全身の疲労倦怠感，疲れやすい，息切れしやすい，無気力感，自汗，食欲不振，やせなどの症状がみられる場合に用いる．

2）内臓下垂

内臓下垂に対する第一選択処方としてよく使われる．胃下垂，子宮下垂，脱肛があり，疲れやすい，疲労倦怠感，自汗（汗をかきやすい，あるいは少し動くと汗が出る），立ちくらみ，めまいなどを伴う場合に用いる．出産後に本方を用いると体力の回復や子宮下垂の予防などの効果が期待できる．

3）かぜ症候群

疲労倦怠感，疲れやすい，風邪をひきやすい，自汗などの症状がある場合に用いると体力や抵抗力の増強，疲労倦怠感の改善，かぜの予防などの効果が期待できる．

4）慢性下痢症

慢性下痢に疲れやすい，やせ，食欲不振，脱肛，消化不良の便などを伴う場合に用いる．

5）癌患者の体力増強

気虚の症候が著しい癌患者に，術前術後の体力および免疫能の増強，化学療法や放射線治療による副作用の軽減，などの目的で本方を用いる．特に免疫能の増強が期待できる．

6）珪肺・塵肺

呼吸困難，あるいは呼吸が浅い，疲労倦怠感，疲れやすい，かぜをひきやすいなどの症状がみられる場合に用いる．血液循環障害を伴う場合には，桂枝茯苓丸を併用する．

7）原因不明の発熱

疲れると熱が出るあるいは夕方になるとたびたび発熱する，疲れやすい，やせ，食欲不振などを伴う場合に本方を用いると，解熱および全身の状態を改善する．

8）神経衰弱

陽気の不足によってめまい，頭痛，自汗，疲労倦怠感，疲れやすい，やる気がでないなどがみられる場合に用いる．不眠や不安を伴う場合には，酸棗仁湯を併用する．

9）習慣性流産

妊娠中に中気不足が原因で食欲不振，やせ，疲れやすい，体力低下，内臓下垂などを引き起こすと，流産しやすい状態となる．「補中益気湯」は中気を補い，子宮などの臓器を支える筋肉に働きかけるため，中気不足による習慣性の流産予防に用いる．また子宮内出血の場合には，芎帰膠艾湯を併用する．

10）男性不妊症

精子の運動率が低い，身体がだるくて疲れやすい，自汗，射精後の疲労感が顕著で回復しにくいなどの症候がみられる場合に用いる．

11）その他

本方は，慢性呼吸器疾患（慢性気管支炎，気管支喘息，気管支拡張症，肺気腫など），病後や術後の虚弱体質，上部消化管機能異常，慢性肝炎，慢性腎炎，脳血管障害後遺症，低血圧などに対して全身状態の改善，体力の増強などを目的に用いる．

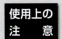 1. 手足のほてりやのぼせ，潮熱などの陰虚の症状がみられる場合には，慎重に投与する．
2. かぜ，流感，感染症などの発熱には適応しない．

43 ｜六君子湯【万病回春】
りっくんしとう

組　　成	人参，白朮，茯苓，甘草，陳皮，半夏，生姜，大棗
適応症	疲れやすい，顔色が萎黄，食欲不振，軟便あるいは下痢便，上腹部のつかえ感，悪心，嘔吐，咳，痰は薄く白く量は多い，舌質は淡白，舌苔は白，脈は虚軟無力あるいは滑弱など．
臨床応用	本方は，益気補中・健脾養胃・化痰行気の効能があり，脾胃虚弱・痰停気滞の症候に適応する．臨床では疲れやすい，食欲不振，軟便，上腹部のつかえ感，悪心，咳，痰は薄く白く量が多いなどの症候が，本方適応のポイントである．

1）慢性胃炎・胃十二指腸潰瘍
食欲不振，上腹部のつかえ感，悪心，軟便あるいは下痢便，疲れやすいなどの症状を呈する場合に用いる．

2）肺気腫・気管支喘息・気管支炎
咳，痰は薄く白く量は多い，食欲不振，疲れやすい，上腹部のつかえ感などの症状がみられる場合に用いる．

3）妊娠悪阻
悪心，嘔吐，食欲不振，疲れやすい，顔色が悪いなどの症状を伴う場合に用いる．

4）神経性食欲不振症
食欲不振，食べた後すぐに嘔吐する，悪心，精神不安，不眠，やせなどの症状がみられる場合に用いる．不安感や不眠を伴う場合には，加味帰脾湯を合方する．

5）上腹部不定愁訴
心窩部のつかえ感や膨満感，食欲不振，吐き気，嘔吐などの症状に効果的である．

6）抗癌剤や放射線療法の副作用
食欲不振，悪心，嘔吐，心窩部のつかえ感，腹部膨満感，軟便あるいは下痢などの症状を呈する場合に用いると抗癌剤や放射線療法の副作用を軽減し，臨床症状を改善する．

7）その他
上部消化管機能異常，慢性肝炎，慢性胃腸炎，慢性膵炎，慢性消耗性疾患，術後の消化管障害，過敏性腸症候群などに対して消化吸収機能の改善，体力の増強などの効果が期待できる．

使用上の注　　意	1. 手足のほてりやのぼせ，潮熱などの症状がみられる場合には慎重に投与する． 2. 発熱や高熱がみられる場合には投与しない．

桂枝湯 【傷寒論・金匱要略】 45

組　成　桂枝, 芍薬, 甘草, 生姜, 大棗
適応症　悪風, 発熱, 頭痛, 自然発汗があり, 身体痛, 鼻塞, 鼻水, くしゃみ, 舌苔は白薄, 脈は浮緩.
臨床応用　本方は, 解肌発表・調和営衛の効能があり, 風寒襲表・営衛不和による風寒表虚証に適応する. 臨床では悪風, 頭痛, 発熱, 汗が出る, 口渇はなし, 舌苔は白薄, 脈は浮緩などの症候がみられる場合に用いる.

1) 感冒, インフルエンザ

桂枝湯は発汗, 解熱, 滋養強壮, 消化吸収促進, 鎮痛, 鎮痙などの効果があり, 悪風, 頭痛, 発熱, 汗がよく出るなどの症状がみられる場合に用いる. ただし, 本方は, 軽度の発汗を促し, 表寒を緩解させるものであるため, 「温かい粥を食べ, 布団をかぶって発汗させる」などの処置を施すと, さらに効果的である.

2) アレルギー性鼻炎

体がだるくて疲れやすい, 汗が出やすい, 寒くなると鼻水や鼻づまりなどの症状が現れる場合に用いる.

3) 多汗症

自汗（昼間に労働や厚着, あるいは発熱によらずして汗が自然に出る）や局部（半身や両足など）多汗のものに本方を用いる. 全身疲労倦怠感, 疲れやすいなどの気虚証を伴う場合には, 黄耆を配合する（桂枝加黄耆湯）.

4) 冷え症

寒がり, 手足や背中の冷えなどがみられる場合に用いる. また腰部に冷痛がある場合には, 附子末を併用する（桂枝加附子湯）.

5) 小児拒食症

小児拒食症に, 全身の疲労倦怠感, 手足の冷え, 多汗などの症状を伴う場合には, 桂枝湯＋四君子湯, あるいは桂枝湯＋六君子湯を用いる.

6) 小児の注意欠陥・多動障害

注意欠陥, 多動性, 衝動性などの症状に, 手足の冷え, 寒がり, 自汗, 疲れやすいなどの症状を伴う場合に用いる.

7) その他

妊娠悪阻, 腹部の冷痛, 筋肉痛, 産後体虚と発熱, 神経症, リウマチ性関節炎, 各種痛証疾患（頸痛, 胸痛, 背痛, 肩こり, 胃痛）などにも用いる.

使用上の注意
1. 悪寒や寒がり, 冷感が著しく無汗などの症状がみられる場合には投与しない.
2. 高熱, 高血圧の患者には投与しない.

46 七物降下湯【修琴堂創方】

組　　成	当帰，地黄，芍薬，川芎，黄耆，黄柏，釣藤鈎
適 応 症	頭痛，肩こり，めまい，耳鳴り，のぼせ，舌質は淡あるいは紅，脈は細弦．
臨床応用	本方は，四物湯（当帰，地黄，芍薬，川芎）に黄耆，黄柏，釣藤鈎を加えたものであり，養血益気・平肝降火の効能があり，気血不足・肝陽上亢の症候に適応する．臨床では気血両虚と肝陽上亢の症候が同時にみられる場合に用いる．

1）高血圧

　血虚または血瘀が原因で起こる慢性の高血圧に，めまい，ふらつき，耳鳴り，頭痛，あるいは下肢のむくみなどの症状がみられる場合に用いる．血圧が下がらない場合には，降圧薬を併用する．

2）更年期症候群

　更年期症状に貧血や貧血気味，高血圧傾向を伴う女性に用いる．本方は，養血作用と末梢循環障害の改善作用があり，更年期障害による疲れやすい，肩こり，頭痛，めまい，のぼせなどの改善効果がある．

3）妊娠中毒症

　頭痛，高血圧，むくみ，めまいなどの症状がみられる場合に本方を用いる．

4）その他

　脳動脈硬化，片頭痛，筋緊張性頭痛，自律神経失調症，肩こり，慢性腎炎，神経症などで，血虚と肝陽上亢の症候が同時にみられる場合にも用いる．

使用上の注意	1. 胃腸が弱い人には慎重に投与する． 2. 血圧が低い人には投与しない．

釣藤散【本事方】 47

組　成　釣藤鈎，菊花，石膏，陳皮，麦門冬，半夏，茯苓，人参，防風，生姜，甘草

適応症　頭痛，肩凝り，頭のふらつき，めまい，耳鳴り，不眠，顔面の紅潮，イライラ，上腹部のつかえ感，舌質は紅，舌苔は薄黄，脈は弦やや数．

臨床応用　本方は，平肝潜陽・化痰清熱・益気健脾の生薬が配合されている処方であり，鎮静，鎮痛，鎮痙，降圧，清熱などの作用とともに，消化吸収を促進し全身の機能を高める効果がある．
臨床では頭痛，めまい，顔面の紅潮，イライラなどの症状が本方を適応するポイントである．

1）高血圧症

血圧が高く，めまい，頭痛，顔面の紅潮，眼の充血，イライラ，肩のこわばり，肩こりなどを訴える場合に用いる．血圧が下がらない場合には，降圧剤を併用する．

2）自律神経失調症・神経症・更年期障害

頭痛，めまい，頭のふらつき，耳鳴り，不眠，顔面の紅潮，イライラなどの症状がみられる場合に用いる．イライラ，怒りっぽいなどの症状が強い場合には，柴胡加竜骨牡蠣湯を併用する．不安感，焦燥感，不眠などの症状がみられる場合には，甘麦大棗湯を併用する．

3）その他

脳動脈硬化，片頭痛，筋緊張性頭痛，脳血管障害後遺症，脳血管障害性認知症，めまい，更年期障害などで，肝陽上亢の症候がみられる場合にも用いる．

使用上の注意
1. 本方は，寒がりや手足の冷えなどの陽虚証には投与しない．
2. 血圧が低い人には投与しない．

48 十全大補湯【和剤局方】

組　　成　地黄，芍薬，当帰，川芎，人参，白朮，茯苓，甘草，黄耆，桂皮

適 応 症　疲労倦怠感，疲れやすい，元気がない，食欲不振，軟便あるいは泥状便，顔色が悪い，皮膚につやがない，頭がふらつく，眼がかすむ，四肢のしびれ，筋肉のひきつり，寒がり，四肢の冷えなど，舌質は淡白，舌苔は白，脈は沈細弱など．

臨床応用　本方は，補益気血の代表処方であり，病後や産後の体質虚弱，各種の慢性疾患の気血両虚の症候がみられる場合に適応する．臨床では顔面の蒼白，全身疲労倦怠感，元気がない，寒がり，四肢の冷えなどが弁証のポイントである．

1）病後や産後の虚弱
　顔面の蒼白あるいは萎黄，ふらつき，めまい，息切れ，全身疲労倦怠感，元気がない，動悸，食欲減退，寒がり，四肢の冷えなどの気血両虚の症候がみられる場合に用いる．

2）癌の治療
　癌患者の術前術後の体力や免疫力を高める．また，癌化学療法や放射線療法の副作用（免疫力の低下，骨髄造血機能の低下など）を改善する．臨床では全身疲労倦怠感，食欲不振，疲れやすい，寒がりや四肢の冷えなどの症状がみられる場合に用いる．

3）貧血
　全身疲労倦怠感，疲れやすい，貧血，顔色が悪い，皮膚につやがない，食欲不振，頭のふらつき，四肢のしびれ，寒がりなどの症状がみられる場合に有効である．

4）その他
　胃腸虚弱，上消化管機能異常，白血病の補助療法，膠原病，神経衰弱，慢性肝炎，手術後の傷が治りにくい，慢性消耗性疾患などに気血両虚の症候がみられる場合に用いる．

使用上の注意
1. 手足のほてりやのぼせ，潮熱などの症状がみられる場合には慎重に投与する．
2. 高血圧の患者には投与しない．
3. 発熱している人や高熱の人には投与しない．

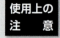

荊芥連翹湯（けいがいれんぎょうとう）【一貫堂創方】 | 50

組　成　当帰，地黄，川芎，芍薬，黄連，黄芩，黄柏，山梔子，柴胡，桔梗，薄荷，連翹，甘草，荊芥，防風，白芷，枳実

適応症　顔面皮膚の紅腫や熱感，炎症，黄色い鼻汁（蓄膿症），咽喉の脹れや痛み，頭痛など．舌質は紅，舌苔は黄色，脈は数など．

臨床応用　本方は，養血涼血・清熱解毒の効能があり，内熱に伴う上焦風熱証を治療する処方である．臨床では顔面皮膚の紅腫や熱感，炎症，黄色い鼻汁（蓄膿症），咽喉の脹れや痛みなどの症状に適応する．

1）蓄膿症
鼻の熱感，黄色い鼻汁，鼻づまり，咽喉部の腫れ・紅腫などの症状がみられる場合に用いる．

2）ニキビ
慢性化したものや繰り返してできるもの，顔面皮膚の紅腫や局部の炎症がある場合に用いる．

3）慢性鼻炎
鼻炎が慢性化してなかなか治りにくい，ときに軽い副鼻腔炎を伴う場合に用いると，炎症を抑え，抗菌薬の減量または中止などが期待できる．

4）滲出性中耳炎・慢性中耳炎
耳が痒い，ジュクジュクと膿がたまる，痛み，微熱などの症状がみられる場合に用いる．

5）その他
耳下腺炎，慢性中耳炎，慢性咽喉炎，慢性扁桃腺炎，慢性頸部リンパ節炎，尋常性乾癬などにも用いる．

使用上の注意
1. 本方は，苦寒の生薬が多く含まれ胃腸障害を引き起こしやすいため，胃腸が弱い人には慎重に投与する．
2. 手足の冷え，寒がりなどの人には投与しない．

51 潤腸湯【万病回春】

組　　成	地黄，当帰，桃仁，麻子仁，枳実，厚朴，大黄，杏仁，黄芩，甘草
適 応 症	皮膚や口唇につやがない，口渇，咽喉部の乾燥感，やせなどの陰血不足の症候に便秘あるいは兎糞状の便を伴うもの，舌質は紅，舌苔は少ない，脈は細数など．
臨床応用	本方は，養血・潤腸・清熱通便の効能があり，血虚・腸燥便秘の症候に適応する．臨床では血虚の症候と便秘が同時にみられる場合に用いる．

1）常習性便秘

便秘の人に顔につやがない，めまい，疲れやすいなどの症状を伴う場合に用いる．特に高齢者や体質虚弱者，熱性疾患の回復期，産後などの血虚による便秘に適応する．

2）高血圧，動脈硬化症などに伴う便秘

顔色が悪い，皮膚につやがない，ふらつき，便秘などの症状がみられる場合に用いる．

使用上の注　　意	1．腹部の冷感や冷えを伴う便秘には投与しない． 2．妊婦には投与しない．

薏苡仁湯 【明医指掌】 | 52

組　　成　薏苡仁, 蒼朮, 当帰, 芍薬, 麻黄, 桂枝, 甘草
適 応 症　四肢や体のしびれ, 痛み, 重くてだるい, 運動障害, 軽度の浮腫, 冷えなど. 舌苔は白～白膩, 脈は滑.
臨床応用　本方は, 去風除湿・活血止痛の効能があり, 風湿侵入・血脈不通の症候に適応する. 臨床では腫れ, しびれ, 痛み, 重だるい, 関節痛, 冷えなどの症状がみられる場合に用いる.

1) 変形性膝関節症

関節の冷え, 痛み, 腫れなどがみられる場合に用いる. 痛みがひどく, 運動障害を認める場合には, 薏苡仁湯＋桂枝茯苓丸を用いる. 疲れやすい場合には, 薏苡仁湯＋防已黄耆湯を用いる.

2) 膝関節水腫

関節の水腫, 四肢のむくみなどがみられる場合には, 薏苡仁湯＋五苓散を用いる.

3) その他

腰痛, 慢性関節炎, 慢性関節リウマチ, 肩関節周囲炎, 皮下や筋肉にできたしこり・結節などにも用いる.

使用上の注意
1. 関節に紅, 腫, 熱, 痛の症状がみられる場合には投与しない.
2. 麻黄は発汗の作用があるため, 汗が出やすい人には慎重に投与する.

53 疎経活血湯【万病回春】

組　成　当帰，芍薬，川芎，地黄，蒼朮，茯苓，桃仁，牛膝，防已，威霊仙，羌活，防風，白芷，竜胆，陳皮，甘草，生姜

適応症　四肢や身体のしびれや痛み，遊走性の痛み，軽度の浮腫，関節の運動障害などの風湿痺の症候に，皮膚につやがない，しびれ感，筋肉のひきつりなどの血虚の症候を伴うもの．舌質は紫暗，舌苔は白膩，脈は弦緊．

臨床応用　本方は，養血・活血化瘀・去風除湿などの効能があり，瘀血内停・風湿侵入の症候に適応する．臨床では関節痛，腰痛症，神経痛，筋肉痛などで血瘀，血虚の症候を呈するものに用いる．

1) 腰痛症
慢性腰痛，腰部の沈重感，下肢の痛みやしびれ，寒がり，手足の冷え，舌質は紫暗などの症候を伴う場合に用いる．

2) 関節痛・神経痛・リウマチ・筋肉痛
遊走性の痛み，冷えや寒気を伴う疼痛，むくみ，沈重感を伴う痛み，手足の冷えやしびれなどを認める場合に用いる．

3) 脳血管障害後遺症
脳血管障害による半身不随，上肢あるいは下肢の麻痺，痛み，しびれ，冷え，運動障害などを認める場合に用いる．麻痺肢体のむくみ，沈重感がみられる場合には，五苓散を併用する．

4) 強直性脊椎炎・脊椎狭窄症
腰や背中の激しい痛みやこわばり，腰の活動制限，四肢の冷え，舌質は紫などの症候がみられる場合に用いる．

5) その他
本方は，変形性関節症，痛風性関節痛，坐骨神経痛，血栓性静脈炎，下肢静脈瘤などにも用いる．

使用上の注意
1. 妊婦には本方の投与を禁忌とする．
2. 出血疾患や月経量過多の患者には慎重に投与する．
3. 胃腸の弱い患者には慎重に投与する．

抑肝散【保嬰撮要】 | 54

組　　成　柴胡，釣藤鈎，当帰，川芎，白朮，茯苓，甘草

適応症　イライラ，怒りっぽい，頭痛，めまい，眠りが浅い，頭のふらつき，筋肉のけいれんやひきつり，顔面チック，手足のふるえなどの肝陽化風の症候に，元気がない，疲れやすい，食が細い，皮膚につやがない，動悸，しびれ感などの気血両虚の症候を伴うもの，舌質はやや紅，舌苔は白，脈は弦など．

臨床応用　本方は，柔肝解痙・調和肝脾の効能があり，肝鬱痙熱・肝脾不和の症候に適応する．臨床ではイライラ，筋肉のけいれん，手足のふるえ，食欲不振，疲れやすいなどの症状が弁証のポイントである．

1）認知症

認知症の周辺症状である怒りっぽい，イライラ，不眠，徘徊，抑うつ気分，不安焦燥感，食行動異常，幻覚，妄想，暴言，暴行，悪心，食欲不振，腹部脹満，落ちつかないなどの症状がみられる場合に用いると，症状の改善が期待できる．

2）小児神経症

小児のひきつけ，小児の熱性けいれん，夜泣き，歯ぎしり，神経症，小児多動症などの疾患に本方を用いると，一定の効果が期待できる．脾胃が弱い小児に対しては脾気を助けながら肝熱と肝気の上昇を抑える治法が好ましい．寒涼性の薬を多く用いることは好ましくない．

3）けいれん症状

高熱によるけいれん，顔面のチック，パーキンソン病，癲癇，筋肉のけいれん，脳疾患の後遺症などに用いる．けいれんの症状が著しい場合には，芍薬甘草湯を併用する．

4）神経症

イライラ，怒りっぽい，眠りが浅い，煩躁，不眠，手足のふるえなどの症状がみられる場合に用いる．不眠，熟睡できず，不安などを伴う場合には，酸棗仁湯を併用する．

5）手のふるえ

神経系の検査で器質性疾患が認められないが，緊張すると手のふるえがひどくなりリラックスすると楽になる，イライラ，落ちつかない，不眠などの症状を伴う場合に用いる．

6）その他

本方は，脳血管障害後遺症，不眠症，ヒステリー，てんかん，更年期障害などにも用いる．

使用上の注意
1. 発熱があるときには投与を中止する．
2. 手足のほてり，のぼせ，寝汗，潮熱などがある患者には投与しない．

55 麻杏甘石湯【傷寒論】

組　　成	麻黄, 石膏, 杏仁, 甘草
適 応 症	発熱, 咳, 喘息, 口渇, 有汗, あるいは無汗, 舌苔は薄白, あるいは黄, 脈は浮数.
臨床応用	本方は, 辛涼宣泄・清肺平喘の効能があり, 風熱侵肺, または風寒化熱・熱邪阻肺・肺失宣降の症候に適応する. 臨床では発熱, 咳, 喘息, 口渇, 舌苔は薄黄, 脈は数などが弁証のポイントである.

1) 急性気管支炎

気管に急性の炎症があり, 咳, 黄色の痰, 呼吸困難, 発熱などの症状を認める場合に用いる. 抗菌薬を併用し, 効果を高める.

2) 肺炎・小児肺炎

肺炎に伴う発熱, 咳, 黄色の痰, 呼吸困難などの症状に対して, 本方を用いると症状が軽減される. また抗菌薬を併用することにより, 解熱や肺の症状を改善し, 回復を早める.

3) 気管支喘息

発熱すると喘息の発作が出る, あるいは気候が暑くなると喘息を誘発し, 増悪する場合に用いる.

4) 急性蓄膿症

発熱, 鼻づまり, 鼻の熱感, 黄色な鼻汁などがみられる場合に用いると, 症状が改善される.

5) インフルエンザ

流感の患者で, 発熱, 咳, 黄色の痰, 喘息, 呼吸困難などの症状がみられる場合に用いる. 炎症を伴う場合には抗菌薬を併用する.

6) その他

本方は, かぜ症候群, 急・慢性咽頭炎, 急・慢性喉頭炎, 喘息性気管支炎, 小児夜尿症などにも用いる.

使用上の注意	1. 本方は寒性の石膏を含むため, 風寒の喘息, 正虚邪恋の肺部感染症には投与しない. 2. 麻黄は発汗の作用があるため, 汗がよく出る, 脱水, 循環不良の患者には慎重に投与する.

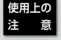

五淋散【和剤局方】 56

組　　成　茯苓，沢瀉，車前子，滑石，木通，山梔子，黄芩，当帰，芍薬，地黄，甘草

適 応 症　排尿痛，頻尿，残尿感，濃縮尿，血尿，排尿困難あるいは尿閉があり，発熱，口渇，冷たい飲み物を欲する，体の熱感，下腹部脹痛などを伴うことが多い．舌質は紅，舌苔は黄，脈は滑数．

臨床応用　本方は，清熱涼血・利水通淋の効能があり，血熱・膀胱湿熱の症候に適応する．臨床では排尿痛，頻尿，残尿感，濃縮尿あるいは血尿，排尿困難あるいは尿閉などの尿路感染の症状がみられる場合に用いる．

1）尿路感染症
　急性および慢性の尿道炎，膀胱炎，腎盂腎炎，尿路結石などに排尿痛，頻尿，残尿感，発熱などの症状がみられる場合に用いる．特に血淋，熱淋を呈するものに効果的である．炎症が著しい場合には，抗菌薬を併用する．

2）妊娠中の膀胱炎
　妊娠中に排尿痛，頻尿，残尿感，濃縮尿，血尿，排尿困難あるいは尿閉，発熱などの症状がみられる場合に用いる．

3）その他
　本方は，前立腺肥大，慢性前立腺炎，膀胱神経症などにも用いる．

使用上の注意
1. 尿路の炎症がない人には投与しない．
2. 胃腸が弱い人には慎重に投与する．

57 温清飲【万病回春】

組　　成	当帰，地黄，川芎，芍薬，黄連，黄芩，黄柏，山梔子
適 応 症	皮膚の乾燥，顔色につやがない，発熱，熱感，皮膚のかゆみ，湿疹，のぼせ，出血など．舌質は紅，舌苔は黄色，脈は細数など．
臨床応用	本方は，四物湯に黄連解毒湯を加えたものであり，血虚と血熱の症候が同時にみられる場合に適応する．臨床では皮膚の乾燥，つやがない，発熱，熱感，皮膚のかゆみ，湿疹などの症状が弁証のポイントである．

1）かゆみ・皮膚掻痒症

皮膚の熱感，かゆみ，湿疹などの症状が認められる場合に用いる．皮膚の熱感・掻痒が著しい場合には，黄連解毒湯を併用する．

2）陰部湿疹・陰部掻痒症

陰部の湿疹，皮膚の乾燥感や熱感，かゆみなどがみられる場合に用いる．炎症の分泌物が多く，びらんがあり，かゆみが強い場合には，竜胆瀉肝湯を併用する．

3）手足の皸（あかぎれ）・掌蹠膿疱症

手足の皸裂に熱感，出血，痛み，かゆみなどを伴う場合に用いる．手足皮膚の熱感・かゆみが強い場合には，黄連解毒湯を併用する．

4）アトピー性皮膚炎

皮膚の湿疹，かゆみ，びらん，熱感などがみられる場合には，温清飲＋小柴胡湯を用いる．

5）その他

本方は，不正性器出血，痔の出血，鼻出血，結膜下出血，湿疹，尋常性乾癬，尋常性痒疹，帯状疱疹，口内炎，老年性膣炎，神経症，月経困難，自律神経失調症，更年期障害などにも用いる．

使用上の注意	1. 本方は，苦寒性質の生薬が多く含まれたため，胃腸が弱い人には慎重に投与する． 2. 本方の投与中に，手足の冷え，寒がり，胃腸障害などの症状が現れた場合には投与を中止する． 3. 気虚による出血には投与しない．

清上防風湯【万病回春】 58

組　成　防風, 連翹, 桔梗, 白芷, 黄芩, 川芎, 荊芥, 山梔子, 黄連, 薄荷, 枳実, 甘草

適応症　顔面皮膚の紅腫・皮膚の炎症（ニキビ, 毛嚢炎, 湿疹）, 舌質は紅, 舌苔は黄色, 脈は数有力など.

臨床応用　本方は, 発散風邪・清熱解毒の効能があり, 風熱毒邪の侵入による症候に適応する. 臨床では顔面皮膚の紅腫, 炎症などがみられる場合に用いる.

1）ニキビ
ニキビの急性期で, 顔面皮膚の紅腫, 局部の炎症がある場合に用いる.

2）湿　疹
急性期に顔面皮膚の湿疹, あるいは上半身の湿疹を認めるが, 滲出物はない場合に用いる.

3）じん麻疹
じん麻疹の初期にかゆみ, 皮膚の紅潮, 上半身にじん麻疹が多い場合に用いる.

4）その他
本方は, 尋常性痤瘡, 顔面の膿皮症, アトピー性皮膚炎, 慢性中耳炎, 慢性副鼻腔炎, 慢性鼻炎などにも用いる.

---

　1. 本方は苦寒の生薬が多く, 胃腸障害を引き起こしやすいため, 胃腸が弱い人には慎重に投与する.
2. 手足の冷え, 寒がりなどの冷え症には投与しない.

59 治頭瘡一方（ぢづそういっぽう）【本朝経験方】

組　成　連翹，忍冬藤，荊芥，防風，川芎，蒼朮，紅花，大黄，甘草
適応症　頭瘡，皮膚紅潮，滲出物，かゆみ，舌質は紅，舌苔は白膩，脈は数.
臨床応用　本方は，去風燥湿・和血解毒の作用があり，頭部に発生する湿熱瘡，化膿傾向のある皮疹に適応する．臨床では頭瘡，皮膚紅潮，滲出物が多い，痂皮，かゆみなどの症状がみられる場合に用いる．

1）小児頭部湿疹
　顔面や頭部の湿疹，分泌物が多い，びらん，痂皮，掻痒感，便秘などがみられる場合に用いる．

2）外耳道湿疹
　外耳道に湿疹があり，頭部や顔面の湿疹，かゆみ，分泌物などを伴う場合に用いる．

3）その他
　体力がある人で頭部だけでなく頸部，腋部，陰部に皮膚の紅潮，丘疹，小水疱，分泌物が多い，びらん，痂皮があり，かゆみなどを伴う場合にも用いる．

使用上の注意
1. 慢性下痢，軟便がある人には投与しない．
2. 胃腸が弱い人には投与しない．

桂枝加芍薬湯【傷寒論】 60

組　　成	芍薬，桂枝，甘草，生姜，大棗
適 応 症	裏虚腹痛に適応する．胃腸が弱く，腹痛，腹部膨満，舌苔は白，脈は緊あるいは弦．
臨床応用	本方は，桂枝湯に芍薬を増量したものであり，通陽益脾・活血和絡の効能があり，脾虚絡瘀の症候に適応する．臨床では胃痛や腹痛に疲れやすい，手足の冷え，顔色不良などの症状を伴う場合に用いる．

1）腹　痛

　虚性の腹痛に用いる．臨床では胃・十二指腸潰瘍，不登校などの虚性の腹痛に用いる．胃腸が弱く，温かい飲食物を好む，冷たいものを飲食すると痛みが増悪する場合には，人参湯あるいは附子理中湯を併用する．

2）過敏性腸症候群

　腹部膨満感，腹痛，緊張するとすぐ下痢をする，また便秘と下痢を交互にきたすなどの症状がみられる場合に用いる．

3）残便感

　便通があっても残便感がある場合に瀉下剤を併用すると良好な排便が得られる．

4）その他

　急・慢性腸炎，慢性腹膜炎，潰瘍性大腸炎，クローン病，開腹術後の腸管通過障害などで，腹痛，腹部の冷え，疲れやすいなどの症状がみられる場合にも用いる．

使用上の注意	1. 手足のほてり，のぼせ，潮熱などの場合には投与しない． 2. 発熱の患者には投与しない．

61 桃核承気湯【傷寒論】

組　成　桃仁，大黄，桂枝，甘草，芒硝

適応症

①蓄血証

下腹部が硬く脹って痛む，下腹部の圧痛あるいは抵抗，便秘，うわごと，夜間の発熱，はなはだしい場合には意識障害・狂燥状態を呈する．舌質は紅紫，瘀斑，脈は沈実

②下焦の血瘀証（骨盤内うっ血症候群）

下腹部の痛み，圧痛，抵抗，便秘，下肢の冷え，下腿静脈の怒張や蛇行，外痔核，月経困難などの一般的な瘀血症候があるもの，舌質は紅紫，あるいは瘀斑，脈は沈実

臨床応用　本方は，破血下瘀の効能があり，下焦瘀血の症候に適応する．臨床では下腹部が硬く脹って痛む，圧痛，抵抗，便秘，うわごと，夜間の発熱，はなはだしい場合には意識障害，狂燥状態を呈する場合に用いる．

1）産褥期精神病

産後に精神異常，興奮しやすい，煩燥，顔面紅潮，下腹部が硬く脹って痛む，下腹部の圧痛や抵抗，悪露の停滞，便秘，舌質の紫色など瘀血症候を認める場合に用いる．

2）統合失調症・反応性精神病・ヒステリーの興奮型

興奮状態，狂燥状態，熱っぽい，下腹部が硬く脹って痛む，下腹部の圧痛または抵抗があり，便秘などの症状がある場合に用いる．

3）骨盤内瘀血症候群・骨盤腹膜炎症・子宮内膜症・月経困難症

下腹部が硬く脹って痛む，または圧痛や抵抗，便秘，月経不順，月経困難，月経痛，手足の冷えなどの症状がみられる場合に用いる．瘀血症候が著しい場合には，桂枝茯苓丸を併用する．

4）習慣性便秘

便秘，タール便に下腹部の痛み，または圧痛や抵抗，四肢の冷え，舌質の紫暗，瘀斑などの症候がみられる場合に用いる．

5）腸管の癒着

開腹術あるいは人工妊娠中絶の後に，腸管癒着が原因で下腹部が硬く脹って痛む，または圧痛，抵抗，便秘，舌質の紫暗あるいは瘀斑などの症候を伴う場合に用いる．

6）痔疾患

痔や痔核などによる，肛門部の腫れや疼痛または痔核が腫れて色が紫暗で便秘がみられる場合に用いる．便秘がひどくて痛みが激しい場合には，乙字湯＋桃核承気湯を用いる．

7）その他

更年期障害，動脈硬化症，慢性肝炎，肝硬変，下肢静脈瘤，閉塞性血栓血管炎，血栓性静脈炎，

肩こり，頭痛，打撲などの疾患に，四肢の冷え，便秘，舌質は紫暗あるいは瘀斑，皮膚の瘀斑など瘀血の症候がみられる場合にも用いる．

使用上の注意	1．妊婦には，流産の恐れがあるので，本方の投与を禁忌とする． 2．瀉下の効能が強いため下痢や軟便の人には投与しない． 3．本方は，虚弱の人には投与しない．

62 防風通聖散【宣明論】

組　　成　防風，荊芥，連翹，麻黄，薄荷，川芎，当帰，芍薬，山梔子，滑石，石膏，黄芩，桔梗，甘草，白朮，大黄，芒硝，生姜

適 応 症　悪寒，発熱，頭痛，めまい，口苦，口渇，咽喉部の不快感，便秘など．舌質は紅，舌苔は薄黄，脈は実数

臨床応用　本方は，疏風解表・瀉熱通下の効能があり，外感風寒・内有熱邪の表裏実証に適応する．臨床では悪寒，発熱，頭痛，めまい，口苦，口渇，咽喉部の不快感，便秘などの外寒と裏熱の症候が同時にみられる場合に用いる．

1) 肥満症

体力が充実した人で，腹部に皮下脂肪や内臓脂肪が多く，裏熱があり，便秘を伴う場合に適応する．ただし，疲れやすい，疲労倦怠感などの症状を伴う肥満には適応しない．

2) 感冒・インフルエンザ

悪寒，発熱，頭痛，口渇，便秘などの症状の改善と治療に用いる．

3) 気管支炎・気管支喘息

急性の咳嗽，痰が黄色く粘る，発熱，口渇，便秘などの実熱症状がみられる場合に用いる．咳や痰がひどい場合には，清肺湯を併用し，喘息や呼吸困難がひどい場合には，麻杏甘石湯を併用する．

4) その他

高血圧症，動脈硬化症，糖尿病，痛風，高脂血症，慢性腎炎，慢性副鼻腔炎，滲出性中耳炎，肩こり，痔の痛み，じん麻疹，湿疹，帯状疱疹などに悪寒，発熱，頭痛，口苦，口渇，便秘などの症状がみられる場合にも用いる．

使用上の注意
1. 本方は，表の風寒と裏の実熱を同時に治療するが，体質虚弱の人や妊娠には適応しない．
2. 下痢や血圧が低い人には投与しない．

五積散【和剤局方】 63

> **組　成**　厚朴，蒼朮，陳皮，甘草，半夏，茯苓，川芎，当帰，白芍，白芷，桂皮，麻黄，桔梗，枳実，生姜，大棗
>
> **適 応 症**　発熱，無汗，頭痛，身体痛，肩こり，背部のこわばりや痛み，悪心，嘔吐，腹痛，下痢など．舌質は暗，舌苔は白，脈は弦緊．
>
> **臨床応用**　本方は，調中順気・活血・散寒・化痰の効能があり，中焦失調・血瘀・寒積・痰滞の症候に適応する．臨床では外感風寒と同時に冷たいものをとりすぎて胃腸を壊し，気・血・寒・痰・食の五積滞の症候がみられる場合に用いる．

1）感　冒

発熱，無汗，頭痛，身体痛，肩こり，背部のこわばりなどの表実証がみられる場合に適応する．特に外感風寒による頭痛，肩こり，背部の痛みに対して効果的である．

2）下　痢

冷たい飲食物のとりすぎによって胃腸障害を起こし，食欲不振，悪心，嘔吐，下痢がみられる場合に用いる．

3）関節痛・神経痛・腰痛

関節の痛み，腫れ，筋肉のこわばり，腰痛，胃腸が弱い，軟便あるいは下痢をしやすい，食欲不振などを伴う場合に用いる．疲労倦怠感，疲れやすい，浮腫を伴う場合には，防已黄耆湯を併用する．腰痛がみられる場合には，疎経活血湯を併用する．

4）頭　痛

頭痛，頭が重い，頭に何かを乗せているような不快感，身体のこわばりや痛みなどがみられる場合に用いる．

5）月経不順・月経痛・月経困難症

月経不順，月経痛，無月経に頭痛，身体痛，肩こり，背部のこわばりなどを伴う場合に用いる．月経痛がひどい場合には，桂枝茯苓丸を併用する．

6）その他

慢性関節リウマチ，冷え症，冷えのぼせ（上熱下寒），胃腸炎，胃炎，上部消化管機能異常，更年期障害などにも用いる．

> **使用上の注意**
> 1. 本方は温性の生薬を含んでいるため，熱性症状がみられる場合には投与しない．
> 2. 胃腸の虚弱が著しい場合には投与しない．

64 炙甘草湯 【傷寒論・金匱要略】

組　　成　炙甘草，人参，生地黄，桂枝，阿膠，麦門冬，麻子仁，大棗，生姜
適応症　動悸，不整脈，息切れ，疲労倦怠感，不眠，眠りが浅い，寝汗，喉や口の乾燥感，便が硬いあるいは便秘，舌質は淡，少苔あるいは無苔，脈は結代あるいは虚数
臨床応用　本方は，益気・滋陰・養血の効能があり，気血両虚や気陰両虚の症候に適応する．臨床では気虚の症候と血虚あるいは陰虚の症候が同時にみられる場合に用いる．

1) 不整脈（期外収縮・頻脈・心房細動）

動悸，不整脈（結脈，代脈，疾脈），息切れ，不眠，精神不安感，便が硬いまたは便秘などを伴う場合に用いる．ストレスでイライラを伴う場合には，加味逍遥散を併用する．

2) ウイルス性心筋炎

動悸，頻脈，不整脈，精神不安，胸痛などを伴う場合に用いる．発熱や高熱を伴う場合には，黄連解毒湯を併用する．

3) 慢性疲労症候群

疲れやすい，疲労倦怠感，動悸，頻脈，不整脈，咳，口腔の乾燥感などを伴う場合に用いる．疲れやすい，疲労倦怠感が著しい場合には，補中益気湯を併用する．

4) 慢性肺疾患（肺結核・慢性気管支炎・気管支喘息など）

乾咳，無痰，少痰，やせ，疲れやすい，息切れ，自汗あるいは寝汗，咽喉部の乾燥感などがみられる場合に用いる．痰に血が混じる場合には，滋陰降火湯を併用する．

5) その他

発作性頻脈，心臓神経症，上室性期外収縮，心室性期外収縮，気管支拡張症，甲状腺機能亢進症などにも用いる．

使用上の注意
1. 高熱の時には単方で投与しない．
2. 下痢の症状がある場合には投与しない．

帰脾湯【済生方】 65

組　成　人参，黄耆，白朮，当帰，茯苓，竜眼肉，酸棗仁，遠志，甘草，木香，大棗，生姜

適応症

①心脾両虚

疲れやすい，全身疲労倦怠感，元気がない，息切れ，食欲不振，軟便あるいは水様便などの脾気虚の症候に，顔色が悪い，もの忘れ，寝汗，精神不安，不眠，睡眠が浅い，多夢などの心血虚の症候がみられるもの，舌質は淡白，脈は細弱で無力

②脾不統血

脾胃虚弱の症状に血便，不正性器出血，生理の周期が短く量が多く色が淡い，出血が止まらない，帯下，皮下出血を伴うもの

臨床応用　本方は，益気健脾・養心補血の効能があり，心脾両虚の症候に適応する．臨床では神経衰弱，心臓病，貧血，子宮機能性出血，血小板減少性紫斑病等の疾患で心脾両虚の症候がみられる場合に用いる．

1）神経衰弱・自律神経失調症

顔色が悪い，もの忘れ，寝汗，精神不安，不眠，睡眠が浅い，多夢，疲れやすい，元気がない，食欲不振などがみられる場合に用いる．精神不安やイライラが著しい場合には，加味帰脾湯を用いる．また不眠や睡眠が浅いなどの症状がある場合には，就寝前に酸棗仁湯を加える．

2）子宮機能性出血

疲れやすい，元気がない，疲労倦怠感，不正性器出血，出血量は少なく，色は茶色などの症状がみられる場合に用いる．

3）血小板減少性紫斑病

皮下の紫斑，血小板減少，疲れやすい，元気がない，食欲不振，疲労倦怠感などを伴う場合に用いる．

4）その他

不眠症，健忘症，不安神経症，神経性心悸亢進症，ヒステリー，胃神経症などにも用いる．

使用上の注意

1. ほてり，のぼせ，潮熱，寝汗などの陰虚，あるいは陰虚火旺の症候がみられる場合には投与しない．
2. 投与中に高熱，発熱などの症状が現れた場合には中止する．

66 参蘇飲【和剤局方】

じんそいん

組　　成	人参，蘇葉，葛根，半夏，前胡，茯苓，枳実，桔梗，陳皮，甘草，生姜，大棗
適 応 症	悪寒，発熱，無汗，頭痛，鼻塞，咳嗽，多痰，胸苦しい，腹満，疲れやすい，舌質は淡，舌苔は白，脈は浮無力
臨床応用	本方は，益気解表・宣肺化痰の効能があり，気虚外感・痰飲咳嗽の症候に適応する．臨床では高齢者，小児，病後や産後などの身体虚弱の人で，外感風寒，内有痰湿の病証が認められる場合に用いる．

1）気虚感冒

体質虚弱の人に解表発汗の強い薬（例えば麻黄湯）を用いると，発汗過多で正気消耗の状態になりやすいため，補気薬と解表薬を併せもつ本方が適応となる．本方は，高齢者，小児，病後や産後などの身体虚弱の人で，咳，痰の症状を伴う感冒に使いやすい処方である．

2）咳・痰

かぜや流感を患っていないが，咳，白い痰などの肺の症状がみられる場合に用いる．補気薬が含まれているので，疲れやすい，食欲不振などの胃腸虚弱症状にも効果的である．

3）感冒の予防

気虚体質の人は抵抗力や免疫能が低下しているため，免疫機能が弱くかぜをひきやすい．本方は，人の免疫機能を高める効能があり，外邪の侵入を防ぎ，感冒を予防する目的で使われる．

4）慢性胃腸炎

慢性胃腸炎に伴う慢性下痢，食欲不振，腹部膨満感，悪心，嘔吐などの症状に対して効果がある．本方に含まれる人参，甘草，茯苓は脾胃の気を補い消化吸収機能を高める．また解表薬の蘇葉，葛根も脾胃に作用し，さらに治療効果を上げる．

5）その他

インフルエンザ，慢性気管支炎，気管支喘息，肺気腫，気管支拡張症，神経症，神経性の咳嗽などにも本方を用いる．

| 使用上の注意 | 1. 高熱がある場合には投与しない． |
| | 2. 高血圧の人には慎重に投与する． |

女神散【浅田家方】 67

組　　成　当帰，川芎，木香，檳榔，香附子，桂枝，丁香，黄連，黄芩，人参，白朮，甘草
適 応 症　めまい，のぼせ，イライラ，不安感，不眠，月経不順，月経の量が少ない，生理痛，食欲不振など．舌質は紅，脈は細数
臨床応用　本方は，理気調血・散鬱健脾の効能があり，気血不調・肝鬱化熱の症候に適応する．臨床では気血不調の症候と肝気鬱結・化熱の症候が同時にみられる女性に用いる．

1）更年期障害・自律神経失調症・産後の神経症

　めまい，のぼせ，不眠，イライラ，不安感，顔色が悪い，疲れやすい，食欲不振などの症状がみられる場合に用いる．イライラや怒りやすいなどの症状が著しい場合には，加味逍遥散を併用する．また下肢の脱力感，腰痛などを伴う場合には，六味丸を併用する．

2）月経不順・月経困難

　生理が遅れ，生理痛があり，生理前後にイライラ，めまい，頭痛，肩こり，不眠などがみられる場合に効果がある．生理痛が著しい場合には，芍薬甘草湯を併用する．

3）胃腸神経症

　憂うつ感，腹部膨満感，悪心，腹痛，食欲不振などがあり，疲れやすい，元気がないなどの症状を伴う場合に用いる．食欲不振，飲食物の味がしないなどの症状がみられる場合には，六君子湯を併用する．

4）抑うつ

　本方は，理気薬・養血薬・清熱薬を含んでいるため，憂うつ気分，胸苦しい，イライラ，不安感，不眠などの症状がみられる場合に用いる．著しい不眠には，酸棗仁湯を併用する．

5）その他

　卵巣機能不全，卵巣切除後症候群，神経症，心身症，心臓神経症などにも用いる．

使用上の注意
1. かぜや流感の患者には投与しない．
2. 投与中に発熱や高熱がみられる場合には中止する．

68 芍薬甘草湯【傷寒論】

組　　成	芍薬，甘草
適 応 症	四肢の筋肉けいれん，疼痛，腹部の平滑筋のけいれん，疼痛，舌質は淡紅，脈は弦緊
臨床応用	本方は，鎮痙，鎮痛の効能があるため平滑筋や骨格筋のけいれん・疼痛に用いる．

1）こむらがえり

こむらがえりは高齢者に多くみられ，本方を用いると予防効果と頓服での即効的な効果が得られる．症状が著しい場合には1日3回用いるが，軽い場合には，就寝前に1回用いるとよい．

2）腰　痛

ギックリ腰で，激しい痛み，腰部の活動が制限される場合に用いる．慢性化した腰痛には，疎経活血湯を併用する．

3）坐骨神経痛

腰痛，下肢のしびれ，痛み，こわばりなどがみられる場合には，芍薬甘草湯＋牛車腎気丸を用いる．慢性化したものには，牛車腎気丸＋桂枝茯苓丸を食後に投与し，芍薬甘草湯を頓服として用いる．

4）尿管結石

尿管結石に痛みを伴う場合に用いると痛みを緩和する．臨床では猪苓湯を併用することが多い．

5）顔面の筋肉けいれん・チック症

眼瞼のけいれんや顔面の筋肉けいれん，緊張すると症状が悪化するチック症に用いる．ストレスが原因で起こるけいれんの場合には，抑肝散を併用する．

6）その他

肩関節周囲炎，捻挫，打撲症，筋肉痛，帯状疱疹後神経痛，胃けいれん，急性膵炎，吃逆，月経痛などにも用いる．

使用上の注意
1. 長期間に投与する場合には，高血圧，カリウム低下症に注意する必要がある．
2. 本方を投与する際，または投与中にむくみがあれば，中止する．
3. アルドステロン症，ミオパチー，低カリウム血症の患者には投与しない．

茯苓飲【金匱要略】 | 69

組　成　人参，白朮，茯苓，陳皮，枳実，生姜

適応症　吐き気，嘔吐，胸やけ，胃部の膨満感，食欲不振，動悸，尿量減少，舌苔は白滑，脈は細緩あるいは細滑

臨床応用　本方は，健脾和胃・化痰和飲の作用があり，脾胃虚弱・痰飲内停の症候に適応する．臨床では胸部や胃部の膨満感や不快感，嘔吐，吐き気，食欲不振，動悸などの症状がみられる場合に用いる．

1）胃　炎

体力がやや低下している人で，胃内に水分が停滞しているため，胃部の膨満感や不快感，嘔吐，吐き気，悪心，食欲不振などの症状がみられる場合に用いる．

2）反すう症

いったん嚥下した食物を胃液とともに口中に逆流させ，もう一度咀しゃくして飲みこむ場合に用いると効果がある．

3）逆流性食道炎・逆流現象

胃液の酸度が高くて食道に炎症を起こし，充血・発赤・びらんを生じた場合に黄連解毒湯を併用する．食道部の異物感，悪心，嘔吐，胸焼けなどがみられる場合には，茯苓飲合半夏厚朴湯を用いる．

4）その他

胃酸過多，空気嚥下症，溜飲症，胃拡張，胃下垂，食欲不振などの人に胸部や胃部の膨満感や不快感，嘔吐，吐き気，食欲不振などがみられる場合にも用いる．

　1．本方は薬性が温燥のため，ほてり，のぼせ，寝汗などの陰虚の人には投与しない．
2．発熱，熱感がみられる場合には投与しない．

70 香蘇散【和剤局方】

組　　成	香附子，蘇葉，陳皮，甘草，生姜
適 応 症	悪寒，発熱，頭痛，無汗，胸苦しい，腹部膨満感，食欲不振，舌苔は薄白，脈は浮
臨床応用	本方は，疏散風寒・理気和中の効能があり，外感風寒・中焦気滞の症候に適応する．臨床では悪寒，発熱，頭痛，無汗，上腹部の不快感やつかえ感，食欲不振などの症状がみられる場合に用いる．

1）胃腸型感冒
　悪寒，発熱，頭痛，無汗などの表証と，悪心，嘔吐，腹部膨満感，腹痛，下痢などの裏証がともにみられる場合に用いる．

2）神経症
　本方は，解鬱，理気，和胃の作用があるため，精神的ストレスによる肝胃気痛や肝気鬱結の症候がみられる場合に用いる．イライラする場合には，加味逍遥散を併用する．

3）慢性胃炎・消化性潰瘍
　慢性胃炎や消化性潰瘍の患者に，胃部のつかえ感や痛み，腹部膨満感，食欲不振などがみられる場合に用いる．

4）過敏性腸症候群・難治性発作性腹痛
　悪心，嘔吐，腹部膨満感，腹痛，下痢などの症状がみられる場合に用いる．腹痛がある場合には，桂枝加芍薬湯を併用する．

5）食中毒
　食中毒の回復期に悪心，腹部膨満感，腹痛などがある場合に用いる．

6）その他
　神経症，心身症，抑うつ，意欲の低下，更年期障害，上部消化管機能異常，頭痛，じん麻疹などにも用いる．

使用上の注意
1. 外邪が強く，感冒の症状が著しい場合には投与しない．

四物湯【和剤局方】 | 71

> **組　　成**　地黄，芍薬，当帰，川芎
> **適 応 症**　顔色が悪くつやがない，皮膚がカサカサして潤いがない，眼がかすんで疲れる，ふらつき，四肢のしびれ感，筋肉のけいれん，女性では月経量が少ない，月経周期の延長，無月経，舌質は淡紅，脈は細
> **臨床応用**　本方は，補血調血の効能があり，血虚・血瘀の症候に適応するため，補血や月経調整の代表的な処方として使われる．臨床では貧血や貧血気味，立ちくらみ，顔色が悪い，眼のかすみなどの症状を伴う疾患に用いる．

1）貧　血
　顔色が悪い，肌につやがない，立ちくらみ，疲れやすい，舌質は淡，脈は細で無力など症候がみられる場合に用いる．

2）子宮内膜炎
　顔面蒼白，唇は淡白，不正性器出血などを呈する場合に用いる．不正性器出血がひどい場合には，芎帰膠艾湯を併用する．

3）生理痛
　生理前に腰痛や腹痛，疲労倦怠感，顔面蒼白，四肢の冷えなどの症状を伴う場合に用いる．激しい生理痛には，桂枝茯苓丸を併用する．

4）慢性腎炎
　血尿，蛋白尿，むくみ，顔色が悪い，立ちくらみ，口唇が淡白などの症状を伴う場合に用いる．著しいむくみには，五苓散を併用する．

5）小児乾癬症
　顔面蒼白，皮膚につやがない，乾癬，かゆみなどの症状がみられる場合には四物湯＋麻黄湯を用いる．

6）慢性湿疹・皮膚掻痒症
　皮膚に発疹があり，かゆみや熱感，乾燥感などを伴う場合には四物湯＋黄連解毒湯を用いる．

7）その他
　卵巣機能不全，産後・流産後の体力低下，不妊症，更年期障害，冷え症，肝斑，血栓性静脈炎，アトピー性皮膚炎などにも用いる．

 使用上の注意
1. 本方は著しい貧血や出血後などには補気剤を併用するのが望ましい．
2. 胃腸が弱い，食欲がない，軟便や下痢などがみられる場合には投与しない．

72 甘麦大棗湯【金匱要略】

組　成	甘草，小麦，大棗
適応症	ぼんやりする，悲哀感がある，よく泣く，焦燥で心がおちつかない，睡眠が浅い，はなはだしい場合には異常な言動をする，あくびがよく出る，舌質は紅，舌苔は少ない，脈は細数
臨床応用	本方は，養心安神・和中緩急の効能があり，心気陰虚の症候に適応する．臨床では体質虚弱，過度の憂思が原因で心陰不足による臓燥症（ヒステリー様の症候）に用いる．焦燥感，ぼんやりする，悲哀感，不眠，精神不安などが弁証のポイントである．

1）ヒステリー症

本方は，特に女性のヒステリー症に対して効果がある．食欲不振，疲労倦怠感を伴うものには，甘麦大棗湯＋六君子湯を用いる．不眠症がひどく睡眠が浅いなどの症状を伴う場合には，甘麦大棗湯＋酸棗仁湯を用いる．

2）統合失調症

過度の憂思，過労などが原因で焦燥感，ぼんやりする，悲哀感，不眠などの症状がみられる場合に本方を投与する．イライラ，怒りっぽいなどの症状を伴う場合には，甘麦大棗湯＋柴胡加竜骨牡蛎湯を用いる．

3）更年期症候群

加齢，あるいは手術や放射線治療などによる卵巣機能低下，女性ホルモン低下などが原因で自律神経失調をもたらし，臓燥症（ヒステリー様の症候）が現れる場合に本方を用いる．特に更年期に現れる潮熱，多汗，不眠，頭痛，めまい，煩燥などの症状に対して有効である．

4）その他

てんかん発作，小児夜泣き，小児夜尿症，小児夜驚症，ヒステリー球，多汗症，慢性咽喉炎などの疾患に焦燥感，驚きやすい，悲哀感，不安感，寝つきが悪い，脈は細数などの症候を呈する場合に用いる．

使用上の注意
1. アルドステロン症，ミオパチー，低カリウム血症の患者には投与しない．
2. 長期間投与する場合には，血清カリウム値や血圧の測定を定期的に行い，異常が認められ次第，ただちに投与を中止する．
3. フロセミド，エタクリン酸，またはチアジド系利尿剤と併用すると，血清カリウム値が低下しやすくなるので注意が必要である．

柴陥湯【本朝経験方】 73

組　　成　柴胡, 黄芩, 半夏, 人参, 黄連, 栝楼仁, 甘草, 大棗, 生姜

適 応 症　寒熱往来, 胸脇苦満の半表半裏証に, 咳, 胸痛, 胸内の苦悶感, 痰は黄色で粘稠, 上腹部のつかえ感, 口の乾き, 舌苔は黄, 脈は弦

臨床応用　本方は, 和解少陽・清熱化痰の効能があり, 少陽邪気・痰熱停滞の症候に適応する. 臨床では気管支炎, 肺炎, 肋膜炎, 慢性肝炎, 胆のう炎などで, 胸痛, 寒熱往来, 胸脇苦満の半表半裏証を呈する場合に用いる.

1) 気管支炎・気管支喘息

強い咳, 黄色い痰, 喘息, 胸部の煩悶感, 胸痛, 悪心, 胸脇苦満などの症状がみられる場合に用いる. 高熱や黄色い痰が多い場合には, 清肺湯および抗菌薬を併用する.

2) 胸膜炎・肋膜炎

胸痛, 胸部の煩悶感, 呼吸が苦しい場合に用いる. 強い胸痛を伴う場合には, 四逆散を併用する.

3) その他

かぜ症候群, 気管支炎, 気管支拡張症, 帯状疱疹, 肋間神経痛などにも用いる.

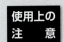　1. 手足のほてり, のぼせ, 寝汗などの症状がみられる場合には投与しない.
　2. インターフェロンと併用しない.

74 調胃承気湯【傷寒論】

組　成　大黄，芒硝，甘草
適応症　便秘，口渇，心煩，発熱，熱感，腹部脹満感，うわごと，興奮状態など．舌質は紅，舌苔は黄色，脈は滑数
臨床応用　本方は，和中調胃・緩下熱結の効能があり，胃気不和・便秘内結の症候に適応する．臨床では便秘，口渇，心煩，発熱あるいは熱感などの症状がみられる場合に用いる．

1) 便　秘

　口渇や発熱，熱感を伴う便秘に適応する．特に流感や肺炎などの熱性疾患や感染症に伴う便秘に有効である．

2) 口腔炎・口腔潰瘍

　胃腸燥熱が原因で口腔の炎症や潰瘍をもたらし，口渇，口内の熱感，咽喉腫痛，便秘，煩燥などの症候がみられる場合に用いる．

3) 急性肺炎・脳炎・流感・産後高熱など

　瀉下の方剤は熱性疾患の治療に対して重要な役割を果たしている．高熱，便秘，口渇などの症状を認める場合に用いると，便秘を解消するとともに高熱などの症状も改善される．

4) その他

　慢性胃腸炎，過敏性腸症候群，急性扁桃腺炎，急性咽喉炎，急性黄疸性肝炎，食中毒などの疾患に，便秘，口渇，高熱あるいは熱感など，燥，実の症候がみられる場合にも用いる．

使用上の注意
1. 虚証あるいは虚寒証の便秘には不適である．
2. 妊婦あるいは妊娠している可能性のある女性には投与しない．

四君子湯【和剤局方】 75

組　成　人参，白朮，茯苓，甘草，生姜，大棗
適応症　疲労倦怠感，疲れやすい，元気がない，顔色が萎黄，声に力がない，食欲不振，泥状便から水様便傾向，舌質は淡，舌苔は白，脈は細で無力
臨床応用　本方は，益気補中・健脾養胃の効能があり，脾胃気虚証を治療する代表的な方剤である．臨床では顔色不良，食欲不振，全身倦怠感，心窩部の不快感などの症状を特徴とする病態に適応する．

1）慢性肝炎
　顔色が悪い，体がだるくて疲れやすい，食欲不振，軟便などの症状を伴う場合に投与すると臨床症状や肝機能障害などの改善が期待できる．

2）慢性胃炎・胃潰瘍
　胃痛，上腹部痛，心窩部のつかえ感，食欲不振，疲労倦怠感，軟便，下痢などの症状を伴う場合に用いる．

3）胃　痛
　胃痛，心窩部の痛みやつかえ感，疲労倦怠感，食欲不振などの症候がある場合に用いる．

4）過敏性腸症候群
　腹痛や腹部膨満感，便秘と下痢を繰り返す，疲労倦怠感，食欲不振などの症候がみられる場合に用いる．

5）慢性腸炎・下痢症
　慢性下痢を繰り返し，腹痛，腹部膨満感，体がだるくて疲れやすいなどの症状がみられる場合に用いる．

6）慢性口腔潰瘍
　口腔潰瘍を繰り返し，食欲がない，疲労倦怠感などの症状を伴う場合に用いる．

7）その他
　慢性胃腸炎，上部消化管機能異常，術後消化管機能障害，慢性膵炎，消化不良，逆流性食道炎，胃腸虚弱などの疾患で，脾胃気虚の症候がみられる場合にも用いる．

使用上の注意
1. 手足のほてりやのぼせ，潮熱などの陰虚の症候がみられる場合には慎重に投与する．
2. 高熱や発熱がある場合には投与しない．

76 竜胆瀉肝湯【薛氏十六種】

組　　成　竜胆草，山梔子，黄芩，車前子，沢瀉，木通，当帰，甘草，地黄
適 応 症
①実火証
頭痛，めまい，耳鳴り，突発性難聴，気持ちが焦ってイライラする，怒りっぽい，顔面の紅潮，眼の充血，口が苦い，胸脇の痛み，舌の尖辺は紅，舌苔は黄色，脈は弦数
②熱証（肝胆湿熱下注証）
発熱，排尿痛，排尿困難，残尿感，尿の混濁，陰部の熱感またはかゆみ，腫脹，悪臭を伴う黄色の帯下など，舌苔は黄膩，脈は数
臨床応用　本方は，瀉肝胆実火・清熱利湿の効能があり，肝胆実火証・三焦湿熱証を治療する主要な方剤である．臨床では頭痛，胸脇の痛み，口が苦い，顔面の紅潮，眼の充血あるいは発熱，排尿痛，排尿困難，尿の混濁，陰部の熱感，かゆみ，腫脹などが弁証のポイントである．

1) 頭　痛
　頭痛，顔面の紅潮，眼の充血，イライラ，怒りっぽい，胸脇の痛み，口が苦いなどの症状がみられる場合に用いる．

2) 高血圧
　血圧が高い，顔面の紅潮，眼の充血，イライラ，怒りっぽい，口が苦いなどの症状がみられる場合に用いる．

3) 突発性難聴・耳鳴り
　突発性難聴や耳鳴りに顔面の紅潮，熱感，イライラ，怒りっぽい，興奮しやすいなどの症状を伴う場合に用いる．

4) 急性黄疸性肝炎
　発熱，皮膚や眼の黄疸，胸脇苦満，口が苦いなどの症状がみられる場合に用いる．

5) 急性胆嚢炎
　発熱，黄疸，上腹部の痛み，胸脇苦満，口が苦いなどの症状がみられる場合に用いる．

6) 陰部湿疹・陰部掻痒症
　陰部の皮膚に湿疹，かゆみ，熱感，びらんなどがみられ，イライラ，怒りやすいなどの症状を伴う場合に用いる．

7) 尿路感染症
　発熱，排尿痛，排尿困難，残尿感，尿の混濁などの症状がある場合に用いる．

8）ベーチェット病

初期の症状として口腔内アフタ性潰瘍，多彩な皮膚症状（結節性紅斑，皮疹など），外陰部潰瘍，体の熱感などがみられる場合に用いる．

9）帯状疱疹

赤い疱疹または水泡，腫れやヒリヒリする痛み，皮膚の熱感などの症状がみられる場合に用いる．早期に用いるほど効果があり，症状の悪化を防ぎ，帯状疱疹後神経痛の予防効果もある．

10）前立腺炎

小便の混濁，灼熱感を伴う尿道痛，会陰部の脹痛や圧痛，頻尿，排尿困難または不快感があり，発熱，口渇，口苦，下腹部の痛みや膨満感などを伴う場合に適応する．

11）その他

膀胱神経症，前立腺肥大症，子宮内膜症，トリコモナス腟炎，腟炎，陰部潰瘍などにも用いる．

使用上の注意

1. 本方は苦寒性質の生薬が多く含まれ，胃腸障害を起こしやすいため，胃腸が弱い人には慎重に投与する．また症状が改善次第，ただちに中止し，長期間の投与はしない．
2. 寒がりや手足の冷えなどの寒証がみられる場合には投与しない．
3. 本方投与中に手足の冷え，寒がり，胃腸障害などの症状が現れた場合には投与を中止する．

77 芎帰膠艾湯【金匱要略】

組　　成　地黄，芍薬，当帰，川芎，艾葉，甘草，阿膠

適 応 症　顔色が悪くつやがない，皮膚がかさかさして潤いがない，四肢のしびれ，筋肉のひきつり，眼のかすみや疲れ，頭のふらつきなどの血虚症候とともに，血便，血尿，不正性器出血などの出血症候を伴う．出血の特徴は，色は淡暗で，少量，持続することが多い．舌質はやや淡白，脈は沈細弱あるいは虚

臨床応用　女性血虚による出血（不正性器出血，月経過多，産後の出血，妊娠の出血など）に，顔色が悪くてつやがない，眼のかすみや疲れ，四肢のしびれ，筋肉のひきつりなどの症状を伴う場合に適応する．
　また，男女を問わず血虚症候（四肢のしびれ，顔色が悪くてつやがない，眼のかすみや疲れなど）に，出血の症状を伴う場合に適応する．

1）不正性器出血

　出血の色は淡暗で，少量，出血が長引き持続する，顔色が悪い，眼のかすみや疲れ，四肢の冷えなどの症状がみられる場合に用いる．体が疲れやすい，疲労倦怠感，食欲不振などを伴う場合には，芎帰膠艾湯＋帰脾湯を用いる．

2）月経過多

　月経の量が多く，色は紫暗あるいは淡暗，顔色が悪い，四肢の冷えなどの症状がみられる場合に用いる．

3）切迫流産・流産後の出血

　妊娠中に出血，腹痛，流産の兆しを認める場合に用いる．体がだるくて疲れやすいときや，胃腸が弱くて疲れやすいときには帰脾湯を併用すると効果的である．

4）産後の子宮収縮不全による出血

　産後に出血が続き，出血の血色は淡暗で，顔色が悪くてつやがない，口唇の淡白，四肢の冷えなどの症状がみられる場合に用いる．

5）痔出血

　比較的体力が低下した人で出血が長引き，血色は淡暗で，貧血やめまい，手足の冷えなどを伴う場合に用いる．

6）その他

　貧血症，外傷性内出血，腎・尿路の出血にも効果的である．

使用上の注意
1. 炎症性，充血性の血熱妄行による出血には投与しない．
2. 手足のほてり，のぼせ，潮熱，寝汗などを伴う出血には投与しない．

麻杏薏甘湯【金匱要略】 | 78

組　成　薏苡仁，麻黄，杏仁，甘草
適応症　発熱，全身の関節や筋肉の腫れ，痛み，咳，咽喉の腫れや痛み，舌苔は白膩，脈は緩など
臨床応用　本方は，発汗解表・去風利湿の効能があり，外感風邪・湿邪内停の症候に適応する．臨床では発熱，咳，全身関節や筋肉の腫れ，痛みなどが弁証の要点である．

1）感冒・インフルエンザ

かぜや湿邪の侵入による外感病の初期に悪寒，発熱，身体が重だるい，関節痛，筋肉痛などの症状がみられる場合に用いる．たとえば，湿気が多い梅雨の季節にかぜをひいて悪寒や発熱，筋肉痛がある場合に用いる．

2）関節痛・筋肉痛・神経痛

本方は発汗，去風湿の作用があり，風寒湿邪を体表から除去し，痺症の初期に起こる悪寒，発熱，筋肉痛，関節痛，腫れなどの症状を緩和，治療する．関節痛が長引き，疲労倦怠感や疲れやすいなどの症状がみられる場合には，防已黄耆湯を併用する．激しい痛みには，疎経活血湯を合方する．

3）その他

寝違え，頚肩腕症候群，腰痛，坐骨神経痛，慢性関節リウマチ，汗疱状白癬，汗疱などにも用いる．

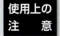
1. 麻黄は発汗の作用があるため，多汗，脱水の患者には慎重に用いる．
2. 神経敏感の人に投与すると，動悸や不眠などの症状を起こしやすいため，慎重に用いる．

79 ｜ 平胃散【和剤局方】

組　　成　蒼朮，厚朴，陳皮，甘草，大棗，生姜

適 応 症　腹部膨満感，胃部のつかえ感，食欲不振，味がしない（味覚障害），吐き気，嘔吐，吞酸，四肢が重くてだるい，泥状便から下痢傾向，舌質は淡，舌苔は白膩あるいは厚膩，脈は緩

臨床応用　本方は，燥湿健脾・行気和胃の効能があり，脾湿不運・胃気不和の症候に適応する．臨床では腹部膨満感，胃部のつかえ感，吐き気，嘔吐，吞酸などの症状が現れる場合に用いる．

1）慢性胃炎
　胃痛あるいは上腹部膨満感，心窩部のつかえ感，食欲不振などの症状を伴う場合に用いる．

2）急・慢性胃腸炎・下痢
　腹痛，腹部膨満感，吐き気，嘔吐，下痢などの症状がみられる場合に用いる．急性胃腸炎に発熱，下痢がひどいなどの症状がみられる場合には平胃散＋黄連解毒湯を用いる．慢性胃腸炎に腹痛，下痢，吐き気，腹部膨満感，冷えなどの症状がみられる場合には平胃散＋呉茱萸湯を用いる．

3）消化不良
　胃のもたれ，腹部膨満感，吐き気，嘔吐，食欲不振などの症状を伴う場合に用いる．

4）胃・十二指腸潰瘍
　上腹部の痛み，腹部膨満感，心窩部のつかえ感，食欲不振，味がしない（味覚障害），吞酸などの症状を伴う場合に用いると，症状の改善がみられる．

5）その他
　胃腸型感冒，上部消化管機能異常，口内炎，食欲不振などにも用いる．

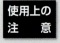 1. 本方は辛温燥で陰血を損傷しやすいため微熱，潮熱，手足のほてりやのぼせなどの陰虚の症候がみられる場合には投与しない．
2. 妊婦には投与しない．

柴胡清肝湯【一貫堂創方】 80

組　成　当帰，地黄，川芎，芍薬，黄連，黄芩，黄柏，山梔子，柴胡，栝楼根，桔梗，薄荷，連翹，牛蒡子，甘草

適応症　皮膚の紅腫，掻痒，煩燥，怒りやすい，熱感，口苦，眼の充血やかゆみ，咽喉の脹れや痛みなど．舌質は紅，舌苔は黄色，脈は数

臨床応用　本方は，瀉火解毒・疏肝活血の効能があり，火毒・肝鬱・血瘀の症候に適応する．臨床では皮膚の紅腫，掻痒，煩燥，怒りやすい，熱感，口苦，咽喉の脹れや痛みなどがみられる場合に用いる．

1）アトピー性皮膚炎・湿疹
　本方は，皮膚の熱感，かゆみ，湿疹などの症状に効果がある．皮膚の熱感，炎症が強い場合には黄連解毒湯を併用する．

2）アレルギー性結膜炎
　花粉症や眼のアレルギーに眼の充血，腫れ，紅腫，かゆみ，熱感などがみられる場合に用いると著しい効果がみられる．

3）陰部湿疹・陰部掻痒症
　ストレスが原因で陰部の湿疹，かゆみ，皮膚の熱感などの症状がみられる場合に用いる．著しい炎症には黄連解毒湯や抗菌薬を併用する．

4）その他
　慢性鼻炎，慢性副鼻腔炎，中耳炎，慢性咽喉炎，扁桃腺炎，神経症，尋常性痤瘡などにも用いる．

使用上の注意
1. 本方は，苦寒の生薬が多く含まれ胃腸障害を生じやすいので，胃腸が弱い人には慎重に投与する．
2. 手足の冷え，寒がりなどの冷え症には投与しない．

81 二陳湯【和剤局方】

組　　成	半夏，陳皮，茯苓，甘草，生姜
適 応 症	咳嗽，白色で多量の痰，胸がつかえて苦しい，悪心，嘔吐，肢体が重だるい，めまい，動悸，舌苔は白膩あるいは白滑，脈は滑
臨床応用	本方は，燥湿化痰・理気和中の効能があり，痰湿咳嗽・脾湿気滞の症候に適応し，痰証を治療する代表処方である．臨床では咳嗽，多量の白い痰，舌苔は白潤，脈は滑などの症候がみられる場合に用いる．

1）老年性慢性気管支炎

本方は，高齢者で咳嗽，多量の白い痰，食欲不振などの症状がみられる場合に適応する．痰が白くて薄い，呼吸困難，寒がり，四肢の冷え，胸部の脹満感などの症状を伴う場合には，二陳湯＋麻黄附子細辛湯を用いる．食欲不振，味を感じない，疲れやすい，痰が多いなどの症状がみられる場合には，六君子湯＋二陳湯を用いる．

2）小児喘息

小児喘息の発作で呼吸困難，多痰などの症状が現れる場合には，二陳湯＋五虎湯を用いる．

3）慢性胃炎

吐き気，嘔吐，胃部の不快感や胃もたれなどの症状がみられる場合に用いる．

4）口腔粘液性嚢腫

口腔内に粘液性嚢腫があり，粘膜の充血などの症状がみられる場合には，二陳湯＋黄連解毒湯を用いる．

5）小児注意欠陥・多動障害（ADHD）

過度の注意集中困難，多動性，衝動性などの障害や症状を示す子どもに用いる．一般的に二陳湯＋抑肝散（抑肝散加陳皮半夏）を用いる．

6）その他

神経症，上部消化管機能異常（胃下垂症，胃アトニー症），めまい，動悸，自律神経失調症などで痰の症候がみられる場合に用いる．

| 使用上の注意 | 1. 本方は，辛温燥の性質の生薬が含まれ陰血を損傷しやすいため，微熱，潮熱，手足のほてりやのぼせなどの陰虚の症候がみられる場合には投与しない．
2. 空咳，痰は少なく切れにくい，または痰に血液が混じる場合には投与しない．
3. 妊婦には投与しない． |

桂枝人参湯【傷寒論】 82

組　成　桂枝, 人参, 白朮, 乾姜, 甘草
適応症　頭痛, 悪寒, 微熱, 自汗, 疲労倦怠感, 食欲不振, 下痢, 舌質は淡, 舌苔は白, 脈は沈遅, あるいは沈細無力
臨床応用　本方は, 温中散寒・健脾益気・辛温解表の効能があり, 脾胃虚寒・外感風寒の症候に適応する. 臨床では胃腸が虚弱の人にかぜ, 頭痛, 悪寒, 微熱, 自汗, 関節痛などの症状を伴う場合に用いる.

1）胃腸の虚弱

全身疲労倦怠感, 食欲不振, 味を感じない, 手足や腹部の冷え, 泥状便あるいは水様便などの症状があり, 同時に頭痛, 悪寒, 微熱, 自汗などの表寒証を伴う場合に用いる.

2）頭　痛

頭痛に寒がり, 四肢の冷え, 低血圧, 疲れやすい, 食欲不振, ふらつき, 立ちくらみなどの症状を伴う場合に本方を用いると効果が高い. 特に低血圧, ふらつき, 立ちくらみの症状を伴う頭痛にはその効果が顕著に現れやすい.

3）低血圧

低血圧にふらつき, 立ちくらみ, 四肢の冷え, 頭痛, 疲労倦怠感などの症状がみられる場合に用いる.

4）起立性調節障害

陽虚または気虚が原因で起立性調節障害を起こし, 立ちくらみ, めまい, 動悸, 息切れ, 疲れやすい, 頭痛などの症状がみられる場合に用いる.

5）その他

急・慢性胃腸炎, 上部消化管機能異常, 急・慢性胃炎, 胃十二指腸潰瘍, 慢性腎炎, 立ちくらみ, 病後や術後の体力低下などにも用いる.

使用上の注意
1. 本方は, 温燥の性質をもつため, 手足のほてりやのぼせ, 潮熱などの陰虚内熱の症候がみられる場合には使用しない.
2. 発熱や高熱がある患者には投与しない.

83 抑肝散加陳皮半夏【本朝経験方】

組　　成	柴胡，釣藤鈎，当帰，川芎，白朮，茯苓，甘草，陳皮，半夏
適 応 症	イライラ，胸部の煩悶，脇の脹満，悪心，嘔吐，咽喉の不快感，胃部の膨満感，手足のふるえなど，舌質はやや紅，舌苔は白膩，脈は弦滑
臨床応用	本方は，抑肝散に二陳湯を加えたものである．抑肝散は肝鬱・肝熱の病態を調節・治療し，二陳湯は利気化痰の効能があるため，痰証・鬱証の治療に効果がある．

1) 抑うつ状態，神経症，自律神経失調症，更年期症候群

悪心，嘔吐，咽喉に痰がかかってすっきりしない，胃部の膨満感などの痰結の症候に，イライラ，胸部の煩悶，咽喉部のつかえ感・異物感，脇の脹満など気滞の症候を伴う場合に用いる．

2) 認知症

痰が多い，悪心，嘔吐，食欲不振，腹部脹満感，イライラ，落ちつきがないなどの認知症に伴う周辺症状の治療に用いる．

3) その他

ヒステリー，チック症，てんかん，脳血管障害後遺症，小児の夜鳴，小児疳症などにも効果がある．

使用上の注意	1. 発熱がある患者には投与しない． 2. 手足のほてり，のぼせ，潮熱がある人には投与しない．

大黄甘草湯【金匱要略】　84

組　　成	大黄，甘草
適 応 症	便秘，悪心，嘔吐（食べるとすぐ吐く）など
臨床応用	本方は，清熱通便の効能があり，胃腸実熱証による常習性便秘や急性便秘などに適応する．

　便秘，腹部膨満感，腹痛，手足の冷え，温暖を好む，脈は沈遅などの場合には，大黄甘草湯＋人参湯を用いる．また冷えや冷感が強いときには，大黄甘草湯＋附子末，または大黄甘草湯＋附子理中湯を投与し，食欲不振などがみられる場合には，大黄甘草湯＋六君子湯を用いる．

使用上の注　　意	1．虚証あるいは虚寒証の便秘には，単方での投与はしない． 2．妊婦あるいは妊娠している可能性のある女性には慎重に投与する．

85 神秘湯【浅田家方】

組　成	麻黄，杏仁，厚朴，陳皮，柴胡，紫蘇葉，甘草
適応症	咳，呼吸困難，喘鳴，少痰に，イライラ，憂うつ感，胸脇苦満などの症候を伴う．舌苔は白，脈は弦
臨床応用	本方は，平喘止咳の効能があり，肺鬱・咳喘の症候に適応する．臨床では咳，呼吸困難，喘鳴，少痰，イライラ，憂うつ感，胸脇苦満などが弁証の要点となる．

1）気管支喘息

ストレスなどで，呼吸困難，イライラ，過換気症候群，胸部の苦満感，つかえ感などの症状がある場合に用いると優れた効果が得られる．

2）急・慢性気管支炎

熱はなく，咳，痰，呼吸困難，イライラを伴う場合に用いる．強い炎症がみられる場合には，抗菌薬を併用する．

3）その他

かぜ症候群，気管支拡張症，肺気腫，小児気管支喘息などにも用いる．

使用上の注意	1. 麻黄は発汗の作用があるため，多汗の患者には慎重に投与する． 2. 黄色い痰が多く出る場合には単独での投与はしない． 3. 疲労倦怠感，疲れやすいなどの気虚の症候がみられる場合には投与しない．

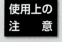

当帰飲子【済生方】 86

> **組　　成**　当帰，芍薬，生地黄，川芎，何首烏，黄耆，荊芥，防風，白疾藜，甘草
> **適 応 症**　皮膚の乾燥感や白い落屑，皮膚の瘙痒，夜になるとかゆみが増強する．皮膚にはつやがなく，カサカサし，かゆみが全身に蔓延することが多い．ときにめまいや疲労倦怠感を伴う．舌質は淡，舌苔は薄，脈は細
> **臨床応用**　本方は，四物湯を基礎として養血活血に働き，荊芥，防風，白疾藜などの去風生薬を加えかゆみを止める．臨床では老人性皮膚搔痒症，湿疹やアレルギー性皮膚炎，じん麻疹などに適応する．

1）老人性皮膚搔痒症
　皮膚の乾燥，カサカサ，かゆみ，触ると白い落屑があり，夜になるとかゆみが増強するなどの症状がみられる場合に用いる．

2）アトピー性皮膚炎・慢性湿疹
　皮膚の乾燥，カサカサ，落屑やかゆみなどの症状がある場合に用いると症状が改善する．

3）慢性じん麻疹
　貧血や貧血気味で，じん麻疹によるかゆみ，皮膚の乾燥などの症状がみられる場合に用いる．

4）その他
　皮質欠乏性皮膚炎，尋常性乾癬，尋常性痒疹などの慢性皮膚疾患で，皮膚のかゆみや乾燥またはカサカサ感などの症状がみられる場合にも用いる．

> **使用上の注意**　本方は，温補・潤燥の作用があるため，皮膚の炎症が強いときや滲出物が多い場合には投与しない．

87 六味丸【小児薬証直訣】

(六味丸＝六味地黄丸)

組　成　地黄，山薬，山茱萸，沢瀉，茯苓，牡丹皮

適応症　腰や膝の怠さや脱力感，頭のふらつき，めまい，耳鳴り，聴力低下，手掌や足底部のほてり，のぼせ，身体の熱感，口や咽喉部の乾燥感，午後の潮熱，寝汗，遺精，歯の動揺，舌質は紅絳，舌苔は少ないあるいは無苔，脈は細数

臨床応用　本方は，滋陰補陰の効能があり，腎陰不足に適応する．臨床では腰や膝の脱力感，めまい，耳鳴り，潮熱，寝汗，手足のほてり，のぼせなどの症候が弁証の要点となる．

1) 糖尿病

腰や下肢の脱力感，腰痛，寝汗，手足のほてり，のぼせ，めまいなどの症状を伴う場合に用いると，臨床症状が改善する．眼底出血がみられる場合には，六味丸＋黄連解毒湯を用い，網膜症の症状がみられる場合には，六味丸＋四物湯を用いる．末梢神経障害の症状があれば，六味丸＋桂枝茯苓丸を用いる．

2) 甲状腺機能亢進

腰や膝の脱力感，潮熱，寝汗，手足のほてり，動悸，イライラ，興奮しやすい，不眠などの症状を伴う場合には，六味丸＋柴胡加竜骨牡蠣湯を用いる．

3) リウマチ性関節炎

膝関節の脱力感，関節の熱感や痛み，潮熱，寝汗，手足のほてりなどの症状がみられる場合に用いる．特に子どものリウマチ性関節炎では，ステロイド薬に併用することで，徐々にステロイド薬を減量し，後に中止をすることも期待できる．関節の激しい痛みには，防已黄耆湯を併用する．

4) 気管支喘息

喘息に腰や下肢の脱力感，耳鳴り，潮熱，寝汗，手足のほてりなどの症状がみられる場合に適応する．特に子どもの喘息に対して体質の改善，発作の予防などの効果が得られる．ステロイド薬などの吸入薬を併用している場合には，その減量あるいは中止も期待できる．

5) 慢性腎炎・ネフローゼ

腰や下肢の脱力感，手足のほてり，のぼせ，寝汗，むくみ，蛋白尿，高血圧などの症状がみられる場合に用いる．特に慢性腎炎に治療効果が高く，ステロイド薬に併用することで，ステロイド薬の減量や中止が期待できる．

6) 男性不妊症

精子の数が少ない，血清抗精子抗体陽性，精子運動率の低下などがみられる患者に，腰や下肢の脱力感，寝汗，手足のほてり，のぼせなどの症状を伴う場合に本方を用いる．疲労倦怠感，精子運動率が著しく低下している場合には，補中益気湯を併用する．

7）慢性前立腺炎

排尿困難，残尿感，陰部不快感，腰や下肢の脱力感，手足のほてりやのぼせなどの症状がみられる場合に用いると，症状の緩和が期待できる．

8）更年期症候群

腰や下肢の脱力感，めまい，耳鳴り，潮熱，寝汗，手足のほてりなどの症状に用いる．

9）小児の発達遅延

小児の五遅（歯遅，行遅，智遅，語遅，泉門閉鎖遅延）に対して発達促進の効果が期待できる．小児の自閉症は，脳の障害や精神遅滞などを伴うことがあるため，本方を用いる．

10）小児発熱

原因不明の発熱が続き，口渇，疲労倦怠感，手足のほてり，のぼせなどの症状を伴う場合に本方を用いると，解熱や体質の改善などの効果が得られる．熱が高いときには，白虎加人参湯を合方する．

11）小児のアトピー性皮膚炎

皮膚の発疹，乾燥感，かゆみ，熱感がみられる場合に用いる．かゆみや熱感が強い場合には，黄連解毒湯を併用する．

12）夜尿症

夜尿症に元気がない，寝汗，手足のほてり，のぼせなどの症候を伴う場合に用いる．子どもの夜尿症にはしばしば腰椎分裂症を伴うことがあるが，この症例にも応用できる．腰椎分裂症に処方する場合には，患者の年齢は低いほど効果が現れやすい．

13）その他

膀胱神経症，慢性膀胱炎，前立腺肥大症，高血圧，腰痛症，肩こり，脳血管障害後遺症，老人性皮膚掻痒症，小児の虚弱体質などにも用いる．

1. 本方は，薬性が滋膩（甘味があってしつこい）のため，胃腸が弱く軟便や下痢の症状がみられる場合には慎重に投与する．
2. 食後に服用すると胃腸障害を起こしにくい．
3. 六味丸は六味地黄丸ともよばれる．

88 二朮湯【万病回春】

組　　成　蒼朮，白朮，茯苓，羌活，天南星，威霊仙，半夏，黄芩，陳皮，香附子，生姜，甘草

適 応 症　湿痺（着痺）：筋肉や関節がだるい，しびれ，痛み，運動障害，軽度の浮腫など，舌質は白膩，脈は滑

臨床応用　本方は，浮腫消退・利尿・鎮痛・鎮痙などの効果があり，肩関節周囲炎（五十肩），頚肩腕症候群，腰痛症，膝関節症，慢性関節炎，慢性関節リウマチなどで，湿痺の症候を伴う患者に適応する．

1）肩関節周囲炎（五十肩）

本方は五十肩の第一処方として選択する．急性期に発熱や熱感などの症状を伴う場合には，二朮湯＋越婢加朮湯を用いる．また五十肩の慢性期に瘀血（血液循環障害）の症候を伴い，痛みがひどく，上肢の活動障害があれば，二朮湯＋桂枝茯苓丸加薏苡仁を用いる．

2）その他

頚肩腕症候群，変形性関節症，肩こり症，慢性関節リウマチ，上腕神経痛などに関節痛，しびれ，運動障害，むくみなどの症状がみられる場合にも用いる．

使用上の注意
1. ほてり，のぼせ，潮熱などの陰虚症候を伴う人には投与しない．
2. 妊婦には投与しない．

治打撲一方 【香川修庵経験方】 89

組　成　川芎，桂枝，大黄，丁香，川骨，樸樕，甘草
適応症　打撲による腫れや痛み，新鮮な捻挫，舌質は白，脈は渋
臨床応用　本方は，活血化瘀の作用があり，瘀血内停の症候に適応する．臨床では打撲や骨折，捻挫，挫傷などで皮下出血がみられる場合に用いる．
傷を負った当日あるいは手術直後から用いると非常に効果がある．

1）打撲・捻挫・挫傷

　打撲や骨折，捻挫，挫傷などで皮下出血，局部の腫れ，痛み，皮膚の紫暗などがみられる場合に用いる．初期に投与するほど効果がある．
　また，患部に湿布する方法もあり，そのときは，活血作用がある酒で溶かして使用する．

使用上の注意　皮下出血がひどい場合に慎重に投与する．

90 清肺湯【万病回春】

組　成　陳皮，茯苓，甘草，生姜，当帰，麦門冬，黄芩，桔梗，杏仁，山梔子，桑白皮，天門冬，貝母，五味子，大棗，竹筎

適 応 症　発熱，咳嗽，多痰，痰の色が黄色，痰に粘性があり絡んで出しにくい，呼吸困難，口渇など，舌質は紅，舌苔は黄膩，脈は弦数

臨床応用　本方は，清肺・止咳化痰の効能があり，肺熱咳痰の症候に適応する．臨床では咳嗽，痰は黄色，咽喉部の腫れ・痛み，舌苔は白或いは黄色，脈は滑などの症候を伴う場合に用いる．

1）かぜ症候群・インフルエンザ

かぜやインフルエンザに罹患し，咳嗽，多痰，咽喉部の腫れ，痛みなどを伴う場合に用いる．

2）気管支炎・気管支肺炎・気管支拡張症

咳が止まらない，痰が多くて色はやや黄色，口渇などの肺熱症候を伴う熱咳に用いる．発熱を伴う場合には，白虎加人参湯を併用する．炎症が強い場合には，抗菌薬を併用する．

3）ウイルス性肺炎

高熱，咳，痰は黄色，胸痛，呼吸困難などの症状がみられる場合には，黄連解毒湯を併用する．

4）その他

上気道炎，慢性副鼻腔炎，間質性肺炎などにも用いる．

使用上の注意　本方は薬性がやや寒涼性であるため，寒がり，顔面の蒼白，痰が薄く白いなどの肺寒症候を伴う場合には投与しない．

竹筎温胆湯【万病回春】 | 91

> **組　　成**　半夏，陳皮，茯苓，甘草，生姜，柴胡，人参，黄連，麦門冬，桔梗，枳実，香附子，竹筎
> **適 応 症**　持続性発熱（微熱），咳嗽，多痰，イライラ，怒りっぽい，胸脇部の脹痛，腹部膨満感，口渇，食欲不振，疲れやすいなど，舌質は紅，舌苔は黄膩，脈は弦滑
> **臨床応用**　本方は，化痰清熱・舒肝理気の効能があり，痰熱内停・肝気鬱結の症候に適応する．臨床では咳嗽，多痰，微熱が続く，不安感や不眠などの症状を伴う場合に用いる．

1）かぜ症候群・インフルエンザ

かぜやインフルエンザに罹患し，咳嗽，痰が多い，微熱などが長引く，不安感，不眠，イライラなどを伴う場合に用いる．

2）気管支炎・気管支喘息

咳嗽，痰が多い，呼吸困難，胸脇苦満（胸部と腹部に膨満感があり，肋骨弓下部の抵抗や圧痛），微熱などの症状がみられる場合に用いると症状の改善が得られる．

3）自律神経失調症

めまい，不眠，多夢，不安感，多汗，動悸，胸苦しい，煩悶などの症状がみられる場合に用いる．

4）肺炎の回復期

咳嗽，痰が多い，微熱，多汗，不眠，胸脇苦満などの症状がみられる場合に用いると，症状の改善がみられる．

5）その他

気管支拡張症，てんかん，更年期障害，神経症，統合失調症，慢性胆嚢炎，不眠症，心臓神経症，脳動脈硬化などで痰熱上擾の症候を伴う場合にも用いる．

> **使用上の注意**　本方の投与中に血圧上昇，むくみなどの症状が現れた場合には中止する．

92 滋陰至宝湯【万病回春】

組　成　当帰，白芍薬，麦門冬，貝母，知母，地骨皮，柴胡，薄荷，香附子，白朮，茯苓，陳皮，甘草

適応症　微熱，咳，イライラ，抑うつ，動悸，不安感，寝汗，月経不順，疲労倦怠感，舌質は紅，舌苔は少ない，脈は細弱

臨床応用　本方は，滋陰清熱・疏肝健脾の効能があり，陰虚火旺・肝鬱脾虚の症候に適応する．臨床では微熱，咳，寝汗，憂うつ気分，動悸，不安感などの症状がみられる場合に用いる．

1）空咳

空咳，喘息，痰は少ない，あるいは痰が切れにくいなどの肺陰不足の症候に適応する．また陰虚の体質でかぜをひき，空咳が続いている場合に投与すると症状の改善が期待できる．

2）自律神経失調症・更年期障害など

イライラ，抑うつ，動悸，精神不安，寝汗，疲労倦怠感などの症状がみられる場合に用いる．腰痛や腰と下肢の脱力感を伴う場合には，六味丸を併用する．

3）肺結核・原因不明の微熱

微熱，寝汗，イライラ，抑うつ，動悸，疲労倦怠感などの症状がみられる場合に用いる．

4）月経不順

月経前後のイライラ，精神不安，熱感，経血の量が少ないなどの症状がみられる場合に用いる．

5）その他

慢性気管支炎，気管支拡張症，気管支喘息，肺気腫，肺線維症，間質性肺炎，上気道炎などにも用いる．

使用上の注意
1. 胃腸が弱い人には慎重に投与する．
2. 痰が多いまたは黄色の痰，厚苔を伴う咳嗽がみられる場合には投与しない．

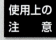

滋陰降火湯【万病回春】 93

組　　成　地黄，麦門冬，天門冬，白芍薬，当帰，黄柏，知母，陳皮，白朮，甘草
適 応 症　空咳，痰が少ないあるいは痰が粘稠で出しにくい，痰に血がまじる，寝汗，口や咽喉部の乾き，嗄声，微熱，便秘，舌質は紅，舌苔は少ないあるいは無苔，脈は細数
臨床応用　本方は，滋陰降火・潤肺止咳の効能があり，陰虚火旺・陰虚燥咳の症候に適応する．臨床では空咳，微熱，ほてり，寝汗，心煩，咽喉部の乾燥感などの症状がみられる場合に本方を用いる．

1）気管支炎・肺結核・胸膜炎

痰の量は少なく，ときに痰に血が混じる，乾燥した咳，寝汗，口や咽喉部の乾き，舌は紅，舌苔は乾燥などの症候がみられる場合に用いる．

2）自律神経失調症・更年期障害

陰虚火旺によって微熱，ほてり，のぼせ，寝汗，心煩，咽喉部の乾燥感などの症状がみられる場合に用いる．

3）原因不明の微熱

微熱を繰り返す，諸検査で異常はない，空咳，粘稠性喀痰，ほてり，寝汗，便秘などの症状がみられる場合に用いる．

4）その他

かぜ症候群，気管支拡張症，気管支喘息，肺気腫，肺線維症，間質性肺炎，上気道炎，口腔・咽喉乾燥症などにも用いる．

使用上の注意
1. 本方は，胃腸障害を引き起こしやすいため，胃腸が弱い人には慎重に投与する．
2. 痰の量が多い咳嗽には投与しない．

95 五虎湯【万病回春】

組　成　麻黄，石膏，杏仁，甘草，桑白皮
適 応 症　発熱，咳，喘息，口渇，有汗あるいは無汗，舌苔は薄白あるいは黄，脈は浮数
臨床応用　本方は，麻杏甘石湯に桑白皮を加えたものであり，宣瀉肺熱・平喘止咳の効能があり，肺熱咳喘の症候に適応する．臨床では発熱，咳，喘息，口渇，舌苔は薄黄，脈は数などが弁証の要点である．

1）急性気管支炎

気管に急性炎症があり，咳，黄色の痰，呼吸困難，発熱などの症状がある場合には，抗菌薬を併用する．熱が高い場合には，白虎加人参湯を併用する．

2）気管支喘息

発熱時に喘息の発作をよく起こす，または気候が熱くなると喘息が増悪する場合に本方を投与する．

3）その他

かぜ症候群，気管支拡張症，上気道炎，小児気管支喘息，百日咳などにも用いる．

使用上の注意
1. 本方は，辛涼の重剤であり，風寒による喘息には禁忌とする．
2. 麻黄は発汗の作用があるため，脱水や循環不良の患者には慎重に投与する．

柴朴湯【本朝経験方】 96

組　成　柴胡, 半夏, 黄芩, 大棗, 人参, 甘草, 生姜, 厚朴, 茯苓, 紫蘇
適応症　胸脇苦満, 悪心, 煩悶感, めまい, 咳, 喀痰, 呼吸困難, 喘鳴, 上腹部膨満感, 舌苔は白膩, 脈は弦滑
臨床応用　本方は, 小柴胡湯に理気化痰・降逆の半夏厚朴湯を配合したものである. 臨床では精神不安, 抑うつ傾向, 胸脇苦満, 悪心, 喘鳴, 咳, 咽喉や食道の異物感, 食欲不振, 疲れやすいなどの症状がみられる場合に適応する.

1) 喘　息
精神的ストレスが原因で喘息を発症し, 呼吸困難, 喘鳴, 胸部の苦満感, 精神不安などの症状を伴う場合に用いる.

2) 咽喉部の異物感（梅核気）
咽喉部に梗塞感や異物感があり, 梅の種のような物が咽喉部につまったような感じがする（梅核気）, あるいは胸部や食道部に梗塞感や異物感があり, 気にしやすい, 憂うつ気分, 不眠, 精神不安などの症状がある場合に用いる.

3) 過換気症候群
精神的ストレスが原因で突然呼吸困難を起こし, 胸が苦しい, 胸部の苦満感やつかえ感, 精神不安, 憂うつ気分, 疲れやすいなどの症状を伴う場合に用いる.

4) 不安神経症
気にしやすい, 抑うつ気分, 精神不安, 不眠, 胸部の煩悶感, 上腹部膨満感, 吐き気, 食欲不振などの症状がみられる場合に用いる. 体が弱くて食欲不振を伴う場合には, 六君子湯を併用する.

5) 神経性胃炎
ストレスがあり, 胃痛, 上腹部の膨満感やつかえ感, 吐き気, げっぷ, 食欲不振などの症状がみられる場合に用いる.

6) その他
神経性食思不振症, 食道神経症, 気管支炎, 咽喉炎, 声帯浮腫, かぜ症候群, 気管支拡張症, 肺気腫, 過敏性腸症候群, 小児神経症などで, 肝気鬱結・痰結の症候を呈する場合にも用いる.

使用上の注意
1. 本方は, 燥性が強いため, ほてりやのぼせなどの陰虚症候がみられる場合には投与しない.
2. 本方は, 癌による咽喉部や食道部の閉塞感や異物感に対しては効果が期待できない.

97 大防風湯【和剤局方】

組　成　黄耆, 地黄, 芍薬, 当帰, 川芎, 蒼朮, 人参, 防風, 牛膝, 羌活, 杜仲, 乾姜, 附子, 大棗, 甘草

適 応 症　腰痛, 下肢の疼痛, 関節の腫脹, 冷え, 関節を触ると冷たい, 寒くなると痛みが増悪し, 暖めると緩和する. 顔色が悪く, 倦怠感, 疲れやすい, やせ, 歩行困難, 舌質は淡暗, 舌苔は白, 脈は沈細弦

臨床応用　本方は, 益気養血・去風消腫の効能があり, 気血虚弱・肝腎不足・風邪侵入の症候に適応する. 臨床では腰痛, 下肢の冷え, 腫脹, 疼痛, こわばり, 運動機能障害などに対して効果があるが, 上肢の痛みに対しては効果は期待できない.

1) 変形性膝関節症・リウマチ性関節炎・慢性関節炎

膝関節に痛み, 腫れ, 冷え, こわばり, 運動機能障害などがみられ, 身体の疲労倦怠感, 衰弱, やせ, 歩行困難などを伴う場合に用いると効果がある. 腫れ, むくみ, こわばりが強いときには, 防已黄耆湯を併用する.

2) 骨髄炎（附骨疽）

皮膚の表面に赤味も熱感もないが, 針で刺すような痛みがあり, 歩行困難で屈伸運動ができない, 慢性化すると化膿するが, 熱感はなく皮膚の色も変わらないいわゆる寒性のものに用いる. また, 薄い膿がしたたる, 膿口がふさがりにくい, 瘻管や死骨ができやすいなどの症状にも用いる.

3) その他

変形性脊椎症, 肩関節周囲炎, 痛風, 神経炎, 脳血管障害後遺症などにも用いる.

使用上の注意
1. 発熱がある場合には投与しない. 服用中に熱が出たら解熱するまで投与を中止する.
2. 患部に赤腫, 熱感, 盛り上りのある陽証の皮膚化膿性疾患には投与しない.

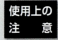

黄耆建中湯【金匱要略】 98

組　成　黄耆，桂枝，芍薬，甘草，生姜，大棗，膠飴
適応症　小建中湯の症候に自汗，息切れ，疲れやすい，疲労倦怠感などの気虚症候を伴う場合に適応する．
臨床応用　本方は，小建中湯に黄耆を加えた処方であり，温中補気の作用があり，さまざまな気・血・陰・陽の不足の症候がみられる場合に適応する．

1）虚弱体質

気力がない，汗が出やすい，腹部の痛み，疲れやすいなどの全身虚弱状態に用いると体質改善がみられる．

2）胃腸虚弱

腹部の冷え，軽い腹痛，温かい飲食物を好み，冷たいものを嫌うなどの症状がみられる場合に用いる．

3）その他

発汗異常（自汗，寝汗，多汗），自律神経失調症，潰瘍性大腸炎，虚弱体質，小児夜尿症，慢性胃腸炎などにも用いる．

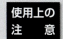　1．手足のほてり，のぼせなどの陰虚火旺の人には投与しない．
2．本方は甘味が強いため腹部膨満感がある人や糖尿病の人には適応しない．

99 小建中湯【傷寒論・金匱要略】

組　　成　桂枝，芍薬，甘草，生姜，大棗，膠飴

適 応 症　顔色が悪い，疲れやすい，食が細い，ときに腹痛があり，暖めたり押さえたりすると痛みが軽減する，汗をかきやすい，動悸，四肢の冷えなどを伴う．舌苔は白薄で，脈は緩弱あるいはやや弦，または渋

臨床応用　本方は，補虚温中・和裏緩急の効能があり，脾胃虚寒による腹痛を治療する方剤である．臨床では腹中が時々痛む，温めるあるいは押すと痛みが軽減する，舌質は淡，舌苔は白，脈は細弦緩などの症候を認める場合に本方を用いる．

1）胃痛・腹痛

虚寒性の疼痛に適応する．胃・十二指腸潰瘍，過敏性腸症候群，不登校など虚寒性の腹痛にもよく用いる．痛みが著しい場合には，桂枝加芍薬湯を併用する．

2）微　熱

陰薬の芍薬と陽薬の桂枝が配合されているため，陰陽失調による微熱に用いる．甘温除熱の作用によるもので疲労倦怠感や疲れやすいなどの虚労症状を伴う場合に用いる．

3）めまい

脾胃虚寒により，めまい，ふらつき，立ちくらみ，胃腸が弱くて消化吸収機能が低下している，腹部の冷えや痛み，食欲不振，温かいものを好むなどの症状を伴う場合に用いる．

4）その他

神経症，自律神経失調症，潰瘍性大腸炎，虚弱体質，小児夜尿症，慢性胃腸炎などにも用いる．

使用上の注意
1. 手足のほてり，のぼせ，潮熱などの陰虚火旺や微熱などがある患者には慎重に投与する．
2. 本方は，甘味が強いので腹部膨満感のある人や糖尿病の患者には適応しない．

大建中湯 【金匱要略】 | 100

組　　成　山椒，乾姜，人参，飴糖
適 応 症　心胸に冷感と痛みがあり，嘔吐して食べられない，腹中から寒気が上部へ上がり，腸の蠕動が腹壁にあたって上下に動いているため痛みが激しい，舌苔は白，脈は沈遅緊．
臨床応用　本方は温中補虚・降逆止痛の効能があり，中陽虚弱・寒盛疼痛の症候に適応する．臨床では胃腸の機能が低下している虚寒性腹痛を治療する．

1）腹　痛

　虚寒性の疼痛に適応する．胃腸炎，膵臓炎，疝痛，過敏性腸症候群などに，胃腸が弱い，疲れやすい，疲労倦怠感，腹部の冷え，温かい飲食物を好み，冷たいものをとると腹痛が現れるなどの症状を伴う場合に用いる．

2）開腹術後腹痛や腸管通過障害

　開腹術後に疲労倦怠感，疲れやすい，腹痛，自然排気が遅い，腹部膨満感，嘔吐して食べられないなどの症状がみられる場合に用いる．

3）その他

　慢性腸炎，慢性膵炎，慢性腹膜炎，疝痛，過敏性腸症候群，上部消化管機能異常，便秘などに中陽虚弱・寒盛疼痛の症候を伴う場合にも用いる．

使用上の注意　発熱，ひどい炎症，ほてり，のぼせ，潮熱などの症状がみられる場合には投与しない．

101 升麻葛根湯【万病回春】

組　　成	升麻，葛根，芍薬，甘草，生姜

適応症 発熱，悪風，咳，くしゃみ，頭痛，身体痛，麻疹などの発疹，舌質は紅，舌苔は乾，脈は浮数

臨床応用 本方は，辛涼解肌・解毒透疹の効能があり，外感風熱・発疹不透の症候に適応する．臨床では発熱，悪風，頭痛，咳，くしゃみ，発疹などがみられる場合に用いる．

1）感冒の初期

発熱，頭痛，眼の充血，口渇，咳，くしゃみなどの症状がみられる場合に用いる．

2）急性発疹疾患

本方は，寒涼性の生薬で構成されており，風熱・熱毒の邪気が原因で生じた発疹疾患の初期（麻疹など）に用いる．特に発疹がすっきり出ない場合に投与する．不用意に用いると全身に発疹が広がることがあるため，注意する必要がある．

3）その他

水疱瘡，帯状疱疹，風疹・猩紅熱，流行性感冒，流行性結膜炎，扁桃腺炎などで，外感風熱・発疹不透の症候を呈する場合にも用いる．

使用上の注意
1. すでに発疹が出ている患者には投与しない．
2. 本方は，葛根湯の効果とは異なるため，注意する必要がある．

当帰湯【千金方】 | 102

組　成　当帰, 芍薬, 黄耆, 人参, 甘草, 桂枝, 山椒, 乾姜, 半夏, 厚朴

適 応 症　元気がない, 疲れやすい, 皮膚につやがない, 食欲不振などの気血両虚の症候に, 腹部の冷え, 腹部や背部の冷痛, 腹部膨満感, 四肢の冷えなど寒痛の症候を伴う. 舌質は淡白, 舌苔は白, 脈は沈細で弱

臨床応用　本方は, 益気養血, 温中散寒の効能があり, 気血両虚・脾胃虚寒の症候に適応する. 臨床では腹部や肩背部の冷痛, 腹部膨満感, 四肢の冷えなどの症状がみられる場合に用いる.

1) 肋間神経痛

　肋間神経の走行部位に痛みやしびれがあり, 冷える, あるいは寒くなると痛みが悪化する場合や, 疲れやすい, 元気がないなどの症状を伴う場合に用いる.

2) 胃　痛

　本方は, 補益, 散寒の作用があるため, 虚寒証による胃痛, 上腹部の冷え, つかえ感などの症状に効果がある. 激しい胃痛には, 安中散を併用する. 悪心, 吐き気, 下痢を伴う場合には, 半夏瀉心湯を併用する. また疲労倦怠感, 食欲不振, 味覚障害などの症状を伴う場合には, 六君子湯を併用する.

3) 狭心症

　疲れやすい, 胸痛, 四肢の冷え, 背部の冷痛, 胸が苦しいなどの症状がみられる場合に用いる. 激しい胸痛には, ニトロ製剤を併用する.

4) 生理痛

　生理の前後に腹部あるいは腰部の冷痛, 四肢の冷え, 疲れやすい, 腹部膨満感などの症状が現れる場合に用いる. 激しい生理痛には, 芍薬甘草湯を併用する. 子宮筋腫や子宮内膜症などの瘀血症候が強い場合には, 桂枝茯苓丸を併用する.

5) その他

　急性胃炎, 慢性膵炎, 慢性胃炎, 胃十二指腸潰瘍, 尿路結石などで, 気血両虚と寒痛の症候を呈する場合にも適応する.

使用上の注　意
1. ほてり, のぼせ, 潮熱, 寝汗の症状がみられる場合には投与しない.
2. 高熱, 発熱などの症状がみられる場合には投与しない.

103 酸棗仁湯【金匱要略】

組　　成　酸棗仁, 甘草, 知母, 茯苓, 川芎
適 応 症　不眠, 煩燥, 多夢, よく目が覚める, 動悸, 盗汗, 頭のふらつき, めまい, 口や咽喉部の乾燥感, 舌質は紅, 脈は弦あるいは細数
臨床応用　本方は, 養血安神, 清熱除煩の効能があり, 肝血不足・虚火上擾による虚煩不眠を治療する処方である.

1）不眠症

不眠に煩燥, 動悸, 口や咽喉の乾燥感などの症状を伴う場合に用いる. 寝つきが悪い, 熟睡感がない, よく目が覚めるなどの症状に特に優れた効果がみられる. 高齢の人や虚弱の人の不眠に上述の症状があれば本方を第一選択処方として用いる. その場合は, 就寝前の一回の投与で効果が得られる.

2）心臓神経症・不整脈

動悸, 不整脈, 睡眠中によく目が覚める, 体が疲れやすいなどの症状がみられる場合に用いる. 心因性不整脈に対しては効果的だが, 器質性の不整脈には効果が得られない.

3）夢精（遺精）

夢精に熟睡できない, 就寝中に目が覚める, 昼間に疲れやすい, 集中力がない, 頭のふらつきなどの症状がある場合に用いる. 手足のほてりやのぼせ, 潮熱, 腰や下肢の脱力感などの腎陰虚の症候を伴う場合には, 酸棗仁湯＋六味丸を用いる. 舌尖が紅い, 舌体の潰瘍, 煩悶感, 口渇, 口内炎などの症状を伴う場合には, 酸棗仁湯＋半夏瀉心湯を用いる.

4）ヒステリー

感情の起伏が激しい, 煩燥, 興奮しやすい, 精神の不安, 神経の過敏, 不眠などの症状がみられる場合には, 酸棗仁湯＋甘麦大棗湯を用いる.

5）その他

自律神経失調症, 神経症, 神経衰弱, 更年期障害などに, 虚煩, 不眠, 動悸, 口や咽喉の乾燥感などの症状がみられる場合にも用いる.

使用上の注意
1. 胃腸虚弱の患者は下痢を起こす恐れがあるので, 慎重に投与する.
2. 不眠がひどい患者には, 睡眠導入剤を併用してもよい.

辛夷清肺湯【外科正宗】　104

組　　成	麦門冬，石膏，黄芩，山梔子，百合，知母，辛夷，枇杷葉，升麻
適 応 症	黄色い鼻汁で量が多い，鼻部の熱感，鼻づまり，口渇，咽喉部の痛み，頭痛など，舌質は紅，舌苔は黄，脈は細数
臨床応用	本方は，清熱・解毒・滋陰の作用があり，肺熱鼻淵（蓄膿症）の症候に適応する．臨床では急性副鼻腔炎やアレルギー性鼻炎などに用いる．

1）急性副鼻腔炎
　黄色い鼻汁が多く，鼻部の熱感，鼻づまり，口渇，咽喉部の痛み，頭痛などがみられる場合に用いる．炎症がひどい場合には，抗菌薬を併用する．

2）アレルギー性鼻炎
　鼻部の熱感，鼻づまり，口渇，咽喉部の痛みなどがみられる場合に用いる．

3）鼻内ポリープ
　鼻内ポリープがあり，鼻部の熱感，鼻づまり，黄色い鼻汁などの症状を伴う場合に用いる．

4）その他
　急・慢性鼻炎，肥厚性鼻炎，嗅覚低下などで，黄色い鼻汁が多く，鼻部の熱感などの症状を伴う場合に用いる．

使用上の注意	1．寒がりや手足の冷えなどの寒証がみられる場合には投与しない． 2．寒くなると水様の鼻汁が増える患者には投与しない．

105 通導散（つうどうさん）【万病回春】

組　成　当帰，紅花，蘇木，枳実，厚朴，陳皮，木通，大黄，芒硝，甘草

適応症　打撲損傷で局部の腫れ，痛み，瘀斑（皮下出血）など瘀血の症候に，胸が苦しい，腹痛，腹部の膨満，便秘などの気滞の症候を伴う．舌質は暗紅紫，脈は渋

臨床応用　本方は，活血化瘀・通便の効能があり，瘀血の症候がみられる場合に適応する．臨床では打撲に限らず，各種の瘀血疾患に便秘を伴う場合に用いる．

1）打撲・捻挫・外傷

本方は，活血化瘀の作用が強いので，体力がある人の打撲，捻挫，外傷の急性期に用いる．特に胸が苦しい，腹痛，腹部の膨満，便秘などの症状を伴う場合に有効である．

2）月経痛

激しい生理痛，血塊，月経の色が黒っぽい，便秘などがみられる場合に用いる．

3）頭痛・めまい

高血圧に頭痛，めまい，肩こり，背部のこわばり，便秘などを伴う場合に投与する．顔面の紅潮，血圧が高いなどの症状を伴う場合には，釣藤散を併用する．

4）便秘

体格，体力ともに充実した人で，心窩部が苦しく圧痛を訴え，瘀血があり，便秘する場合に用いる．

5）その他

月経困難，月経不順，無月経，更年期障害，高血圧，腰痛などで，瘀血の症候を呈する場合に用いる．

使用上の注意
1. 疲れやすい，自汗，疲労倦怠感などの症状がみられる場合には投与しない．
2. 食欲不振，下痢，軟便などの症状がある場合には投与しない．

温経湯 【金匱要略】 | 106

組　成　呉茱萸, 桂枝, 牡丹皮, 川芎, 当帰, 芍薬, 阿膠, 麦門冬, 人参, 甘草, 生姜, 半夏

適 応 症　下腹部の冷えと痛み, 四肢の冷え, 腹部膨満感, 疲れやすい, 皮膚につやがない, 眼の疲れ, 頭のふらつき, 口唇の乾燥, のぼせ, 腹痛, 腰痛など. 舌質は淡暗, 舌苔は白, 脈は沈細

臨床応用　本方は, 温経散寒・養血活血の効能があるため, 虚寒・血瘀・血虚の症候がみられる場合に適応する.

1) 月経不順・月経困難

月経異常で, 月経周期の遅延, あるいは過早, 月経過多, あるいは月経過少などに, 四肢の冷え, 下腹部の冷痛, 疲れやすい, 貧血, 頭のふらつきなどの症状を伴う場合に用いる.

2) 不妊症

本方は, 虚寒・血瘀・血虚の症候を治療する処方である. 貧血, 疲れやすい, 四肢の冷え, 下腹部の冷えなどの症状を伴う不妊症に用いると, 女性の虚寒・血瘀・血虚の病理病態を改善し, 妊娠できる内部環境を整える.

3) 更年期障害

四肢の冷え, 腹部膨満感, 疲れやすい, 皮膚につやがない, 眼の疲れ, 頭のふらつきなどの症状がみられる場合に用いる. 貧血を伴う場合には, 四物湯または帰脾湯を併用する.

4) 不正性器出血

慢性の不正性器出血に疲れやすい, 皮膚につやがない, 眼の疲れ, 四肢の冷え, 下腹部の冷えなどを伴う場合に用いる. 出血が止まらない場合には, 芎帰膠艾湯を併用する. 精神不安, 不眠, 疲労倦怠感が強い場合には, 帰脾湯を併用する.

5) その他

本方は, 習慣性流産, 無月経, 自律神経失調症, 冷え症, しもやけなどで, 虚寒・血瘀・血虚の症候がみられる場合にも用いる.

使用上の注意
1. ほてり, のぼせ, 潮熱, 寝汗の症状がある場合には投与しない.
2. 発熱, 口渇, 舌紅などの血熱証には投与しない.

107 牛車腎気丸【済生方】

組　　成　地黄，山薬，山茱萸，沢瀉，茯苓，牡丹皮，桂枝，附子，車前子，牛膝
適 応 症　腰や下肢が重くてだるい，腰や下肢の冷感，寒がり，下肢の浮腫，尿量減少，下肢の痛みやしびれ，排尿困難，舌質は淡白，舌辺縁に歯痕がある，舌苔は白滑，脈は沈弦
臨床応用　本方は，温補腎陽・利水活血の効能があり，腎陽不足・水湿停滞の症候に適応する．臨床では腰や下肢の脱力感，四肢の冷え，下肢のしびれや痛み，浮腫などの症状がみられる場合に用いる．

1）糖尿病性末梢神経障害・糖尿病性腎症
腰や下肢の脱力感，腰痛，四肢の冷え，下肢のしびれや痛み，浮腫などの症状を伴う場合に用いる．

2）腰痛・坐骨神経痛
腰痛，下肢の痛みやしびれ，こわばり，四肢の冷え，寒がりの症状がみられる場合に用いる．下肢の筋肉けいれんや痛みがひどい場合には，牛車腎気丸＋芍薬甘草湯を用いる．また，経過が長く，就寝中に激しい痛みでたびたび目が覚める場合には，牛車腎気丸＋桂枝茯苓丸を用いる．

3）腰脊柱管狭窄症
腰や下肢の痛みや脱力感，しびれなどの症状がみられる場合に適応する．激しい痛みには，牛車腎気丸＋桂枝茯苓丸を用いる．腰痛がひどい場合には，疎経活血湯を併用する．

4）慢性腎炎
慢性腎炎に伴う腰痛，排尿困難，浮腫，蛋白尿，寒がり，四肢の冷え，腰や下肢の脱力感などの症状がある場合に適用する．下肢の浮腫がひどい場合には，牛車腎気丸＋五苓散を投与する．

5）前立腺肥大
排尿困難，残尿感，陰部不快感，腰や下肢の脱力感，手足の冷え，寒がりなどの症状がみられる場合に本方を用いる．瘀血の症状を伴う場合には，牛車腎気丸＋桂枝茯苓丸を用いる．

6）下肢帯状疱疹後神経痛
下肢帯状疱疹後のしびれ，痛み，冷え症などの症状がみられる場合に用いると，症状の改善が期待できる．痛みがひどい場合には，桂枝茯苓丸を併用する．

7）その他
腰脊柱管狭窄症，ネフローゼ症候群，排尿障害，慢性前立腺炎，更年期障害などで，腰や下肢の脱力感，四肢の冷え，下肢のしびれや痛み，むくみなどの症状がみられる場合にも用いる．

使用上の注意
1. 口や咽喉部に乾燥感があり，熱感，ほてりやのぼせなどの症状がみられる場合には投与しない．
2. 胃腸が弱く，軟便や下痢などがみられる場合には慎重に投与する．

人参養栄湯【和剤局方】 108

組　　成	地黄，芍薬，当帰，人参，白朮，茯苓，甘草，黄耆，桂皮，五味子，遠志，陳皮
適 応 症	疲労倦怠感，疲れやすい，元気がない，食欲不振，顔色が悪い，皮膚につやがない，頭がふらつく，眼がかすむ，四肢のしびれなどの気血両虚の症候に，健忘，不眠，眠りが浅い，動悸などの心血虚の症候を伴うもの，自汗，息切れ，咳，喀痰などの肺気虚の症候や，寒がり，四肢の冷えなどの虚寒の症候を伴うもの．舌質は淡白，舌苔は白，脈は沈細弱．
臨床応用	本方は，十全大補湯から川芎を除き，遠志，五味子，陳皮を加えたものであり，十全大補湯に適応する症候のみならず，健忘，不眠，眠りが浅い，動悸などの心血虚の症候や，自汗，息切れ，咳，喀痰などの肺気虚の症候を伴う場合にも適応する．

1）病後・術後・産後の虚弱

疲労倦怠感，疲れやすい，元気がない，食欲不振，顔色が悪い，頭がふらつく，四肢の冷え，不眠などの気血両虚症候がみられる場合に本方を用いる．

2）悪性腫瘍

手術前状態の改善および術後の体力回復に，あるいは全身疲労倦怠感や食欲不振などの化学療法・放射線療法の副作用の予防や軽減に有効である．食欲不振，胃腸障害の症状が著しい場合には，まず六君子湯で胃腸の状態を改善した後に本方を用いる．

3）貧　血

貧血に疲労倦怠感，疲れやすい，顔色が悪い，皮膚につやがない，食欲不振，自汗，息切れ，不眠，四肢のしびれなどの症状がみられる場合に用いる．

4）慢性呼吸器疾患

疲れやすい，かぜをひきやすい，顔色が悪い，食欲不振，自汗，息切れ，咳，喀痰などの症状がみられる場合に用いる．

5）慢性疲労症候群

元気がない，全身疲労倦怠感，食欲不振，顔色が悪い，自汗，息切れなどの症状がみられる場合に用いる．不眠や熟睡ができない場合には，酸棗仁湯を併用する．

6）その他

肝疾患，末梢神経障害，冷え症，口腔乾燥感，男性不妊症，多発性硬化症などに気血両虚の症候がみられる場合に用いる．

使用上の注意	1. 発熱，手足のほてりやのぼせ，潮熱などの症状を伴う場合には慎重に投与する 2. 高血圧の患者には投与しない．

109 小柴胡湯加桔梗石膏【本朝経験方】

組　　成　柴胡, 半夏, 黄芩, 大棗, 人参, 甘草, 生姜, 桔梗, 石膏

適 応 症　小柴胡湯の症候に熱が高い, 咽喉の腫れや痛み, 口渇, 舌質は紅, 舌苔は黄色, 脈は浮数

臨床応用　本方は, 小柴胡湯に清熱瀉火作用がある石膏と宣肺利咽・去痰排膿作用がある桔梗を加えたものである. 臨床では発熱があり, 扁桃腺炎, 咽喉炎, 頸部リンパ節の腫れなどがみられる場合に適応する.

1) 急性咽頭炎・急性扁桃腺炎・扁桃腺周囲炎

咽頭や扁桃腺が赤く腫れて痛む, 発熱, 口渇などの症状がみられる場合に投与すると効果的である. 咽喉部の痛みや腫れが著しい場合には, 黄連解毒湯と抗菌薬を併用する.

2) 急性耳下腺炎

耳下腺が腫れて痛む, 頸部リンパ節が腫れ, 発熱などの症状がみられる場合に用いると, 症状の改善, 合併症の予防などの効果が得られる.

3) その他

喉頭炎, 顎下腺炎, 頸部リンパ節炎, 滲出性中耳炎, 外耳炎, 鼻炎, 副鼻腔炎, 花粉症, アレルギー性鼻炎, 気管支炎, かぜ症候群などにも用いる.

使用上の注意
1. 寒がり, 四肢の冷えなどの症状がみられる場合には投与しない.
2. 炎症が強い場合には抗菌薬を併用する.

立効散【衆方規矩】 110

組　成　細辛, 升麻, 防風, 甘草, 竜胆草
適応症　歯痛, ときに頭頚部にまで及んで痛む, 舌質は紅, 舌苔は黄, 脈は浮数
臨床応用　本方は, 清熱・散風・止痛の作用があり, 風熱歯痛の症候がみられる場合に適応する. 臨床では急性の歯痛, 抜歯後の疼痛, 歯肉および口腔内の腫脹・疼痛などに本方を用いる.

1）歯痛・歯周炎

急性の歯痛, 抜歯後の疼痛, 歯肉および口腔内の腫脹・疼痛などに用いると効果がある. 著しい炎症がある場合には, 抗菌薬を併用する.

2）鼻　炎

鼻水, 鼻閉, 鼻の痛みなどの症状がみられる場合に用いる. 鼻水は粘稠で黄色く, 量が多い場合には, 辛夷清肺湯を併用する.

3）その他

慢性口内炎, 舌痛症, 歯根膜炎, 舌咽神経痛, 三叉神経痛などにも用いる.

111 清心蓮子飲【和剤局方】

組　成　蓮肉，黄芩，地骨皮，茯苓，車前子，麦門冬，人参，黄耆，甘草

適応症　口や咽の乾燥感，心煩，不眠，多夢，動悸，口内炎，手足のほてり，遺精などの心腎不交の症候に，疲れやすい，元気がない，食欲不振などの気虚の症候を伴う場合．あるいは頻尿，排尿痛，残尿感，尿量減少などの症状を伴う場合．舌尖は紅，舌苔は乾燥で少ない，脈は細数

臨床応用　本方は，益気滋陰・清心火・利水の効能があり，気陰両虚・心火旺の症候を呈する場合に用いる．臨床では気陰不足の傾向（抑うつ・神経症・自律神経失調症・性的神経衰弱など）に適応する．

1）膀胱神経症・尿路不定愁訴

尿検査では異常がないが，頻尿，残尿感，排尿痛，尿量減少などの症状に，イライラ，口や咽の乾燥感，手足のほてり，疲れやすいなどの症状を伴う場合に用いると効果がある．尿路の症状が著しい場合には，猪苓湯を併用する．

2）自律神経失調症・神経症

動悸，不眠，多夢，口や咽の乾燥感，手足のほてり，疲れやすい，元気がない，食欲不振などの症状に頻尿，排尿異常の症状を伴う場合に用いると効果的である．イライラ，抑うつなどの症状を伴う場合には，加味逍遥散を，精神不安，不眠が強い場合には，酸棗仁湯を併用する．

3）口内炎

口内の炎症や潰瘍，イライラ，不眠，多夢，口や咽の乾燥感，疲れやすいなどの症状がみられる場合に用いる．急性より慢性の口内炎に効果的である．

4）その他

不眠症，更年期症候群，慢性膀胱炎，慢性腎盂腎炎などで，気陰不足の症候がみられる場合に用いる．

使用上の注意　発熱を伴う急性尿路感染症には投与しない．

猪苓湯合四物湯【本朝経験方】 112

組　　成　猪苓，茯苓，沢瀉，滑石，阿膠，地黄，芍薬，当帰，川芎
適 応 症　猪苓湯と四物湯に適応する症候が同時にみられる場合に用いる．猪苓湯と四物湯を参照．
臨床応用　本方は，猪苓湯に四物湯を加えた処方であり，利水清熱の猪苓湯と養血活血の四物湯との併用は，血虚の症候を伴う慢性化した泌尿器疾患に適応する．

1）膀胱神経症・尿路不定愁訴
尿検査では異常がないが，頻尿，残尿感，排尿痛，排尿困難などの症状に皮膚につやがない，顔色が悪い，ふらつき，手足のしびれなどの症状を伴う場合に用いると効果がある．

2）腎盂腎炎・慢性膀胱炎・慢性尿道炎
慢性期に残尿感，排尿痛，排尿困難，皮膚につやがない，貧血などの症状がみられる場合に用いると効果が期待できる．炎症が強い場合には，抗菌薬を併用する．

3）その他
慢性腎炎，ネフローゼ症候群，慢性前立腺肥大症，慢性前立腺炎，尿路結石，膀胱神経症，無症状性血尿などにも用いる．

使用上の注意
1. 尿路の炎症が強い人には，抗菌薬を併用する．
2. 胃腸が弱い人には慎重に投与する．

113 三黄瀉心湯【金匱要略】

組　成　大黄, 黄連, 黄芩
適応症　発熱, 顔面紅潮, 煩燥感, 舌尖が赤くてしみるような痛み, 舌体のびらんや潰瘍, 不安による不眠, 多夢, 動悸, 狂躁状態, 鼻出血, 吐血など, 舌質は紅, 脈は数
臨床応用　本方は, 瀉火解毒・燥湿の効能があり, 熱毒旺盛・心胃火盛の症候に適応する. 臨床では発熱, 煩燥, 顔面紅潮, 歯肉の発赤や腫脹, 便秘などが弁証の要点となる.

1）発熱性疾患（インフルエンザ・日本脳炎・流行性脳脊髄膜炎など）

高熱, 顔面紅潮, 眼の充血, 口の中が苦い, 不眠, イライラ, 便秘, 狂燥状態, 言語錯乱, 舌質は紅, 舌苔は黄, 脈は数で有力などの症候がみられる場合に用いる.

2）鼻出血

血圧が高い, 顔面紅潮, イライラ, 怒りっぽい, 便秘, 舌質は紅, 舌苔は黄, 脈は弦数などを呈する場合に有効である.

3）高血圧

顔面の紅潮, 煩燥, イライラ, 怒りっぽい, 便秘などの症状を伴う場合に効果がある.

4）口内炎

唇や口腔内の粘膜に潰瘍, びらん, 痛み, または歯肉の発赤や腫脹がみられ, 顔面紅潮, 煩燥, イライラ, 便秘などの症状を伴う場合に用いる.

5）ヒステリー症・統合失調症

顔面紅潮, 煩燥, 怒りっぽい, 狂躁状態, 便秘などの症状を伴う場合に用いる.

6）その他

自律神経失調症, 便秘症, 不眠症, 急性胃炎, 脳血管障害後遺症などにも用いる.

使用上の注意
1. 寒がりや手足の冷えなどの寒証がみられる場合には投与しない.
2. 胃腸が弱く, 下痢がある患者には投与しない.
3. 本方投与中に手足の冷え, 寒がりなどの症状が現れると, 速やかに中止する.
4. 本方はクラシエの製品番号では13である.

柴苓湯【得効方】 114

組　成　柴胡, 半夏, 黄芩, 人参, 甘草, 白朮, 猪苓, 沢瀉, 茯苓, 桂皮, 大棗, 生姜
適応症　寒熱往来, 胸脇苦満, 食欲不振, 悪心, 口の中が苦い, 咽喉の乾燥感, 煩悶感, めまい, 舌苔は薄白, 脈は弦など半表半裏証に, 浮腫, 水様便など水湿内停の症候を伴うもの.
臨床応用　本方は, 疏肝和胃・利水滲湿の効能があり, 肝胃不和・水湿停滞の症候に適応する. 臨床では寒熱往來, 胸脇苦満, 食欲不振, 悪心などの症状に, 浮腫, 尿量減少, 水様便などの症状が同時に現れる場合に用いる.

1）滲出性中耳炎
中耳炎で, 中耳に滲出液がたまる, 痛みはない, ときに体が熱くなったり寒くなったりし（寒熱往来）, 煩悶感, めまいなどを伴う場合に用いる.

2）黄斑浮腫
黄斑部に液状の成分が溜り浮腫がある, 視力低下や歪み, 体のむくみを伴う場合に用いると有効である.

3）急・慢性腎炎・ネフローゼ症候群・腎盂腎炎
尿量減少, むくみ, 蛋白尿, 寒熱往来（熱くなったり寒くなったりする）, 煩悶感, 身体の熱感などを伴う場合に用いると効果的である.

4）急・慢性胃腸炎・潰瘍性大腸炎
寒熱往来, 胸脇苦満, 食欲不振, 悪心, 嘔吐, 下痢, 腹痛, 腹部膨満感などの症状がみられる場合に用いる. 血便, 発熱を伴う場合には, 黄連解毒湯を併用する.

5）その他
多発性嚢胞腎, 糖尿病腎症, 下痢, 膠原病などで, 寒熱往來, 胸脇苦満, 食欲不振, 悪心, むくみなどの症状を呈する場合に用いる.

使用上の注意
1. 潮熱, 寝汗, 空咳, 手足のほてりやのぼせなどの陰虚の症候を認める場合には投与しない.
2. 小児の患者には長期間の投与をしない.
3. 投与中に発疹, かゆみ, 全身倦怠感などが現れた場合には投与を中止する.

115 胃苓湯【万病回春】

組　　成　蒼朮，厚朴，陳皮，沢瀉，茯苓，猪苓，白朮，桂枝，甘草，大棗，生姜

適 応 症　上腹部膨満感やつかえ感，腹痛，口が粘る，食欲不振，味覚障害などの症候で，悪心，嘔吐，四肢が重くてだるい，下痢，舌質は淡，舌苔は白厚膩，脈は軟緩

臨床応用　本方は，理気化湿・和胃の平胃散に，通陽利水の五苓散を加えたものである．臨床では平胃散の症候に水様性の下痢，浮腫などを伴う場合に適応する．

1) 下　痢

　食あたり，暑気あたり，冷えなどが原因で水様性の下痢，悪心，嘔吐，上腹部膨満感，食欲不振などを生じた場合に用いる．

2) 急・慢性胃腸炎

　腹痛，上腹部膨満感，悪心，嘔吐，下痢などの症状がみられる場合に用いる．急性胃腸炎に発熱，下痢がひどい場合には，黄連解毒湯を併用する．

3) その他

　上部消化管機能異常（胃アトニー症，胃下垂症），腹痛，慢性腎炎，ネフローゼ症候群，各疾患に伴う浮腫などにも用いる．

使用上の注意
1. 微熱，潮熱，手足のほてりやのぼせなどの陰虚の症候がみられる場合には投与しない．
2. 大汗や嘔吐による津液欠乏の症候がみられる場合には投与しない．

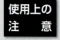

茯苓飲合半夏厚朴湯【本朝経験方】 116

組　　成	茯苓, 白朮, 人参, 枳実, 陳皮, 生姜, 半夏, 厚朴, 蘇葉
適 応 症	抑うつ, 咽喉部異物感, 心窩部のつかえ感・膨満感, 胸やけ, 吐き気, 嘔吐, 動悸, めまい, 尿量減少, 不安, 不眠, 舌苔は白膩, 脈は弦数あるいは滑
臨床応用	本方は, 茯苓飲と半夏厚朴湯の合方で, 健脾利水・理気化痰の作用があり, 脾虚水停・気滞痰鬱の症候がみられる場合に適応する. 臨床では茯苓飲と半夏厚朴湯の証を兼ねた疾患に用いる.

1）神経性胃炎・慢性胃炎・逆流性食道炎

心窩部のつかえ感・不快感, 胸やけ, 吐き気, 胃痛, 食欲不振などの症状がみられる場合に用いる.

2）抑うつ状態

憂うつ気分, 咽喉部異物感, 心窩部のつかえ感・膨満感, 胸やけ, 吐き気, 食欲不振などの症状がみられる場合に用いる.

3）不安神経症

精神不安, 咽喉部異物感, 心窩部のつかえ感・膨満感, 胸やけ, 吐き気, 不眠などの症状がみられる場合に用いる. 不眠症がひどい場合には, 酸棗仁湯を併用する.

4）その他

上部消化管機能異常（胃アトニー症, 胃下垂症）, 急性胃炎, 胃腸神経症, 術後消化管障害, 胃・十二指腸潰瘍, 過換気症候群, 咽頭喉頭食道神経症, 神経性嚥下困難などにも用いる.

使用上の注意	発熱, 潮熱, 手足のほてりやのぼせなどの症状がある場合には投与しない.

117 茵蔯五苓散 【金匱要略】

組　　成	茵蔯蒿，沢瀉，茯苓，猪苓，白朮，桂枝
適 応 症	軽度の黄疸，浮腫，体が重い，口渇がない，尿量減少，食欲不振，軟便，腹水，舌質は淡，舌苔は厚やや黄，脈は濡緩
臨床応用	本方は，五苓散に茵蔯蒿を加えた処方であり，利湿清熱・退黄の作用がある．臨床では熱より湿が多い湿熱黄疸の症候に適応している．

1）肝　炎
　黄疸，疲労倦怠感，食欲不振，軟便，下痢，舌苔は黄膩，むくみなどがみられる場合に用いる．急性肝炎の場合には，茵蔯蒿湯を併用する．慢性肝炎で微熱，悪心，嘔吐，疲れやすいなどがみられる場合には，小柴胡湯を併用する．

2）肝硬変
　黄疸，腹水，口渇がない，小便の出が悪い，軟便あるいは下痢便などの症状がみられる場合に用いる．食欲不振，むくみなどの症状を伴う場合には，六君子湯を併用する．

3）その他
　慢性腎炎，ネフローゼ症候群，浮腫，二日酔い，急性胃炎，胆嚢炎，じん麻疹，下痢症などにも用いる．

使用上の注意
1. 微熱，潮熱，手足のほてりやのぼせなどの陰虚の症候がみられる場合には投与しない．
2. 大汗や嘔吐による津液欠乏の症候がみられる場合には投与しない．

苓姜朮甘湯【金匱要略】 118

組　成	茯苓，乾姜，白朮，甘草

適応症　腰部の冷えや痛み，腰がだるくて重い，下肢が冷えてだるい，軽度の浮腫など，白く薄い帯下，舌質は淡，舌苔は滑，脈は沈

臨床応用　本方は，温化寒飲・健脾利水の効能があり，寒湿の症候を呈する場合に適応する．臨床では寒湿が原因で腰部や下肢の冷痛，むくみなどの症状がみられる場合に用いる．

1）腰痛症・坐骨神経痛

腰部に冷痛（冷えを伴う痛み），腰が重くだるい，下肢の冷え，痛み，むくみなどの症状を伴う場合に本方を用いると改善がみられる．坐骨神経痛の場合には牛車腎気丸を，激しい腰痛には，疎経活血湯を併用する．

2）冷え症

手足の冷え，特に腰と下肢の冷えがひどく，むくみを伴う場合に用いると効果的である．

3）その他

夜尿症，膀胱神経症，妊娠中の浮腫，白色帯下などで，寒（冷え症）と湿（むくみ）を呈する場合に用いる．

使用上の注意
1. 手足のほてりやのぼせ，咽喉部の乾燥感などがみられる患者には投与しない．
2. 発熱がある場合には投与しない．

119 苓甘姜味辛夏仁湯【金匱要略】

りょうかんきょうみしんげにんとう

組　　成	半夏，茯苓，甘草，乾姜，細辛，五味子，杏仁
適 応 症	咳嗽，痰は稀薄で色は白く量が多い，粘液と泡のような痰，胸部の苦満感，呼吸困難，寒がり，四肢の冷えなど，舌質は淡，舌苔は白滑，脈は沈遅
臨床応用	本方は，温肺化飲・降逆止嘔の効能があり，寒飲咳喘・水逆嘔吐の症候に適応する．臨床では咳嗽，痰は稀薄で色は白く量が多い，胸部の苦満感，呼吸困難，四肢の冷えなどの症状が弁証の要点となる．

1）慢性気管支炎・気管支拡張症・肺気腫
　咳嗽，痰は稀薄で色は白く量が多い，あるいは粘液と泡のような痰，胸部の苦満感，呼吸困難，寒がり，四肢の冷えなどの症状を伴う場合に用いると改善がみられる．

2）アレルギー性鼻炎
　水様の鼻水，くしゃみ，寒がり，四肢の冷えなどの症状がみられる場合に用いる．

3）気管支喘息
　咳嗽，多痰，動悸，息切れ，むくみ，四肢の冷え，寒がりなどの症状を伴う場合に用いる．呼吸困難，喘鳴，悪寒，頭痛，身体痛，発熱などの表証を伴う場合には，小青竜湯を用いる．呼吸困難，発熱，口渇，黄色い痰などの症状がみられる場合には，麻杏甘石湯を用いる．

4）その他
　慢性鼻炎，アレルギー性鼻炎，慢性腎炎，ネフローゼ症候群などで，寒痰の症候を呈する場合にも本方を用いる．また，麻黄剤の服用により動悸，発汗，不眠，胃障害などがみられる場合にも用いる．

使用上の注意	1. 本方は，辛温の生薬が多いため，空咳や咽喉部の乾燥感などの症状がみられる場合には投与しない． 2. 発熱，咳嗽，粘稠で黄色い多量の痰などの症状がある場合には投与しない．

黄連湯【傷寒論】 120

- **組　成**　黄連, 桂枝, 半夏, 乾姜, 人参, 大棗, 甘草
- **適 応 症**　悪心, 嘔吐, 上腹部の膨満感, つかえ感, 腹痛, 腹鳴, 下痢など. 舌質は紅, 舌苔は白あるいは微黄, 脈は滑
- **臨床応用**　本方は, 清上温下・和胃降逆の効能があり, 上熱下寒・胃失和降の症候に適応する. 黄連湯の証は, 「傷寒にて胸中に熱あり, 胃中に邪気あり」の病理変化に属する. 治療には, 黄連湯の寒熱併用・甘苦互施で上下の陰陽を調え, 胃中の邪気を和解する.

1）急・慢性胃炎, 急・慢性胃腸炎・神経性胃炎

胃痛, 悪心, 嘔吐, 上腹部の膨満感やつかえ感などに, イライラ, 胸が苦しい, 口の中が苦いなどの症状を伴う場合に用いる. 疲れやすい, 疲労倦怠感, 食欲不振などの症状を伴う場合には, 六君子湯を併用する. 上腹部に冷えや痛みがある場合には, 安中散を併用する.

2）慢性下痢症

慢性下痢に胃腸の炎症があり, 同時に腹部の冷えや痛みを伴う寒熱挟雑の下痢症に用いると効果がある.

3）その他

逆流性食道炎, 慢性膵炎, 胃十二指腸潰瘍, 胃腸神経症, 消化不良, 口内炎などで, 上熱下寒・胃失和降の症候がみられる場合に本方を用いる.

使用上の注意
1. 発熱を伴う急性胃腸炎には投与しない.
2. 本方は燥性が強いため, 胃陰虚の悪心, 乾嘔には投与しない.

121 三物黄芩湯 【金匱要略】

組　　成	地黄，黄芩，苦参
適応症	ほてり，のぼせ，心煩，不眠，咽喉部の乾燥感，舌質は紅，舌苔は乾燥，脈は細数
臨床応用	本方は，滋陰・清熱・涼血の効能があり，陰虚血熱の症候に適応する．臨床では手足の熱感やほてり，咽喉部の乾燥感などの症状が弁証の要点である．

1) 微熱・ほてり

陰血虚による発熱，手足のほてりやのぼせなどの症状がみられる場合に用いる．特に足のほてりに効果がある．

2) 神経症・不眠症，更年期障害

陰虚血熱に属する心神不寧の諸症状（微熱，ほてり，寝汗，心煩，咽喉部の乾燥感，頭痛など）に効果がある．不眠の場合には，酸棗仁湯を併用する．

3) 湿　疹

湿疹，アトピー性皮膚炎などの慢性皮膚疾患に用いる．局部の乾燥，掻痒感および皮膚の紅潮などの症状がみられる場合には，温清飲を併用する．湿疹や皮膚の掻痒が強い場合には，黄連解毒湯を併用する．

使用上の注意	1. 本方は，胃腸障害を引き起こしやすいため，胃腸が弱い人には慎重に投与する． 2. 処方の性質が寒涼性のため，寒証（寒がり，四肢の冷えなど）には不適である．

排膿散及湯 【吉益東洞経験方】 122

組　成　桔梗，枳実，芍薬，甘草，大棗，生姜
適応症　皮膚・粘膜（鼻腔，副鼻腔，歯肉など）の化膿，腫れ，痛み，舌苔は薄，脈は滑
臨床応用　本方は，理気和血・排膿の作用があり，化膿不通の症候に適応する．臨床では患部が発赤，腫脹して疼痛を伴った化膿症に用いる．

1）膿皮症（瘍・癤・面疔）

発症の初期，中期，および化膿の遷延，再燃時など，いずれの場合にも消炎・排膿の効果がある．炎症がひどい場合には，抗菌薬を併用するとよい．

2）副鼻腔炎

鼻水が粘稠で量が多い，後鼻漏などがみられる場合に用いる．鼻閉が著しい場合には，葛根湯加川芎辛夷を併用する．鼻の症状が慢性化した場合には，荊芥連翹湯を併用する．

3）肛門周囲膿瘍

肛門周囲に発赤，脹れ，痛み，化膿などの症状がみられる場合に用いる．痔や便秘を伴う場合には，乙字湯を併用する．

4）その他

急・慢性鼻炎，慢性中耳炎，麦粒腫，扁桃腺炎，歯槽膿漏，乳腺炎，リンパ節炎などの初期で，全身症状が軽く，皮膚の発赤・脹れ・熱感・痛みを伴う場合にも用いる．

使用上の注意　1. 発熱などの全身症状がある人には効果が期待できない．

123 当帰建中湯【金匱要略】

組　　成　当帰，芍薬，桂枝，甘草，生姜，大棗
適 応 症　疲れやすい，顔色が悪い，四肢の冷え，腹痛，下腹部痛，腰痛，月経痛，不正性器出血，痔出血，脱肛など．舌苔は白薄，脈は緩弱
臨床応用　本方は，温中補血の作用があり，産後血虚の症候に適応する．臨床では産後の虚弱，腹痛，冷えなどの血虚症候を伴う場合に用いる．

1）産後の虚弱

産後に顔色が悪い，疲れやすい，力が入らない，めまいなどの血虚症状がみられる場合に用いる．出産直後から5日間ほど服用すると，産後の虚弱を回復することが多い．

2）痔・脱肛の痛み

痔や痔核があり，脱肛，肛門周囲に腫れ，痛みなどの症状がみられる場合に用いる．便秘や痔の痛みがひどい場合には，乙字湯を併用する．

3）過敏性腸症候群

胃腸が弱くて消化吸収機能が低下し，腹痛，下痢または便秘，四肢や腹部の冷えなどの症状がみられる場合に用いると効果が期待できる．

4）その他

月経困難症，産前・産後の腹痛，不正性器出血，不妊症，子宮内膜炎，慢性胃腸炎，潰瘍性大腸炎，虚弱体質，術後の体力回復などにも用いる．

使用上の注意
1. 手足のほてり，のぼせ，潮熱などの症状がある人には投与しない．
2. 発熱，腹痛を伴う急性胃腸炎には投与しない．

川芎茶調散【和剤局方】 124

組　成　川芎，香附子，荊芥，薄荷，白芷，防風，甘草，羌活，茶葉
適 応 症　突発性の頭痛，悪寒，発熱，鼻づまりなどを伴う．舌苔は薄白，脈は浮
臨床応用　本方は，疏風散寒・止痛の効能があり，風寒頭痛の症候に適応する．臨床では鎮痛，鎮静，解熱，発汗などの効能があるため，風寒頭痛に用いる．

1）片頭痛・筋緊張性頭痛
　本方は，外感風寒（風寒の侵入）による片頭痛，筋緊張性頭痛に用いる．特にかぜや流感の初期に悪寒，発熱，鼻づまりなどの表証を伴う頭痛に効果的である．

2）アレルギー性鼻炎
　寒くなると，頭痛，鼻づまり，鼻水が現れる場合に用いる．鼻閉の症状が著しい場合には葛根湯加川芎辛夷を併用する．透明の鼻水が多く出る場合には，小青竜湯を併用する．

3）その他
　かぜ症候群やインフルエンザの初期などにも用いる．

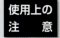 1. 本方は，辛温薬が多く含まれるので，手足のほてりやのぼせ，潮熱などの陰虚の症候を伴う頭痛には投与しない．
2. 発熱や高熱などの熱証を伴う頭痛には投与しない．

125 桂枝茯苓丸加薏苡仁 【金匱要略】

組　　成	桂枝, 茯苓, 芍薬, 桃仁, 牡丹皮, 薏苡仁
適 応 症	桂枝茯苓丸の瘀血症候に浮腫, 関節痛, 筋肉痛を伴う場合に適応する.
臨床応用	本方は, 桂枝茯苓丸に利水滲湿・健脾・除痺・清熱排膿の作用がある薏苡仁を加えたものである. 臨床では瘀血と水湿の症候が同時にみられる場合に適応する.

1) 肩こり

運動不足, 精神的ストレスなどで肩こりがあり, 休んでも肩の痛みやこわばりが改善しない場合に用いる. 首の痛みやこわばり, 後頭部から肩にかけての痛みや上肢のしびれや痛みがみられる場合には, 葛根湯を併用する. また憂うつ気分, イライラなどを伴う場合には, 加味逍遙散を併用する.

2) 頸椎症・むちうち症・上肢神経痛

頸部の痛みやこわばり, 上肢の痛みやしびれ, 肩こり, 背部痛などの症状がみられる場合には, 本方に葛根湯を併用すると効果的である.

3) 肝斑（シミ）

肝斑は顔面や目元に現れるシミで, 瘀血が原因であることが多い. 冷え症, 月経不順, 月経痛などの症状を伴う場合に用いると効果的である.

4) その他

更年期障害, 月経困難症, 子宮筋腫, 子宮内膜症, 子宮周囲炎, 卵管炎, 血管腫, 打撲傷, 関節痛, 筋肉痛, 閉塞性血栓血管炎, 血栓性静脈炎, 下肢静脈瘤, 腰痛症, 慢性肝炎, ニキビなどの疾患に, 瘀血と水湿の症候がみられる場合にも本方を用いる.

使用上の注意
1. 妊婦には本方の投与を禁忌する.
2. 出血性疾患や月経量過多の患者には慎重に投与する.
3. 空咳や咽喉部の乾燥感などの陰虚の症候がみられる場合には投与しない.

麻子仁丸 【傷寒論・金匱要略】 126

組 成 麻子仁，杏仁，大黄，枳実，厚朴，芍薬

適 応 症 便秘，便が硬く兎糞状，頻尿，口渇，咽喉部の乾燥感，腹部膨満感，舌質は紅，舌苔は黄色でやや乾燥，脈は細やや数など．

臨床応用 本方は，潤腸通便の効能があり，腸燥便秘の症候に適応する．臨床では熱病・発汗過多などに続発する腸燥便秘，あるいは習慣性便秘，病後の便秘，肛腸疾患手術後の合併症，神経性頻尿などに用いる．

1) 便 秘

習慣性便秘，痔疾患による便秘，産後便秘などに，兎糞状の便，口渇，咽喉部の乾燥感，腹部膨満感などの症状がみられる場合に用いる．

2) 肛腸疾患手術後の合併症

切れ痔，内痔や外痔，肛門の化膿症などの患者に対して手術の3～5日前から本方を投与すると，手術後の感染，排尿困難，便秘，肛門周囲の浮腫や出血などを予防することが期待できる．

3) 神経性頻尿

頻尿に，便秘，口渇，咽喉部の乾燥感などの症状がみられる場合に用いると効果的である．

使用上の注意
1. 虚証あるいは高齢の人には，長期間に投与しない．
2. 妊婦には，流産の恐れがあるので禁忌とする．
3. 陰虚，血虚による腸燥便秘には，滋陰，補血の漢方製剤を併用すべきであり，本方だけでは対応してはならない．

127 麻黄附子細辛湯【傷寒論】

組　　成	麻黄，附子，細辛
適 応 症	陽虚感冒．発熱，悪寒，無汗，頭痛，疲労倦怠感，小便清長，舌質は淡，舌苔は苔白，脈は沈
臨床応用	本方は，助陽解表の効能があり，陽虚外感の症候に適応する．臨床では太陽病（外感風寒）の表証と少陰病（腎陽虚）の裏証を同時に治療する．主として，軽度の陽虚を伴う感冒に適応する．

1）陽虚感冒

本方は，助陽と解表の2つの効能があり，元来，陽虚の人や高齢の人で外感風寒の症候がみられる場合に適している．弁証の要点は，悪寒は強く発熱，寒がり，手足の冷え，沈脈などである．

2）頭　痛

本方に含まれる麻黄，附子，細辛は温熱性が強いため，寒証がみられる人に適している．さらに細辛，附子は止痛作用もあり，寒気内盛が原因で頭痛を起こし，脳の中にまで伝われるような痛み，寒がりや四肢の冷えなどを伴う場合に用いる．

3）咳　嗽

咳をすると腰が痛み，痰は白く薄い，寒がりや手足の冷えなどの症状がある腎性咳嗽（腎陽虚による咳嗽）に用いる．たとえば，慢性気管支炎や慢性気管支喘息による咳嗽に，腰や足の脱力感，手足の冷え，寒がり，薄白の痰などの症状を伴う場合に用いると効果がある．

4）アレルギー性鼻炎

鼻づまり，透明の鼻水，くしゃみなどの鼻症状に寒がりや四肢の冷えが著しい場合に用いる．本方に含まれる麻黄と細辛は宣肺開竅作用があり，附子は温陽散寒の作用があるので，陽気不足の冷えや寒がり，かぜをひきやすい，水様の鼻水などの寒盛の症候に適している．

5）その他

かぜ症候群，インフルエンザ，気管支炎，気管支喘息，三叉神経痛，坐骨神経痛，肋間神経痛，腰痛症などにも用いる．

使用上の注意	1. 汗が出やすい，消化不良の水様便などの症状が現れた場合には，使用してはならない． 2. 高熱あるいは熱感が強い場合には投与しない．

啓脾湯【万病回春】 128

組　成　人参，白朮，茯苓，山薬，蓮肉，山査子，陳皮，沢瀉，甘草
適応症　悪心，嘔吐，腹脹，腹痛，軟便あるいは下痢などに，食欲不振，顔色が悪い，皮膚につやがないなどを伴う．舌質は淡，舌苔は白，脈は細弱あるいは軟
臨床応用　本方は，健脾益胃・消食止瀉の効能があり，脾胃虚弱・食積下痢の症候に適応する．臨床では慢性下痢や軟便，食欲不振，腹部膨満感，腹痛などが弁証の要点である．

1）慢性胃腸炎
　悪心，嘔吐，腹脹，腹痛，軟便あるいは下痢などに，食欲不振，顔色が悪いなどを伴う場合に用いる．疲れやすい，食欲不振の症状が著しい場合には，六君子湯を併用する．

2）慢性下痢症
　慢性下痢に腹脹，腹痛，疲れやすい，食欲不振などを伴う場合に用いると効果がある．特に小児の慢性下痢症や消化不良には有効である．

3）その他
　消化不良症，過敏性腸症候群，クローン病，潰瘍性大腸炎などで，脾胃虚弱の症候を呈する場合に用いる．

使用上の注意　発熱や高熱を伴う急性胃腸炎には投与しない．

133 大承気湯【傷寒論・金匱要略】

組　成　厚朴，枳実，大黄，芒硝

適応症

①陽明病腑実証

便秘，ガスがよくでる，腹部膨満感，腹痛，腹部が硬く圧痛が強く触診などで触れられるのを嫌う，はなはだしいときには，潮熱，意識障害，うわごと，興奮状態，手足に汗が出るなどを呈する．舌質は紅で乾燥，舌苔は黄厚あるいは褐色で乾燥，脈は沈実で有力

②熱結旁流

悪臭を伴う水様の下痢に腹痛，腹部膨満感，腹部が硬くて圧痛がある，口腔や舌の乾燥感，脈は滑実

③高熱，熱性けいれん，あるいは興奮状態，精神異常などの症状がみられる裏実熱証のもの

臨床応用　本方は，熱結を峻下し，痞・満・燥・実の裏実熱証を治療する処方であり，便秘，高熱あるいは熱感，腹部膨満感などの症状が弁証の要点となる．

1）単純性イレウス・麻痺性イレウス・閉塞性イレウス

腹痛，腹部が硬く圧痛と抵抗が強い，便秘，潮熱，腹部膨満感などの症状を認める場合に用いる．病気の早期に用いるほど効果が高い．血液循環障害を伴う場合には，本方に桃仁，紅花，莱服子を加えて用いるが，その代わりとして大承気湯＋桃核承気湯を用いてもよい．狭窄性イレウス，ヘルニア，腫瘍によるイレウスに対しては効果が期待できない．

2）急性胆嚢炎・胆道回虫や胆石症に伴う胆道感染症

胆嚢や胆道に感染があれば，発熱，腹痛，嘔吐，黄疸など症状が現れる．発熱や黄疸がみられる場合には，大承気湯＋茵蔯蒿湯を用いると効果がある．寒熱往来，嘔吐，腹痛などの症状がみられる場合には，大承気湯＋小柴胡湯を投与する．

3）急性膵炎

本方に含まれる大黄は，多種の消化酵素を抑制する作用があり，特に膵酵素活性化を強く抑制する作用がある．急性膵炎による腹痛，腹部膨満感，便秘，悪心などの症状がみられる場合には，早期に本方を用いると症状の改善や治癒効果を高める．

4）腹部手術後の腸麻痺

腹部手術後に腸の動きが悪い場合に本方を浣腸するとよい．多くは浣腸後12〜24時間以内に自然排気・排便がみられ，腸管の蠕動機能が回復する．

5）重症嘔吐

嘔吐は多種疾患でよくみられる症状の1つである．漢方医学では，急性・重症の嘔吐は，邪毒が胃腸の機能を阻害し，腑気不通，濁気上攻によって反復すると考えられている．これらの嘔吐には，大承気湯を浣腸することにより優れた効果が得られる．

6）急性感染性疾患（急性肺炎・脳炎・流感・産後高熱など）

瀉下の方剤は温熱病の治療に対して重要な役割を果たしている．特に火邪上亢・熱毒内結・火熱傷津などの症候に優れた効果が得られる．高熱が続く，便秘がひどい，腹部膨満感などの症状を伴う場合に本方を用いるとよい．

7）急性肝炎

熱毒が盛んで大便が堅硬不通または腹部膨満感などの症状がみられる場合に大承気湯＋小柴胡湯を用いると，肝機能障害のみならずこれら諸症状も改善される．また，黄疸があり，便秘，腹部膨満感などの症状がみられる場合には，大承気湯＋茵蔯蒿湯を用いる．

8）便　秘

体力が充実した人で，熱感，腹部膨満がひどく，一般的な便秘薬が効かない場合に用いる．特に脳梗塞や脳出血の患者で便秘に伴い，顔色の紅潮，腹部膨満感，悪心，嘔吐などの症状がみられる場合に用いる．

9）その他

急性腎炎，統合失調症，食中毒，急性肺水腫，原因不明の高熱などで，腹部の痞，満，燥，実の症候を呈する場合に用いる．

1. 本方を投与した後，便通が良くなり次第，使用を中止する．
2. 高齢者，小児，妊婦，体質虚弱の人には投与しない．
3. 本方は正気を消耗するため，長期間に投与してはならない．

134 桂枝加芍薬大黄湯【傷寒論】

組　　成	芍薬，桂枝，甘草，生姜，大棗，大黄
適 応 症	腸管のけいれんによる腹痛，腹部膨満感，しぶり腹，便秘，舌苔は膩，脈は弦
臨床応用	本方は，温陽・和裏・通便の作用があり，脾気不和による便秘に適応する．臨床では常習性便秘，急・慢性腸炎，過敏性腸症候群，開腹術後の腸管通過障害，宿便，しぶり腹などに用いる．

1）常習性便秘・宿便

胃腸虚弱の人・虚弱体質の人・病後の人で，便秘，腹痛，腹部膨満感，腹部の冷えなどの症状がみられる場合に用いる．

2）過敏性腸症候群

便秘と下痢を繰り返し，腹痛，しぶり腹，大便が出にくいなどの症状がみられる場合に用いる．

3）腹　痛

体力が低下した人で脈に力がないにもかかわらず，腹部膨満感，腹筋が緊張していて腹痛がみられる場合に用いる．

4）その他

大腸炎，直腸炎，潰瘍性大腸炎，開腹術後の腸管通過障害，慢性胃腸炎などにも用いる．

使用上の注意
1. 手足のほてり，のぼせ，潮熱などがある人には投与しない．
2. 慢性下痢症の人には投与しない．

茵蔯蒿湯【傷寒論・金匱要略】 135

組　成	茵蔯蒿，山梔子，大黄
適応症	全身に鮮明な黄疸があり，腹部膨満感，口渇，尿色が濃く，尿量が少ない，舌質は紅，舌苔は黄膩，脈は沈実あるいは滑数
臨床応用	本方は，利湿清熱・退黄の効能があり，湿熱黄疸の症候に適応する．臨床では眼をはじめとする全身に鮮明な黄疸がみられ，大小便不利などの症状を特徴とする病態に用いる．

1）急性黄疸性肝炎

突然，全身に鮮明な黄疸が現れ，口渇，尿量が少ないなどの症状を伴う場合に用いると効果がある．熱くなったり寒くなったり（寒熱往来），口が苦いなどの症状がみられる場合には，小柴胡湯＋茵蔯蒿湯を用いる．便秘がある場合には，大柴胡湯を併用する．

2）胆嚢炎・胆石症

急性胆嚢炎，あるいは胆石症に伴う感染に，鮮明な黄疸，口渇などの症状がみられる場合に用いる．上腹部の痛みや腹部膨満感を伴う場合には，四逆散＋茵蔯蒿湯を投与する．

3）その他

じん麻疹，皮膚掻痒症，口内炎などで，肝胆湿熱の症候を呈する場合にも本方を用いる．

| 使用上の注意 | 黄疸の色が黒みを帯び，腹痛，下痢などの陰黄の症状を伴う場合には投与してはならない． |

136 清暑益気湯【医学六要】

組　　成　黄耆, 人参, 麦門冬, 白朮, 当帰, 五味子, 陳皮, 黄柏, 炙甘草
適 応 症　疲労倦怠感, 疲れやすい, 脱力感, 息切れ, 食欲不振など気虚の症候, 口渇, 咽の乾き, 尿量減少などの津液不足の症候があるもの. また発熱, 腹痛, 下痢などの湿熱の症候を伴うもの. 舌質は紅で乾燥, 舌苔は薄黄, 脈は細軟やや数
臨床応用　本方は, 益気滋陰・生津・清熱解毒の効能があり, 暑熱による気津両傷の症候がみられる場合に適応する.

1) 夏バテ・疲れ

　夏に疲れやすい, 疲労倦怠感, 食欲不振, 汗がよく出る, 口や咽の乾燥感, 体の熱感などを伴う場合に用いると効果的である. 著しい食欲不振には, 六君子湯を併用する.

2) 暑気あたり・下痢

　夏に発熱あるいは身体の熱感, 下痢, 疲れやすい, 脱力感, 口渇, 咽の乾燥感を伴う場合に用いるとよい. 下痢が止まらない場合には啓脾湯を併用する.

3) その他

　熱中症, 熱射病, 急性胃腸炎などで, 疲れやすい, 疲労倦怠感, 汗がよく出る, 口や咽の乾燥感, 体の熱感などの症状がみられる場合にも本方を用いる.

使用上の注意
1. 炎症が強い場合には投与しない.
2. 高熱がみられる場合には投与しない.

加味帰脾湯【済世全書】 137

> **組　　成**　人参，黄耆，白朮，当帰，茯苓，竜眼肉，酸棗仁，遠志，甘草，木香，大棗，生姜，柴胡，山梔子
> **適 応 症**　心脾両虚の症状に，憂うつ，胸脇脹満，イライラ，怒りっぽい，不眠，頭痛，舌紅，脈数などの肝鬱化火，心神不安の症候を伴うもの．
> **臨床応用**　本方は，帰脾湯に柴胡，山梔子を加えたものであり，心脾両虚証に肝火旺の症候を伴う場合に適応する．

1）不安神経症
精神不安，動悸，疲労倦怠感，めまい，ふらつき，イライラ，不眠などがみられる場合に用いる．食欲不振を伴う場合には，六君子湯を併用する．不眠の患者には，就寝前に酸棗仁湯を加える．

2）自律神経失調症・更年期症候群
疲れやすい，食欲不振，不安，不眠，イライラなどの症状がみられる場合に用いる．イライラの症状がひどい場合には，加味逍遥散を併用する．

3）不眠症
不眠，睡眠が浅い，熟睡ができない，よく目が覚める，不安，ふらつき，疲れやすいなどの症状を認める場合に用いる．就寝前に酸棗仁湯を併用するとさらに効果的である．

4）血小板減少性紫斑病
出血疾患に疲労倦怠感，疲れやすい，食欲不振，イライラなどの症状を伴う場合に用いる．

5）その他
神経症，神経衰弱，心臓神経症，月経不順，認知症，再生不良性貧血，腸管出血，子宮出血などで，心脾両虚証に肝鬱化火，心神不安の症候を伴う場合にも用いる．

> **使用上の注意**
> 1. ほてり，のぼせ，潮熱，寝汗などの陰虚または陰虚火旺の症候を伴う場合には投与しない．
> 2. 本方の投与中に高熱，発熱などの熱盛の症候が現れた場合には中止する．
> 3. 本方はクラシエの製品番号では49である．

138 桔梗湯【傷寒論・金匱要略】

組　　成	桔梗，甘草
適 応 症	咳嗽，喀痰，咽喉部の痛み，発赤，腫脹，嗄声，胸満など．舌質は紅，舌苔は黄，脈は数．
臨床応用	本方は，清熱解毒・排膿の効能があり，邪熱咽痛の症候に適応する．臨床では，咽頭，喉頭の炎症による咽痛を治療する．

1) 急・慢性扁桃腺炎

扁桃腺に炎症があり，咽喉部の痛み，発赤，腫脹，嗄声などを伴う場合に用いる．発熱，炎症が強い場合には，抗菌薬を併用する．寒気，くしゃみ，鼻水などの風寒感冒を伴う場合には，葛根湯を併用し，寒熱往来の症候を伴う場合には，小柴胡湯加桔梗石膏を併用する．また咽部と口の乾きや咽頭部にヒリヒリした痛みを伴う場合には，滋陰降下湯を併用する．

2) 喋りすぎによる嗄声

大きな声で，または長時間声を出したり話したりしたことが原因で嗄声，咽部痛が現れた場合に用いる．予防として事前に服用してもよい．

3) その他

急・慢性咽頭炎，扁桃周囲炎，鼻咽腔炎などにも本方を用いる．

使用上の注意	アルドステロン，低カリウム血症，ミオパチーの患者には投与しない．

附子理中湯【和剤局方】 | 410

組　成　人参, 乾姜, 甘草, 白朮, 附子

適 応 症

①脾胃虚寒（脾胃陽虚）

食欲不振, 疲れやすい, 声に力がない, 腹中雷鳴, 腹部膨満感などの脾胃気虚の症候に, 腹部の冷感や痛み, 温かい物を好む, 唾液やよだれが多い, 下痢あるいは軟便, 手足の冷え, 寒がりなどの虚寒の症候を伴うもの. 舌質は淡白, 舌苔は白滑, 脈は沈遅など.

②脾胃実寒

冷たい飲食物の摂りすぎや寒冷の環境によって急に発症する腹部の冷痛, 嘔吐, 下痢, 腹部や手足の冷え, 顔面や口唇の蒼白など. 舌苔は白, 脈は沈遅

臨床応用　本方は, 人参湯に附子を加えたものであり, 脾胃寒証を治療する方剤である. 人参湯より散寒止痛の作用が強いため, 著しい腹部の冷痛, 腹部膨満感, 腹部や手足の冷え, 温かい飲食物を好む, 顔面や口唇の蒼白などの症状がみられる場合に本方を用いる.

1）慢性萎縮性胃炎

上腹部の冷痛（冷えを伴う痛み, 寒冷の環境や冷たい飲食物によって症状が増悪する）, 胃部の痛みや不快感, 食欲不振, 腹部膨満感, 四肢の冷えなどの症状がみられる場合に投与する.

2）慢性結腸炎・潰瘍性大腸炎

腹部の冷感や痛み, 温かい飲食物を好む, 全身疲労倦怠感, 食欲不振, 手足の冷えなどの症状がみられる場合に適応する.

3）慢性下痢症

腹部や四肢の冷え, 腹痛, 体が疲れやすい, 食欲不振, 下痢などの症状がみられる場合に用いる. 五更瀉（毎朝夜明け方になると数回にわたり水様の下痢をし, 腹部の冷え, 冷痛, 疲れやすい, 疲労倦怠感など）の場合には, 真武湯を併用する.

4）傾　眠

元気がない, 一日中眠気がとれない, 腹部や四肢の冷え, 寒がり, もの忘れ, 腰や足の冷痛, 頻尿などの症状がみられる場合に用いる.

5）その他

慢性胃腸炎, 上部消化管機能異常, 慢性腎炎, 貧血症, 過敏性腸症候群, 胃十二指腸潰瘍, 術後の体力低下などに, 脾胃寒証の症候を認める場合にも本方を用いる.

使用上の注意
1. 本方は温燥の性質をもつため, 手足のほてりやのぼせ, 潮熱などの陰虚内熱の症候がみられる場合には投与しない.
2. 発熱がある患者には投与しない.

漢方製剤　50音別索引

<あ>

安中散 5 ······················ 152
胃苓湯 115 ······················ 280
茵蔯蒿湯 135 ······················ 297
茵蔯五苓散 117 ······················ 282
温経湯 106 ······················ 271
温清飲 57 ······················ 220
越婢加朮湯 28 ······················ 188
黄耆建中湯 98 ······················ 263
黄連解毒湯 15 ······················ 168
黄連湯 120 ······················ 285
乙字湯 3 ······················ 151

<か>

葛根湯 1 ······················ 148
葛根湯加川芎辛夷 2 ······················ 150
加味帰脾湯 137 ······················ 299
加味逍遙散 24 ······················ 180
甘麦大棗湯 72 ······················ 236
桔梗湯 138 ······················ 300
帰脾湯 65 ······················ 229
芎帰膠艾湯 77 ······················ 242
荊芥連翹湯 50 ······················ 213
桂枝加芍薬大黄湯 134 ······················ 296
桂枝加芍薬湯 60 ······················ 223
桂枝加朮附湯 18 ······················ 173
桂枝加竜骨牡蛎湯 26 ······················ 184
桂枝湯 45 ······················ 209
桂枝人参湯 82 ······················ 247
桂枝茯苓丸 25 ······················ 182
桂枝茯苓丸加薏苡仁 125 ······················ 290
啓脾湯 128 ······················ 293
香蘇散 70 ······················ 234
牛車腎気丸 107 ······················ 272
呉茱萸湯 31 ······················ 192
五積散 63 ······················ 227

五虎湯 95 ······················ 260
五淋散 56 ······················ 219
五苓散 17 ······················ 172

<さ>

柴陥湯 73 ······················ 237
柴胡加竜骨牡蛎湯 12 ······················ 164
柴胡桂枝乾姜湯 11 ······················ 162
柴胡桂枝湯 10 ······················ 160
柴胡清肝湯 80 ······················ 245
柴朴湯 96 ······················ 261
柴苓湯 114 ······················ 279
三黄瀉心湯 113 ······················ 278
酸棗仁湯 103 ······················ 268
三物黄芩湯 121 ······················ 286
滋陰降火湯 93 ······················ 259
滋陰至宝湯 92 ······················ 258
四逆散 35 ······················ 198
四君子湯 75 ······················ 239
七物降下湯 46 ······················ 210
四物湯 71 ······················ 235
炙甘草湯 64 ······················ 228
芍薬甘草湯 68 ······················ 232
十全大補湯 48 ······················ 212
十味敗毒湯 6 ······················ 153
潤腸湯 51 ······················ 214
小建中湯 99 ······················ 264
小柴胡湯 9 ······················ 158
小柴胡湯加桔梗石膏 109 ······················ 274
小青竜湯 19 ······················ 174
小半夏加茯苓湯 21 ······················ 176
升麻葛根湯 101 ······················ 266
消風散 22 ······················ 177
辛夷清肺湯 104 ······················ 269
参蘇飲 66 ······················ 230
神秘湯 85 ······················ 250
真武湯 30 ······················ 190
清上防風湯 58 ······················ 221

清暑益気湯 136	298
清心蓮子飲 111	276
清肺湯 90	256
川芎茶調散 124	289
疎経活血湯 53	216

<た>

大黄甘草湯 84	249
大黄牡丹皮湯 33	196
大建中湯 100	265
大柴胡湯 8	156
大承気湯 133	294
大防風湯 97	262
竹茹温胆湯 91	257
治打撲一方 89	255
治頭瘡一方 59	222
調胃承気湯 74	238
釣藤散 47	211
猪苓湯 40	205
猪苓湯合四物湯 112	277
通導散 105	270
桃核承気湯 61	224
当帰飲子 86	251
当帰建中湯 123	288
当帰四逆加呉茱萸生姜湯 38	202
当帰芍薬散 23	178
当帰湯 102	267

<な>

二朮湯 88	254
二陳湯 81	246
女神散 67	231
人参湯 32	194
人参養栄湯 108	273

<は>

| 排膿散及湯 122 | 287 |

麦門冬湯 29	189
八味地黄丸 7	154
半夏厚朴湯 16	170
半夏瀉心湯 14	166
半夏白朮天麻湯 37	201
白虎加人参湯 34	197
茯苓飲 69	233
茯苓飲合半夏厚朴湯 116	281
附子理中湯 410	301
平胃散 79	244
防已黄耆湯 20	175
防風通聖散 62	226
補中益気湯 41	206

<ま>

麻黄湯 27	186
麻黄附子細辛湯 127	292
麻杏甘石湯 55	218
麻杏薏甘湯 78	243
麻子仁丸 126	291
木防已湯 36	200

<や>

薏苡仁湯 52	215
抑肝散 54	217
抑肝散加陳皮半夏 83	248

<ら>

六君子湯 43	208
立効散 110	275
竜胆瀉肝湯 76	240
苓甘姜味辛夏仁湯 119	284
苓姜朮甘湯 118	283
苓桂朮甘湯 39	204
六味丸（六味地黄丸） 87	252

参考文献

1) 神戸中医研究会 編著：中医処方解説．医歯薬出版，東京，1982．
2) 上海中医学院 主編：中医小児科の臨床応用．雄渾社，京都，1987．
3) 高山宏世 編著：経方常用処方解説．三考塾叢刊，1988．
4) 神戸中医研究会 編著：中医臨床のための方剤学．医歯薬出版，東京，1992．
5) 久光正太郎，趙　基恩 著：今日の中医診療指針．内科編，新樹社書林，東京，1993．
6) 久光正大郎，趙　基恩，牧野健司 編集：漢方エキス剤．医歯薬出版，東京，1994．
7) 日野原重明，阿部正和 監修，稲垣義明ほか 総編集：今日の治療指針．医学書院，1994．
8) 許　済群，王　綿之 主編：方剤学．人民衛生出版社，北京，1995．
9) 平馬直樹，兵頭　明，路　京華，劉　公望 監修：中医学の基礎．東洋学術出版社，1995．
10) 花輪壽彦：漢方診療のレッスン．金原出版，東京，1995．
11) 蔵　堃堂 主編：中医臨床方剤学．人民軍医出版社，北京，1996．
12) 劉　東亮 主編：中医常用方剤手冊．人民軍医出版社，北京，1996．
13) 管沼　伸 監修，管沼　栄 著：漢方方剤ハンドブック．東洋学術出版社，東京，1996．
14) 管沼　伸 監修，管沼　栄 著：いかに弁証論治するか．東洋学術出版社，東京，1996．
15) 三池輝久 監修，趙　基恩，岩谷典学 編集：現代中医診療手引き．医歯薬出版，東京，1997．
16) 李　伝課 主編：中医眼科学．人民衛生出版社，北京，1998．
17) 中村　章，林　賢濱 編著：中医産婦人科臨床．医歯薬出版，東京，1999．
18) 宮田　健 監修，趙　基恩，上妻四郎 編著：痛みの中医診療学．東洋学術出版社，東京，2000．
19) 長谷川弥人，大塚恭男，山田光胤，菊谷豊彦 編著：漢方製剤活用の手引き．株式会社臨床情報センター，2001．
20) 高　明，木下和之，林　曉萍 編著：中医治療学マニュアル．メディガルユーコン，東京，2004．
21) 森　雄材 編著：漢方・中医学臨床マニュアル．医歯薬出版，東京，2004．
22) 日本東洋医学会 編：専門医のための漢方医学テキスト．2009．
23) 中国国家中医薬管理局中医資格認証センター 編集，陳　志清，路　京華 監修：中医内科学．たにぐち書店，2004．
24) 埴岡　博 著：漢方212方の使い方．じほう，東京，2012．
25) 篠原　誠 監修，趙　基恩，中村雅生 編著：今日から使える漢方製剤．医歯薬出版，東京，2013．

監修者略歴

篠原　誠 (SHINOHARA Makoto)

1948 年	熊本県芦北町生まれ
1972 年	久留米大学医学部卒業
1972 年	久留米大学附属病院第一外科学教室入局
1979 年	久留米大学医学博士学位取得
1979 年	久留米大学大学院医学研究科卒業
1980 年	芦北学園発達医療センター院長
2004 年	哈爾濱医科大学名誉教授
2005 年	中国海洋大学客員教授
2005 年	第 33 回医療功労賞受賞
2009 年	中国黒龍江省自閉症協会顧問
現在	くまもと芦北療育医療センター総院長
	社会福祉法人志友会理事長
	哈爾濱医科大学名誉教授
	中国海洋大学客員教授

著書
1) 篠原　誠, 趙　基恩　編著：現代中国医学から見たやさしい健康法. 花伝社, 東京, 2010.
2) 篠原　誠　監修, 趙　基恩, 中村雅生　編著：今日から使える漢方製剤. 医歯薬出版, 東京, 2013.

編著者略歴

趙　基恩 (ZHAO Jien)

1950 年	中国山東省生まれ
1977 年	哈爾濱医科大学卒業
1985 年	哈爾濱医科大学第一臨床学院神経病学講座講師
1993 年	熊本大学医学博士学位取得
1997 年	哈爾濱医科大学客員教授
1998 年	哈爾濱医科大学名誉教授
2005 年	中国海洋大学客員教授
2010 年	北海道医療大学客員教授
2014 年	世界中医薬学会聯合会脳病学会常務理事
現在	くまもと芦北療育医療センター東洋医学研究所所長
	くまもと中医クリニック顧問・国際中医師
	哈爾濱医科大学名誉教授
	中国海洋大学客員教授
	世界中医薬学会聯合会脳病学会常務理事

著書
1) 久光正太郎, 趙　基恩　著：今日の中医診療指針. 内科編, 新樹社書林, 東京, 1993.
2) 久光正太郎, 趙　基恩, 牧野健司　編集：漢方エキス剤. 医歯薬出版, 東京, 1994.
3) 三池輝久　監修, 趙　基恩, 岩谷典学　編集：現代中医診療手引き. 医歯薬出版, 東京, 1997.
4) 宮田　健　監修, 趙　基恩, 上妻四郎　編著：痛みの中医診療学. 東洋学術出版, 東京, 2000.
5) 趙　基恩　編著：痛みの漢方治療最前線. 現代医療の中の伝統医学. 熊本大学薬学部教務委員会卒後教育部会, 2002.
6) 篠原　誠, 趙基恩　編著：現代中国医学から見たやさしい健康法. 花伝社, 東京, 2010.
7) 篠原　誠　監修, 趙　基恩, 中村雅生　編著：今日から使える漢方製剤. 医歯薬出版, 東京, 2013.

中村　雅生 (NAKAMURA Masao)

1947 年	長崎県佐世保市生まれ
1973 年	熊本大学医学部卒業
1979 年	熊本県阿蘇中央病院内科部長
1991 年	熊本大学医学博士学位取得
1994 年	八代市立病院内科・副院長
2007 年	上海中医薬大学附属日本分校卒業
2008 年	国際中医師資格認定取得
2013 年	なかむら漢方内科を創立
現在	なかむら漢方内科・院長
	東洋医学会専門医
	消化器内視鏡学会専門医

著書
篠原　誠　監修, 趙　基恩, 中村雅生　編著：今日から使える漢方製剤. 医歯薬出版, 東京, 2013.

内科医のための漢方製剤の使い方
　─118症状別 選択と処方のポイント　　ISBN978-4-263-73177-2

2017年8月10日　第1版第1刷発行

　　　　　　　　　　　　　　　　監修者　篠　原　　　誠
　　　　　　　　　　　　　　　　編著者　趙　　　基　恩
　　　　　　　　　　　　　　　　　　　　中　村　雅　生
　　　　　　　　　　　　　　　　発行者　白　石　泰　夫
　　　　　　　　　　　　　　　　発行所　医歯薬出版株式会社
　　　　　　　　　　　　〒113-8612　東京都文京区本駒込1-7-10
　　　　　　　　　　　　TEL.（03）5395-7641（編集）・7616（販売）
　　　　　　　　　　　　FAX.（03）5395-7624（編集）・8563（販売）
　　　　　　　　　　　　　　http://www.ishiyaku.co.jp/
　　　　　　　　　　　　　　郵便振替番号 00190-5-13816

　　乱丁，落丁の際はお取り替えいたします　　印刷・㈱木元省美堂／製本・愛千製本所
　　　　　　　　　　　© Ishiyaku Publishers, Inc., 2017. Printed in Japan

本書の複製権・翻訳権・翻案権・上映権・譲渡権・貸与権・公衆送信権（送信可能化権を含む）・口述権は，医歯薬出版㈱が保有します．
本書を無断で複製する行為（コピー，スキャン，デジタルデータ化など）は，「私的使用のための複製」などの著作権法上の限られた例外を除き禁じられています．また私的使用に該当する場合であっても，請負業者等の第三者に依頼し上記の行為を行うことは違法となります．

JCOPY ＜㈳出版者著作権管理機構 委託出版物＞
本書をコピーやスキャン等により複製される場合は，そのつど事前に㈳出版者著作権管理機構（電話03-3513-6969，FAX 03-3513-6979，e-mail：info@jcopy.or.jp）の許諾を得てください．

● **すぐ役立つ漢方薬処方必携マニュアル!!**

今日から使える
漢方製剤

◆ 篠原　誠（くまもと芦北療育医療センター）監修
　 趙　基恩（くまもと中医クリニック）
　 中村雅生（なかむら漢方内科）編著

◆ B5判　232頁
　 定価（本体4,200円＋税）
　 ISBN978-4-263-73148-2

■ **本書の特長**

● 症状を12区分・58症状別に分類・インデックス化し，これをもとに各製剤（118剤）の処方について簡潔に解説．

● 本書は日常臨床で医師，研修医，薬剤師が漢方治療・処方を行う際の頼りになる処方マニュアルであり，臨床で役立つ実践書となっている．また医学生，薬学生にとっても処方薬選択形式のため，理解しやすい内容となっている．

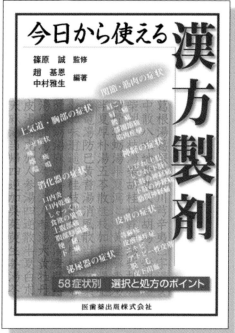

QRコードを読み取ると
詳しい情報がご覧いただけます
▼

■ **おもな目次**

第一章
症状による漢方製剤の使い方

第二章
常用漢方製剤の臨床応用

医歯薬出版株式会社　〒113-8612 東京都文京区本駒込1-7-10　TEL03-5395-7610　FAX03-5395-7611　http://www.ishiyaku.co.jp/